치유효과를 더 높이는
맨발걷기 바로하기

권오룡 지음

치유효과를 더 높이는
맨발걷기 바로하기

초판 1쇄 발행 2025년 3월 31일

지 은 이	권오룡
발 행 인	권선복
편　　집	한영미
디 자 인	서보미
마 케 팅	권보송
전 자 책	서보미
발 행 처	도서출판 행복에너지
출판등록	제315-2011-000035호
주　　소	(157-010) 서울특별시 강서구 화곡로 232
전　　화	0505-613-6133, 010-3267-6277
팩　　스	0303-0799-1560
홈페이지	www.happybook.or.kr
이 메 일	ksbdata@daum.net

값 25,000원
ISBN 979-11-93607-75-6 (13510)

Copyright ⓒ 권오룡, 2025

* 본 서적의 내용은 의료 전문가의 의견을 대체하지 않으며 중요한 건강문제는 반드시 전문 의료진과 상의하시기 바랍니다

* 이 책은 저작권법에 따라 보호받는 저작물이므로 무단전재와 무단복제를 금지하며, 이 책의 내용을 전부 또는 일부를 이용하시려면 반드시 저작권자와 <도서출판 행복에너지>의 서면 동의를 받아야 합니다.

도서출판 행복에너지는 독자 여러분의 아이디어와 원고 투고를 기다립니다. 책으로 만들기를 원하는 콘텐츠가 있으신 분은 이메일이나 홈페이지를 통해 간단한 기획서와 기획의도, 연락처 등을 보내주십시오. 행복에너지의 문은 언제나 활짝 열려 있습니다.

치유효과를 더 높이는
맨발걷기 바로하기

권오룡 지음

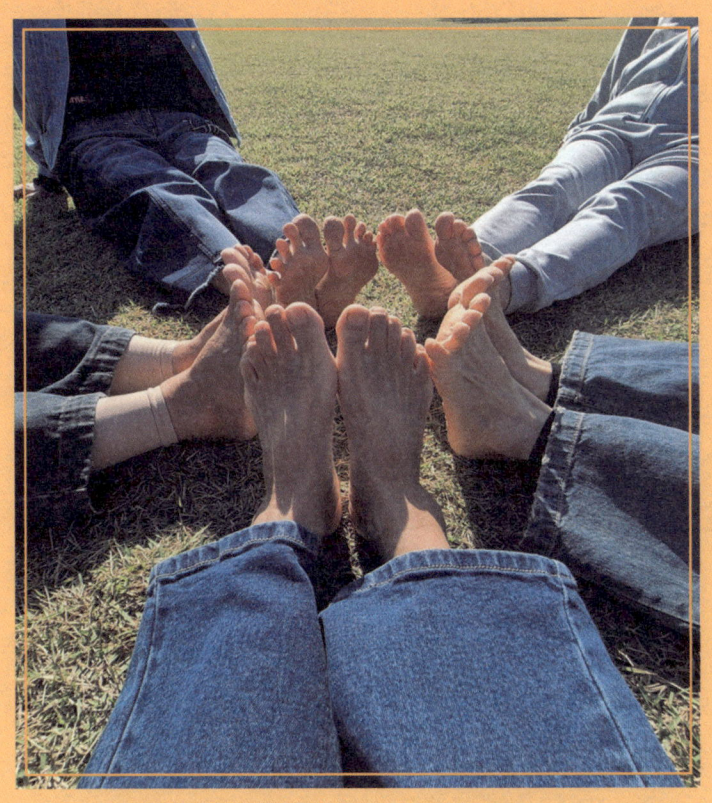

이 책을 읽으면 맨발걷기가 더 안전하고 더 효과적이며 즐겁습니다

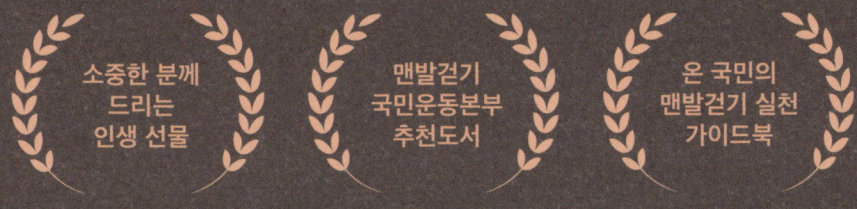

소중한 분께 드리는 인생 선물 | 맨발걷기 국민운동본부 추천도서 | 온 국민의 맨발걷기 실천 가이드북

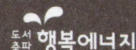

추천사 1

  저자 권오룡 지회장은 저와 함께 무병장수의 불로초라 할 수 있는 맨발걷기를 온 세상에 알리며 생명 살리기 홍익정신을 실천하는 진실한 맨발걷기 전도사입니다. 특히 3년 전 광명시 서독산에 3.2km에 달하는 맨발 숲길을 스스로 조성하고, 하루도 빠짐없이 지키고 관리하며 수많은 사람들이 건강을 회복하고 행복한 삶을 살 수 있도록 인도해 많은 이들의 칭찬과 존경을 받고 있습니다.

  또한 자연치유 전문가로서 지닌 지식과 경험을 맨발걷기와 접목하여 효과를 극대화하는 방법을 꾸준히 연구하여 알리고 있으며, 정보통신 특급기술자로서 접지이론에 대한 해박한 지식으로 현장에서 잘못된 접지정보를 바로 잡는 일에도 앞장서 왔습니다.

  지난 봄, 저자가 그동안의 경험과 통찰을 보다 효과적으로 세상에 알리고자 책을 써보겠다고 하였을 때 반가운 마음에 흔쾌히 동의하였습니다. 이제 오롯이 한 해가 가고, 노력의 결실이 맺어졌습니다. 이 책은 단순한 맨발걷기 소개서가 아닌, 맨발길 현장에서 직접 지도해 온 경험을 바탕으로 쓴 실천적 지침서입니다. 따라서 맨발걷기를 시작하는 분들은 물론, 맨발걷기에 대한 확신이 부족한 분이나 맨발걷기 전문 지도자가 되고자 하는 분들에게도 큰 도움이 될 것입니다.

365일 하루도 빠짐없이 서독산 맨발길을 지키며, 한겨울 밤에도 직장인을 위한 야간반까지 운영하며 찾아오는 맨발인들을 어머님 모시듯 헌신적으로 봉사하는 저자의 노고를 진심으로 치하합니다. 또한, 온 국민 맨발걷기가 일상화되는 그날까지 맨발걷기 확산을 위해 함께 노력할 것을 다짐하며, 맨발걷기를 실천하는 모든 분들에게 이 책의 일독을 추천합니다.

맨발걷기국민운동본부 회장
박동창

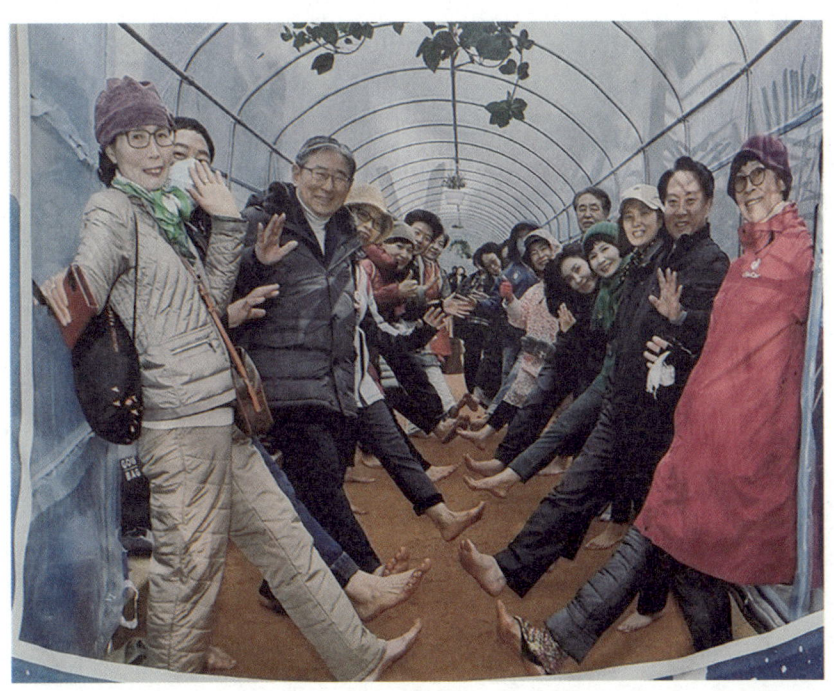

책을 쓴 이유

오래전, 저는 맨발걷기를 몇 년째 실천하면서도 접지효과를 전혀 알지 못하는 무지한 상태로 보도블럭이나 우레탄 포장길을 가리지 않고 맨발로 걷고 뛰었습니다. 그 때문에 특별한 효과를 못 느꼈고, 알츠하이머 어머님께 접지만이라도 해드리면 좋아질 수 있음도 생각조차 못 하고 맨발걷기를 그만둔 적이 있습니다. 그때 제대로 알았더라면, 사랑하는 어머니의 치료에도 큰 도움이 되었을텐데 맨발걷기를 올바로 알아보지 못한 무지로 치료의 적기를 놓치는 실수를 저질렀습니다.

결국 어머님은 중증치매로 악화되어, 더 이상 집에서 모시기 힘들다는 핑계로 돌아가시는 날까지 내 품으로 어머님을 모시겠다는 약속을 어기고 요양원으로 보내 드리는 막대한 불효를 저질렀습니다. 나중에 맨발전도사를 작심하고 공부하면서 비로소 접지효과를 알게 되었습니다. 무지함으로 돌이킬 수 없는 큰 죄를 저질렀음을 깨닫고 회한의 눈물을 흘렸습니다. 글을 쓰고 있는 지금도, 요양원에 계신 어머님을 떠올리면 통한의 실수가 가슴을 찌르고 있습니다.

이후 저는 속죄와 수행의 의미로 광명KTX역 바로 옆에 있는 서독산에 3km 남짓한 맨발숲길을 혼자서 조성하기 시작했습니다. 맨발길을 만들며 날마다 지나가는 등산객들에게 "맨발로 걸으면 10년 이상 젊어집니다"라고 소리쳤습니다. 그러나 그때까지 맨발걷기는 유별난 행위로 여겨져 저의 외침은 사람들의 무관심과 호기심 속에 흩어지는 바람소리에 불과했습니다.

날마다 맨발에 시비를 거는 돌밭천지 산길에 박힌 돌맹이와 장애물들을 치우고, 부서진 계단을 고치면서 수행하듯 한 발 한 발 맨발길을 정비하며, 지나는 이들에게 맨발걷기를 권하고, 신발 벗는 이들을 섬긴다는 마음으로 공을 들였습니다. 맨발로 걷는 이의 숫자는 생각처럼 쉽게 늘어나지 않았지만 개의치 않고 작업을 해나갔고 어느덧 시간이 흘러 마침내 길이 완성되었습니다.

때마침 맨발걷기 선구자들의 헌신적인 노력이 드디어 빛을 발하기 시작하면서, 말기 전립선암 박성태님의 극적인 치유사례가 동아일보에 대서특필되었습니다. 그때부터 많은 사람들이 맨발걷기에 관심을 보이기 시작했습니다. 2년이 지난 지금, 서독산은 광명시는 물론 인근 지역에서 천 여명의 사람들이 찾는 맨발걷기 명소로 자리를 잡았습니다.

이 책은 지난 3년간 동네 앞산에 맨발숲길을 스스로 조성하고 그 길을 매일같이 지키며, 맨발걷기 전파에 온 인생을 걸고 살아가는 맨발걷기 현장지도자로서 맨발길에서 직접 경험하며 깨달은 자연치유의 원리를 세상에 나누고자 하는 마음을 담은 책입니다. 집필 동기는 세 가지입니다.

1. 인류 최고의 치유법을 세상에 알려야 한다는 사명감

눈부시게 발전한 의학으로도 해결하지 못하는 온갖 현대문명병의 고통에서 헤어날 수 있는 유일한 해결책은 맨발걷기입니다. 인류에게 선택이 아닌 필수적인 삶의 방식이었으나 발밑에 가려져 보이지 않던 귀중한 보물을 이제야 알아차린 것입니다. 진시황이 애타게 찾았던 불로초가 바로 발밑에 숨어있던 맨발걷기였습니다.

어떤 비용이나 대가도 없이 온갖 만성질환과 암과 같은 난치병을 오직 신발을 벗고 맨발로 걷기만 하면 치유하고 예방할 수 있습니다. 신체적 질환은 물론이고 정신적 문제까지도 해결해주는 인류 최고의 선물 맨발걷기는 건강과 행복의 게임체인저입니다. 소중한 것일수록 이웃과 함께 나누어야 한다는 사명감이 솟아났습니다.

2. 올바른 맨발걷기를 가르쳐야 하는 현장지도자의 책임감

현장에서 많은 사람들과 소통하며 맨발걷기의 경이로운 효과를 눈으로 몸으로 체험하면서 느꼈습니다. 맨발걷기는 누구나 쉽게 실천할 수 있지만 효과를 제대로 보려면 올바른 방법을 알아야 합니다. 특히 심각한 건강 문제를 겪고 계신 분들에게는 정확한 정보가 무엇보다 중요합니다. 최근, 맨발걷기의 인기에 편승해 잘못된 정보를 퍼뜨리는 이들도 있습니다. 엉터리 정보는 초보자뿐만 아니고 몇 년간 맨발걷기를 해온 사람들까지 혼란에 빠뜨리고 있습니다. 잘못된 정보 때문에 치유효과를 제대로 못 보고 시간과 돈을 낭비하는 분들을 보면서. 현장 지도자로서 이를 방관하면 안 된다는 책임감이 들었습니다.

3. 귀한 선물을 세상과 나누어야 한다는 소명의식

맨발걷기 붐이 일며 많은 사람들이 맨발길로 몰려들고 있으나 막상 시작하려면 어디로 가야 할지, 무엇을, 어떻게 해야 할지를 몰라서 막막해하는 모습들을 보았습니다. 또한, 맨발걷기 중에 신체에 나타나는 낯선 증상들이 명현반응인지, 부작용인지 몰라서 난감한 경우도 많습니다. 이런 분들께 확신과 자신감을 드리고, 안전하고 효과적으로 맨발걷기를 할 수 있도록 도와주는 길잡이가 되어드리고 싶습니다.

그동안 맨발길 현장에서 여러 가지 시행착오를 경험했습니다. 맨발걷기를 하면서 뼈저린 실패도 경험했고, 올바른 맨발걷기가 무엇인지를 정확히 깨달았습니다. 덕분에 정확히 알고 하면 효과가 훨씬 좋은 방법들을 찾아냈습니다. 이는 결코 돈으로 따질 수 없는 보물입니다. 그러므로 이 고귀한 것을 혼자만 소유하는 것은 죄라는 생각이 들었습니다. 그래서 함께 나누려고 합니다. 이를 세상에 알리는 일은 저의 소명이 되었습니다. 부디, 이 책을 통해 올바른 맨발걷기 실천으로 건강한 인생을 찾으시기를 기원합니다.

프롤로그

　맨발걷기는 인간의 기원과 깊은 연관이 있는 자연스러운 생명활동입니다. 초기인류는 신발이나 보호장치 없이 맨발로 자연을 걸어 다니며 사냥을 하고, 채집을 했습니다. 이는 생존을 위한 필수적인 활동이었을 뿐만 아니라, 자연과의 조화로운 연결이었습니다. 고대 그리스와 로마에서도 맨발로 걷는 것이 일상적인 일이었으며, 불교와 기독교 등의 종교계에서도 맨발은 신성한 의미로, 성지순례 시 맨발로 걷는 것이 중요한 전통이었습니다. 소크라테스와 많은 예술가와 학자들 또한 맨발로 걸으면서 자연에서 영감을 얻고 사유의 깊이를 더했습니다.

　19세기 이후, 문명의 발달로 인해 이러한 자연적인 활동이 점점 사라졌고, 인간의 삶에서 자연과의 직접적인 연결도 끊어지기 시작했습니다. 편리함과 안락함을 우선으로 추구하는 현대사회에서 맨발걷기는 완전히 사라져 버렸습니다. 이후 전에는 생각치도 못한 질병들이 무수히 나타나며 인류는 질병의 나락으로 빠져 많은 이들이 고통을 받으며 살고 있습니다.

현대문명병 해결의 열쇠 맨발걷기

　태초에 조물주가 설계한 옵션이 자연상태의 맨발이었고, 인류의 질병이 자연을 외면하고 멀리한 대가라는 사실이 밝혀지고 있습니다. 이는 자연으로 돌아가면 인류가 현재 앓고 있는 질병으로부터 해방될 수 있다는 단서입니다. 이를 통해 우리의 선구자들이 영감을 받아 자연회복의 가장 쉬운 방법이 맨발걷기임을 통찰하고, 세상에 알리기 시작했습니다. 그리하여 맨발걷기 계몽운동이 자랑스럽게 우리 대한민국에서 태동했습니다.

아직은 맨발걷기 관련 이렇다 할 메이저급 연구자료가 부족한 것을 빌미로 과학의 이름을 빙자한 식자들의 견제와 시기도 있습니다. 그러나 이미 수많은 이들이 맨발걷기를 실천하여 각종 노화증상과 불치, 난치병을 치유한 사례들을 산처럼 쌓아가고 있습니다. 이제는 맨발의 삶이 누구도 부인할 수 없는 신의 설계이며 배려임을 수많은 치유사례를 통해 명확히 증거하며, 현대문명병의 해결사임이 확인되고 있습니다.

맨발걷기 인기의 이면에 숨은 불청객

어느새 꿈만 같던 맨발인구 100만 명 시대가 열리고 있습니다. 그러나 맨발인구의 급속한 증가와 함께 맨발걷기 현장에서 반갑지 않은 혼란도 발생하고 있습니다. 안락함을 추구하고픈 인간본성과 돈을 좇는 자본주의 상술의 유혹이 자연회귀라는 맨발걷기의 순수한 본질을 외면하고, 이상한 궤변으로 맨발걷기를 하러 오는 이들의 눈을 가려 질병의 나락으로 되돌려 보내고 있습니다. 얄팍한 잔꾀로 만든 편법 용품과 엉터리 주장을 그대로 방관하면 그를 따라하다 적기에 치유되지 못하는 안타까운 사연의 주인공들이 나올 수 있는 상황입니다.

가까이서 지켜보는 맨발걷기 현장의 지도자로서, 이를 반드시 막아야 한다는 책임감을 통감합니다. 그대로 묵과할 수 없는 그들의 주장에 목소리 높여 반박도 하고, 온라인상에서 익명의 보호막 뒤에 숨은 상대와 댓글 논쟁으로 밤을 새우기도 했습니다. 그러나 온라인에서의 댓글논쟁은 매우 힘들고 지난한 소모전이었습니다. 그래서 효과도 없는 사후대응의 끝없는 싸움보다는 사전에 실천기준을 제시해주는 참고서로 선제 대응을 하기로 하였습니다.

맨발길의 진정한 가이드가 되기를 소망합니다

이 책에서는 맨발걷기 이론은 핵심적인 내용만 다루었습니다. 그 대신 맨발길에서 필요한 실천적 내용과 경험을 통해 확인된 것들 중에서 '이것만은 반드시 알려드려야 하겠다'고 생각했던 내용들로 맨발걷기 현장의 가이드북이라는 본연의 역할에 충실하고자 합니다. 그러므로 독자님들의 알고 싶은 욕구를 어느정도 만족시켜드릴 수 있을 것입니다.

책을 쓰면서 기존에 좋은 책들이 많은데, 그저 그런 책을 만들어 서가에 꽂힌 채 잠만 자다가 어느 날 재활용품 수거장에 버려지면 안 된다는 생각을 했습니다. 적어도 스스로에게 부끄럽지 않고, 후대에게 물려줘도 괜찮을 책을 써보자는 생각으로 한 해 동안 최선을 다 했습니다.

그러나 막상 탈고를 준비하다 보니 처음의 목표에 비해 턱없이 못 미침을 느낍니다. 호랑이를 그리려다 고양이를 그린 것 같습니다. 그래도 한 해를 온전히 책쓰기에 몰두하며 스스로 부족함을 깨닫는 메타인지의 기회도 되었습니다. 이를 계기로 지속적인 노력정진을 다짐해봅니다.

끝으로 맨발걷기에 바른 눈을 뜨도록 이끌어 주신 저의 멘토 박동창 회장님께 경의를 표하며, 항상 깊은 신뢰와 응원을 주시는 이소명 부회장님과 맨발걷기국민운동본부에서 이타행과 우분투 정신으로 홍익세상 구현을 위해 헌신하시는 전국의 봉사일꾼님들께도 감사드립니다. 또한 책이 나올 수 있도록 격려와 응원을 보내주신 분들께 머리 숙여 깊은 감사를 표합니다.

서독산 절골약수터에서

맨발전도사 **권오룡** 올림

책 읽기에 앞서

맨발걷기 현장의 논란과 오류정보들로 인한 혼란이 증가되고 있습니다. 이를 최소화하면서, 효과적인 맨발걷기 실천방법을 알려주는 안내서나 실용 참고서가 하나쯤 필요하다고 생각했습니다.

그러므로 원리와 근거 등의 설명은 가급적 최소화하고 현장에서 꼭 필요한 내용 위주로 다루었습니다. 간혹 중복 언급된 내용도 있으나, 공부는 반복학습이 가장 효과적이며, 또한 독자님들의 이해를 높이고자 저만의 어법으로 강의와 대화를 하듯이 강조를 한 것들이 있습니다. 그만큼 중요한 내용이라 여기고 읽어 주시기 바랍니다.

1장은 맨발걷기의 본질에 대해 알아보고, **2장**은 실천의 동기부여를 위해 맨발걷기의 필요성과 기본적인 원리, 이를 뒷받침하는 치유효과에 대해 알아 보았습니다.

3장은 시행착오를 최소화하고 효율적인 맨발걷기를 할 수 있도록 올바른 설음 등 중요한 주의사항들을 정리하였습니다. **4장**은 맨발걷기 현장에서 가장 논란이 많은 접지에 대해서 좀 더 알아보고, 손쉽게 응용 가능한 접지 활용방법들을 수록하였습니다.

5장부터는 본서의 특징인 실용 참고서로서의 내용에 집중하여 맨발길 현장의 각종 문제점과 자주 접하는 오류 정보들을 단답형 오답노트 형식으로 정리하였습니다. **6장**은, 치유과정에서 매우 중요한 마음가짐 관련 내용들을 제시하였습니다.

7장은, 사람마다 다른 치유효과와 효율적인 맨발걷기를 위해 반드시 알아야 할 것들을 정리하였습니다. **8장**은 맨발걷기 하면서 나타나는 발의 이상증상에 대한 원인과 대처법을 살펴보았습니다.

9장은 저의 시행착오와 통한의 아픔을 통해 얻은 나름의 통찰을 정리하여, 100만이 넘는 치매환우와 가족들께 나누어 드리는 희망의 불씨입니다. 무지와 오만으로 치매 노모의 치유 적기를 놓치는 뼈아픈 실수를 저지른 불효자의 시시콜콜한 실패담은 다소 지루할 수도 있습니다. 그러나 이를 타산지석의 교훈 삼아, 맨발로 치매도 이길 수 있다는 신념으로 치유에 성공하시기를 바라는 간절한 마음을 담았습니다.

부록에 보너스 응용편으로 맨발걷기와 결합하면 시너지가 있는 자연요법들을 수록했습니다. 모두 '자연의 법칙'을 기반으로 하며, 실험을 통하여 효과를 확인한 것들로 누구나 다 통하지는 않더라도 운이 좋아서 그중 한 가지라도 제대로 효과를 보시는 분은 뜻하지 않게 산삼을 만난 기쁨을 맛볼 수도 있을 것입니다.

목차

추천사1   004
책을 쓴 이유   006
프롤로그   010
책 읽기에 앞서   014

1장 맨발걷기는 신의 사랑과 배려

1. 조물주가 예비한 태초의 선물   024
2. 지피지기: 맨발걷기의 정체성   028
3. 콜럼버스의 달걀과 맨발걷기   033

2장 맨발걷기의 필요성과 효과

1. 맨발걷기를 꼭 해야만 하는 이유   038
2. 누구나 지켜야 할 생활방식   043
3. 맨발걷기의 기본적인 효과   045
4. 맨발걷기로 좋아지는 것들   048
5. 어린이도 반드시 해야 하는 맨발걷기   050
6. 당뇨 있는 분들 필독 글   054
7. 맨발걷기의 암 치유 원리   058
8. 파킨슨병 결코 불치가 아니다   061
9. 치유사례의 의미와 찾아보기   065
10. 아쉽고 안타까운 사례   068

3장 맨발걷기 바르게 하기

1. 기본이론: 맨발걷기학 개론	074
2. 맨발걷기 3대 효과	076
3. 지압효과 좀 더 알아보기	080
4. 접지효과 좀 더 알아보기	083
5. 아치와 발가락 운동 효과 좀 더 알아보기	086
6. 바른걸음의 중요성	088
7. 시작 전 유의사항	094
8. 사소하지만 중요한 주의사항	097
9. 맨발걷기 좋은 장소	102
*쉬어가는 글: 스스로 맨발길을 만들었습니다	104

4장 깊이 알면 더 좋은 접지정보

1. 접지(接地: Earthing)의 기본개념	108
2. 실내접지 기본상식	115
3. 접지베개 사용 시 따끔거림의 원인과 해결법	122
4. 생활 속 접지로 치유효과 극대화	124
5. 다양한 접지 방법	128
6. 접지에 과몰입은 지양	132
7. 바다어싱이 최상인가?	135

추천사2　　　　　　　　　　　　　　　　　　　　　　　　　138

5장　맨발걷기의 오해와 진실

1. 맨발걷기 관련 오류정보와 오답노트　　　　　　　　　　142
2. 황토탕의 인기와 문제점　　　　　　　　　　　　　　　　154
3. 겨울철 맨발걷기 10배 효과의 진실　　　　　　　　　　　157
4. 겨울맨발걷기의 가설적 추론　　　　　　　　　　　　　　159
5. 겨울철 맨발걷기 실천 팁　　　　　　　　　　　　　　　　161
6. 실내접지가 맨발걷기보다 더 좋다?　　　　　　　　　　　168
7. 접지용품 과장광고 주의보　　　　　　　　　　　　　　　170
 *쉬어가는 글: 아프리카맨발족의 수명이 짧은 이유　　　　172

6장　치유를 위한 마음가짐

1. 효과가 없다고 말하는 분들에게　　　　　　　　　　　　176
2. 맨발걷기는 만병통치라는 믿음　　　　　　　　　　　　　178
3. 치유를 방해하는 생각들　　　　　　　　　　　　　　　　180
4. 성급한 욕심은 과유불급　　　　　　　　　　　　　　　　183
5. 맨발감사교를 믿자　　　　　　　　　　　　　　　　　　　185
6. 맨발걷기는 진심걷기　　　　　　　　　　　　　　　　　　188
7. 함께 하면 더 좋은 맨발걷기　　　　　　　　　　　　　　190

7장 치유효과를 끌어 올리는 꿀팁정보

1. 건강해도 맨발걷기를 해야만 하는 이유   194
2. 효과적인 맨발걷기란?   198
3. 명현반응과 부작용의 구분 및 대처법   200
4. 사람마다 다른 치유효과   204
5. 맨발걷기와 섭생은 불가분의 관계   207
6. 발바닥 통증과 통즉불통   211
7. 통증에 대한 새로운 인식   213
8. 신발에 대한 고정관념 버리기   215
9. 기존 신발의 문제점   218
10. 흙에 대한 고정관념 바꾸기   221
11. 해열제 사용에 따른 문제   223
12. 고혈압의 원인과 약물 부작용   225

8장 8장 발의 이상증상과 대처법

1. 발뒤꿈치 트는 원인과 관리   230
2. 발목부상의 원인과 치유   232
3. 발가락 골절   234
4. 발바닥 물집과 굳은살   236
5. 발바닥 쥐내림   238
6. 족저근막염   241
   *쉬어가는 글: 심봤다 구호로 소통과 재미를   244

9장 치매 더 이상 불치가 아니다

1. 뼈아픈 실수	248
2. 어머님의 알츠하이머 치매 경과	250
3. 치유의 희망을 나눔하다	253
4. 치매 예방과 치유의 열쇠	257
5. 치유의 엑셀레이터	261
6. 치매예방 7가지 백신	265

에필로그 270

부록

Ⅰ. 맨발접지와 찰떡궁합 자연요법

1. 변비의 원인과 쾌변요법	277
2. 몸속의 독소 배출	280
3. 청소와 치유의 단식요법	282
4. 감기에 특효 맨발과 접지	284
5. 불면증의 치유와 보완요법	288
6. 상처와 염증부위 국소(局所)접지	294
7. 모기물림 응급처치	296
8. 이명과 난청 개선	298
9. 알레르기성 비염	300
10. 눈가주름과 지방 감소법	302
11. 잇몸질환 자연치유 마사지	304
12. 도리도리 명상	306
13. 얼굴 두드리기 명상	308
14. 발끝치기 운동	310
15. 체온과 면역력을 올리는 냉수마찰	312

Ⅱ. 전국 지자체별 맨발길 현황   314
Ⅲ. 맨국본 앱(APP)안내   316

출간후기   318

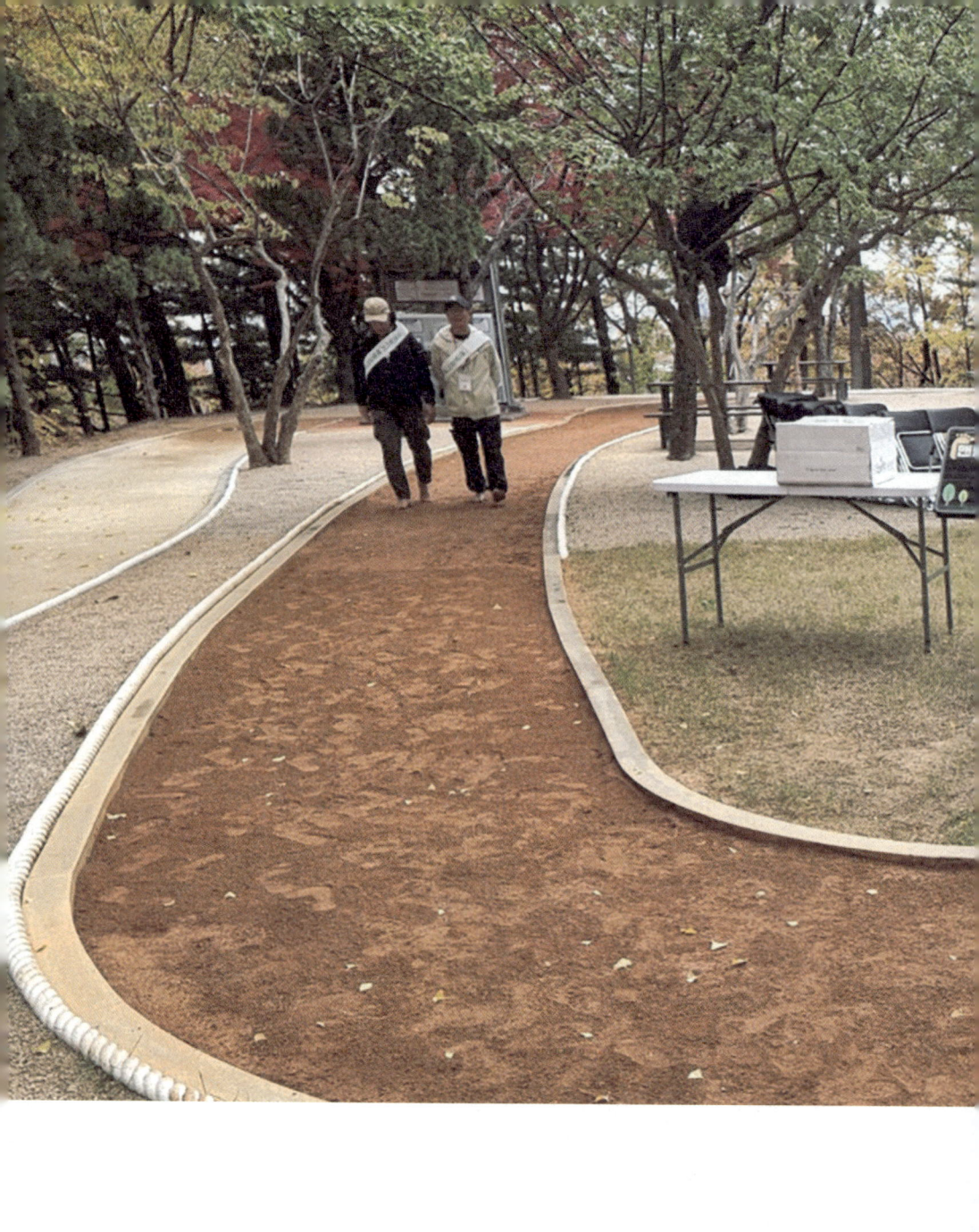

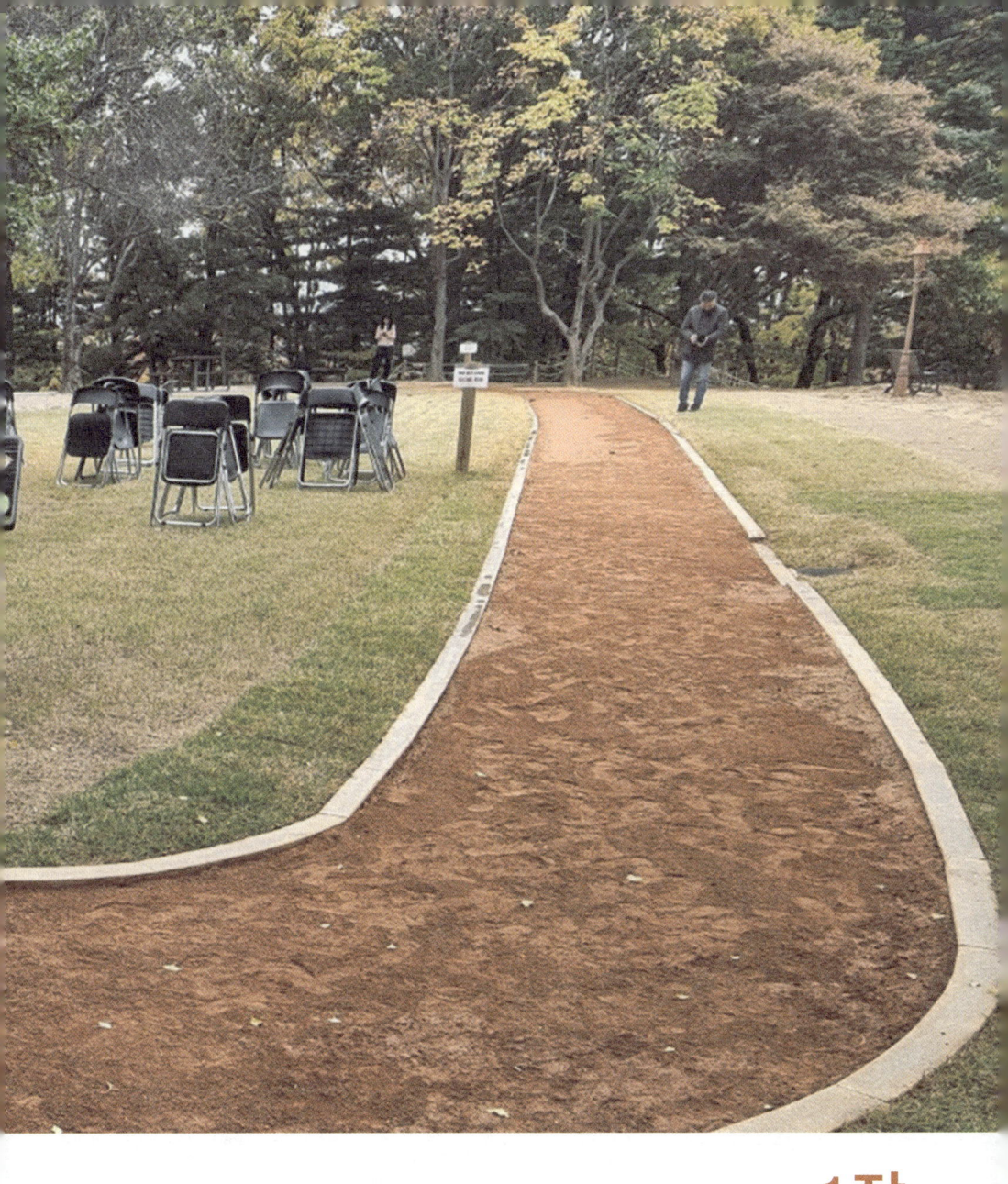

1장

맨발걷기는 신의 사랑과 배려

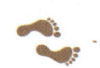

1
조물주가 예비한 태초의 선물

원래 지구상의 모든 생명체는 땅과 접촉하며 살도록 설계되었습니다. 당연히 인간도 맨발로 땅을 딛고 살아야 합니다. 그러나 현대인들은 태어나면서부터 제대로 땅을 밟아본 적이 없고, 매일 신발을 신고 탄탄한 아스팔트나 콘크리트 포장도로 위를 걷고 높은 건물 위에서 살아갑니다. 이러한 삶은 우리 몸과 땅의 연결을 단절시켜, 건강에 많은 부정적인 영향을 미치고 있습니다.

땅과의 단절은 몸과 마음의 균형을 무너뜨리는 심각한 문제로 이어지고 있습니다. 땅과 차단된 현대인은 스트레스, 불면증, 염증성 질환 등 다양한 문제에 시달리고 있습니다. 땅으로부터 자연스럽게 얻을 수 있는 전자기적 에너지가 차단되면서 우리의 면역 체계도 제 기능을 다하지 못하게 되어 만성적인 피로감과 통증, 그리고 각종 암을 비롯한 여러 가지 현대병에 노출되어 살게 된 것입니다.

맨발걷기는 이러한 문제를 해결할 수 있는 아주 간단하고 효과적인 방법으로, 인체를 자연과 연결하는 것입니다. 땅과 접촉하면, 지표면의 자유전자가 몸으로 들어와 모든 질병의 주범인 활성산소를 중화하여 세포손상을 줄이고, 피가 맑아져 혈액순환이 좋아집니다. 또한, 스트레스 호르몬인 코르티솔의 과다 분비를 억제해 정신적 스트레스를 완화하고, 염증과 통증을 줄여 전반적인 신체 회복을 촉진하고, 면역력을 높여 자연치유력이 살아나 다양한 질병의 치유와 예방효과가 있습니다.

자연의 이치를 따르는 생명활동

맨발걷기는 운동이라기보다는 자연의 이치를 따르는 생명활동이며, 건강하게 살아가기 위한 절대적 생활방식입니다. 그래서 맨발걷기는 '생활' 그 자체라고 말할 수 있습니다. 맨발걷기는 각종 만성질환의 주요 원인인 활성산소를 제거하고, 혈액을 맑게 하여 온몸 구석구석 순환이 원활하도록 돕습니다. 이를 통해 신체의 건강을 회복시킬 뿐만 아니라, 스트레스 해소와 마음을 안정시켜 정신건강까지도 개선하는 인류 최고의 생명회복 건강법입니다.

맨발걷기는 신발을 신고 살면서 사용법을 어긴 결과로 초래한 모든 현대문명병을 치유해주는 만능열쇠입니다. 이렇게 좋은 맨발걷기임에도 너무도 쉽게 공짜로 받을 수 있는 자연의 선물입니다. 특별한 어려움이나 제약이 없이 실천할 수 있으며 부작용도 없습니다. 또한 어떤 병명과도 상관없이, 남녀노소 누구나 적용할 수 있는 보편적인 자연치유법입니다. 단지 신발을 벗고 자연과 만나 땅속의 필수 생명에너지를 충전하는 간편한 방법입니다.

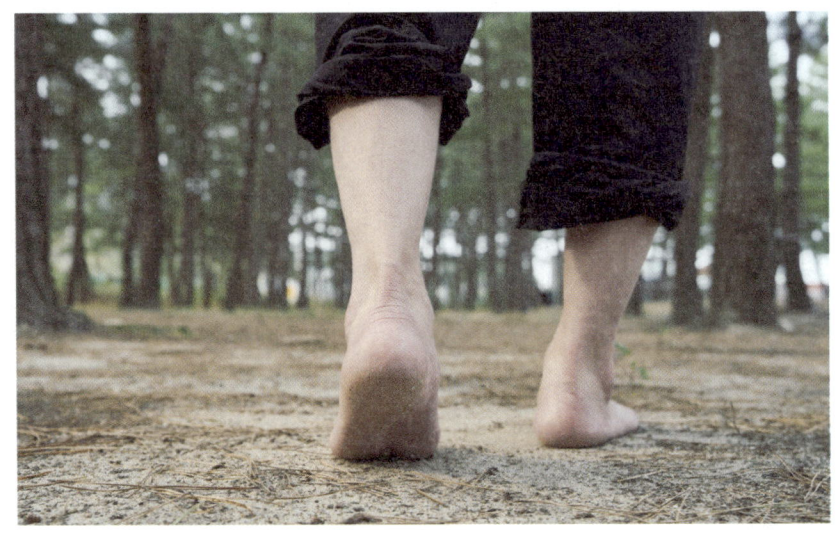

맨발걷기는 생로병사를 책임지는 열쇠

　진시황을 비롯하여 많은 이들이 건강하고 오래 살기를 갈망해 왔으나 이루지 못했습니다. 그러나 진짜 비결은 멀리 있지 않았습니다. 바로 우리의 발밑에 있는 땅과의 접촉 맨발걷기가 바로 그 비결입니다. 이는 하늘, 땅, 인간이 조화롭게 어우러지는 천지인(天地人)의 도(道)와도 일맥상통합니다. 하늘과 땅 사이에서 인간이 그 조화를 이루는 것이 가장 이상적인 삶이며, 이는 결국 자연의 도를 따르는 것입니다.

　인간의 생로병사(生老病死) 중 노화와 질병은 전적으로 우리의 선택에 달려 있습니다. 자신의 의지와 노력으로 건강하게 살 수 있습니다. 그 최선책이 조물주의 선물 맨발걷기이며, 이는 과학과

의학이 해결하지 못한 수많은 현대 문명병을 해결할 수 있는 유일무이한 건강법이며, 우리의 삶까지 바꿔줄 수 있는 게임 체인저입니다. 실제로 노와 병은 물론 건강한 탄생과 존엄한 죽음으로 생과 사도 바꿀 수 있습니다.

조물주가 인간에게 배려해준 맨발걷기는 인류 최고의 자연치유법이며, 과학의 발전에 힘입어 눈부시게 발전해 온 현대 의학으로도 도무지 해결하지 못하던 현대문명병이라 일컬어지는 수만 가지 병증 해결의 열쇠입니다. 이런 고귀한 선물이 그동안 우리의 가장 가까운 곳, 발밑에 숨겨져 있었다는 사실이 믿어지지 않습니다. 그러나 이를 알아채고 누릴 수 있게 된 지금 우리는 진정으로 행복한 사람들입니다.

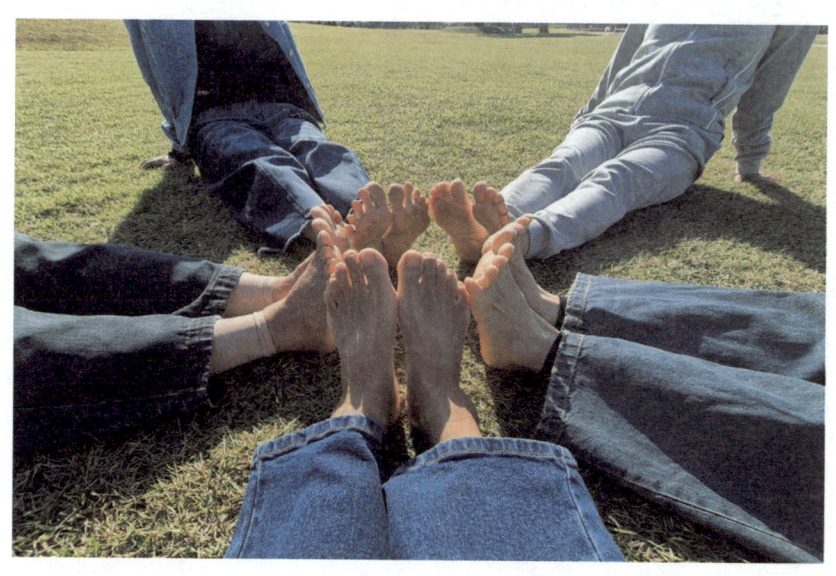

2
지피지기 : 맨발걷기의 정체성

맨발걷기 열풍이 일면서 맨발인구가 갈수록 늘어가고 있습니다. 어느새 가족과 친지는 물론 주변의 지인들과 모르는 사람에게도 맨발을 권해도 조금도 이상하지 않은 시대가 왔습니다. 맨발걷기는 복잡하고 바쁜 현대문화 속에서 지치고 병든 우리 몸을 건강하게 되돌리는 최고의 자연건강법이라는 진실이 밝혀지면서 맨발걷기를 해본 분들은 주변에 자연스럽게 권하고 있습니다. 이제는 '맨발 권하는 사회'가 되었습니다.

그러나 아직도 맨발걷기를 권하면 흘려 듣거나 잘 알지도 못하면서 유사과학 취급을 하면서 냉소를 보이기도 합니다. 가족이나 가까운 친구에게 권할 때 상대가 맨발걷기가 뭐냐고 묻거나 부정적인 경우엔 "그저 건강에 좋다, 잠도 잘 오고, 혈압에도 좋다" 하는 정도의 설명으로는 설득이 잘 안됩니다. 미리 맨발걷기의 확실한 정체성을 알아두면 좀 더 논리적이고 조리있게 설명을 할 수 있을 것입니다.

빅뱅이론에 따르면 원시 우주는 하나의 점에서 시작되었기 때문에, 모든 물질과 에너지가 하나로 연결되어 있다고 합니다. 우리에게 좀 더 친근한 동양철학 천지인(天地人) 합일설은 하늘과 땅 그리고 사람이 본질적으로 하나로 연결되어 있고, 자연(自然)이 통합된 완성입니다. 조물주는 지구상의 모든 생명체를 땅과의 연결로 하나가 되어야 온전하도록 설계하였습니다. 그러므로 태초에 조물주가 설계한 생명유지의 필요조건은 자연과의 합일입니다.

설계도를 무시한 사용이 원인

모든 생명체는 조물주의 설계대로 땅과 연결되어야 건강합니다. 간단한 장난감 자동차조차 설계대로 조립하지 않으면 제대로 작동하지 않습니다. 가전제품이나 정밀의료기기들은 오작동과 고장을 방지하기 위해 반드시 땅과 연결합니다. 하물며 그 어떤 복잡한 기계나 컴퓨터보다 정교하게 만들어진 인체가 설계도를 무시하면 고장이 나는 것이 뻔한 이치입니다. 문제는 증상이 하루아침에 나타나지 않고 시간이 흘러서야 확인된다는 것입니다. 그 때문에 만물의 영장이라 일컫는 인간들이 따뜻한 물속에서 서서히 죽어가는 개구리처럼 그 사실을 인지하지 못하고 병마의 늪으로 빠져들어가고 있습니다.

현대인류는 아직도 자신의 과오가 무엇인지 깨닫지 못한 채 과학과 의학이론으로 눈앞에 보이는 현상만 풀어내려고 초미시의 세계까지 집중하고 파고 들었습니다. 그 결과 현대과학과 의학은 눈부시게 발전을 하였지만, 아직도 간단한 고혈압 증상 하나도 치료치 못하고 오로지 약물로만 수치 맞추기에 급급하고 있습니다.

그때문에 수많은 이들이 원인도 모른 채 단순 고혈압에서 점점 더 큰 질환으로 악화되어 질병과의 전쟁 속에서 고통을 받으며 살아가고 있습니다.

맨발걷기는 설계도를 따르는 간단한 방법

문제를 해결하려면 문제가 무엇인지 정확히 알아야 합니다. 모든 질병의 원인은 조물주의 설계를 위반한 것입니다. 참으로 다행스럽게도 이제 사실이 밝혀지고 있습니다. 이를 아이러니하게도 의학전문가도 아닌 미국의 케이블 TV 기술자 클린트 오버가 찾아냈는데, 문제는 '땅과의 차단'이라는 너무도 단순한 사용법의 오류였습니다. 그는 케이블TV 시스템의 고장에서 접지의 중요성을 통찰하고, 이를 인체건강에 적용할 수 있는 가능성에 주목했습니다.

이후 그는 심장의학자 스티븐 시나트라 박사 등과 함께 인체가 지구와 직접 접촉할 때 전자기적 균형을 유지하고, 염증을 줄이며, 수면의 질을 향상시킬 수 있다는 것을 연구를 통해 밝혀내고, 이를 Earthing이라는 책을 통해 세상에 알렸습니다. 놀라운 진실임에도 불구하고 이 노벨상급의 발견은 주류학계가 인정하는 메이저급 논문이 아니라서인지 더 이상의 관심을 끌어내지 못했습니다. 물론 그 이면에는 돈이 되지 않는 일은 외면하는 안타까운 자본주의의 현실이 숨어있습니다.

맨발걷기는 자연회복을 위해 땅과 우리 몸을 연결하는 접지를 가장 효과적으로 실천할 수 있는 방법입니다. 이는 과거 19세기

말 루소의 자연주의 사상에 영향을 받은 독일 등 유럽에서 유행했고, 미국에서도 자유로운 생활방식을 추구한 히피족이 맨발로 걸었지만 소수사회의 특이 생활방식으로 인식되었습니다. 그래서인지 지금도 우리나라에서 새롭게 시작된 맨발걷기를 일시적인 유행 정도로 치부하는 이들도 많습니다.

새로운 건강시대를 여는 유일한 진리

그러나 맨발걷기는 한때의 유행이 아닌 '생명회복의 유일한 진리'입니다. 우리의 선각자들은 단순 접지만이 아닌 맨발걷기가 자연과 하나되는 가장 확실한 방법이며 신이 배려한 신술(神術)이라는 것을 통찰했습니다. 인류를 괴롭히는 노화와 온갖 현대생활 습관병을 치유할 수 있다는 사실을 체험으로 확신하고, 이를 세상에 널리 알리고자 범 국민운동으로 이끌고 있습니다. 이미 맨발걷기 실천으로 경이로운 효과가 증명되고 있습니다. 이는 결코 단순한 유행이 아닙니다.

이 자리를 빌려 이타행과 우분투 정신을 실천하는 맨발걷기 선각자들께 깊은 경의를 표합니다. 그들의 헌신적인 계몽으로 지난 수년간 맨발걷기국민운동을 함께 실천한 많은 이들이 신발을 벗고 몸으로 직접 체험한 치유사례를 알려오고 있습니다. 극적인 사례들이 신문과 방송을 통해 알려지며, 이를 본 이들이 맨발걷기를 따라하며 새로운 체험대열을 이어가고 있습니다. 비교적 가벼운 증상들로부터 현대의학으로는 도저히 손을 댈 수 없는 질병까지 단기간에 치유하는 경이로운 사례들이 계속해서 쌓여가고 있습니다.

　고대로부터 시작한 인류역사는 봉건제도의 중세와 르네상스와 산업혁명이 대표하는 근대를 거쳐 디지털혁명, 정보화 등으로 대표되는 현대까지 이르렀습니다. 그러나 온갖 질병이 만연하는 현대는 여기서 일단락을 짓고, 새로운 건강시대가 열릴 것입니다. 이제 맨발걷기는 한 시대의 잠시 유행이 아니라 새로운 시대를 열어가고 있는 키워드입니다. 새 시대의 패러다임은 '자연회복과 건강천국'이며, 그곳은 맨발로 가야 합니다. '천국의 열쇠' 이것이 바로 맨발걷기의 본질이며 정체성입니다.

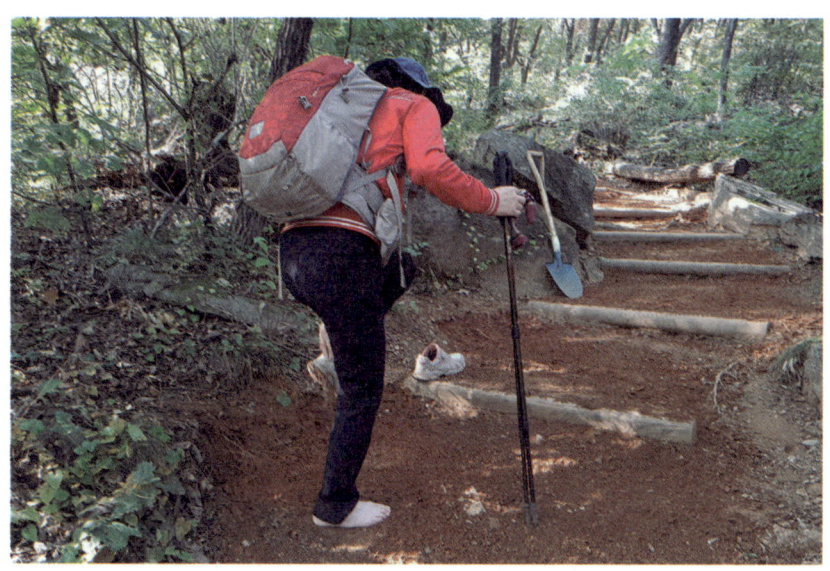

3
콜럼버스의 달걀과 맨발걷기

콜럼버스가 신대륙을 발견한 후, 많은 이들이 그의 업적을 폄하하며 누구나 할 수 있는 일이라고 주장했습니다. 이에 콜럼버스는 달걀을 세워보라고 했고, 사람들은 실패했습니다. 콜럼버스는 달걀을 살짝 깨뜨려 세웠고, 그제서야 사람들이 방법을 알고 나면 간단하다는 사실을 깨달았습니다. 발상의 전환이 없으면 쉽게 해결할 수 없다는 교훈을 줍니다.

마찬가지로, 맨발걷기 역시 매우 단순하면서도 경이로운 건강법이지만, 많은 이들이 아직 쉽게 받아들이지 못하고 있습니다. 기존의 관념 안에서는 신발을 벗고 맨발로 걷는 것만으로 현대의학이 해결하지 못하는 각종 현대질병과 난치병을 치유할 수 있다는 사실을 믿기 어려울 수 있습니다. 하지만 알고 나면 정말 간단한 원리로 문제를 해결할 수 있음을 깨닫게 됩니다.

달걀 세우기와 현대병 치유의 원리

달걀을 세우기 어려운 이유는 구조적인 형태 때문입니다. 그러나 콜럼버스가 보여준 것처럼, 생각을 바꾸면 누구라도 쉽게 세울 수 있습니다. 마찬가지로, 현대의 질병들이 고치기 어려운 이유는 그 원인인 자연과의 격리로 생긴 활성산소와 혈액순환의 문제를 해결하지 못하기 때문입니다. 그러나 이는 태초에 신이 설계한 삶의 방식인 맨발걷기라는 간단한 자연회복의 방법으로 근원적인 문제를 해결할 수 있습니다.

현대질병의 대부분은 자연과의 단절로 인해 발생한 것입니다. 맨발로 땅을 밟는 것만으로도 자연의 생명력으로 만병의 원인인 활성산소를 중화시키고 혈액순환을 원활하게 할 수 있습니다. 이제 우리는 자연과의 단절 속에서 과도한 스트레스, 환경오염, 그리고 잘못된 식습관이 쌓여 만들어진 질병의 고통을 발상의 전환을 통해, 맨발걷기로 간단하게 해결하는 경이로운 일을 실제로 경험하고 있습니다.

이제는 발상의 전환이 필요한 시기

맨발걷기는 활성산소를 중화시켜 신체의 생화학적 균형을 맞추고, 맑아진 피를 원활하게 순환시켜, 건강을 회복하는 최고의 자연 치유법입니다. 이는 태초부터 조물주가 마련해준 사랑과 배려의 설계였습니다. 그러므로 이제 인류는 발상의 전환을 해야만 합니다. 노화와 질병을 과학적 틀 안에서만 해결할 수 있다는 기존의 사고에서 벗어나 맨발걷기라는 단순하고 용이한 해결방법을 인정하고 받아들이는 용기와 발상의 대전환이 필요합니다

이를 통해 모든 국민이 자연과의 연결을 회복하고 질병의 질곡

에서 벗어날 수 있습니다. 아직은 맨발걷기가 콜럼버스의 달걀처럼, 받아들이기 어렵고 믿기 힘든 방법일 수 있습니다. 하지만 그 원리를 이해하고 나면, 누구라도 쉽게 실천할 수 있으며, 이 간단하고 명료한 방법 하나로 온 세상이 건강하고 행복한 세상으로 변화될 수 있습니다. 이제 맨발걷기를 인류의 건강을 지켜줄 가장 강력한 해결책으로 인정하고 받아들여야 할 때입니다.

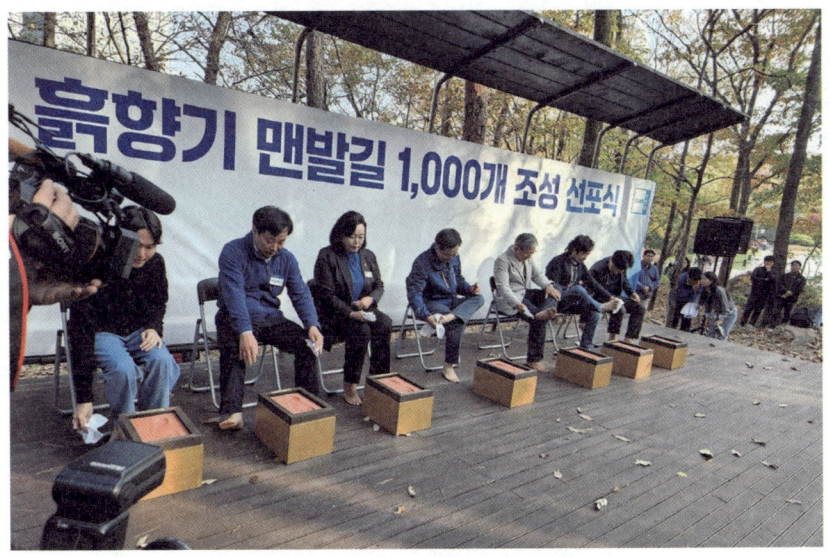

맨발길 1000개 조성 선포식 풋프린팅

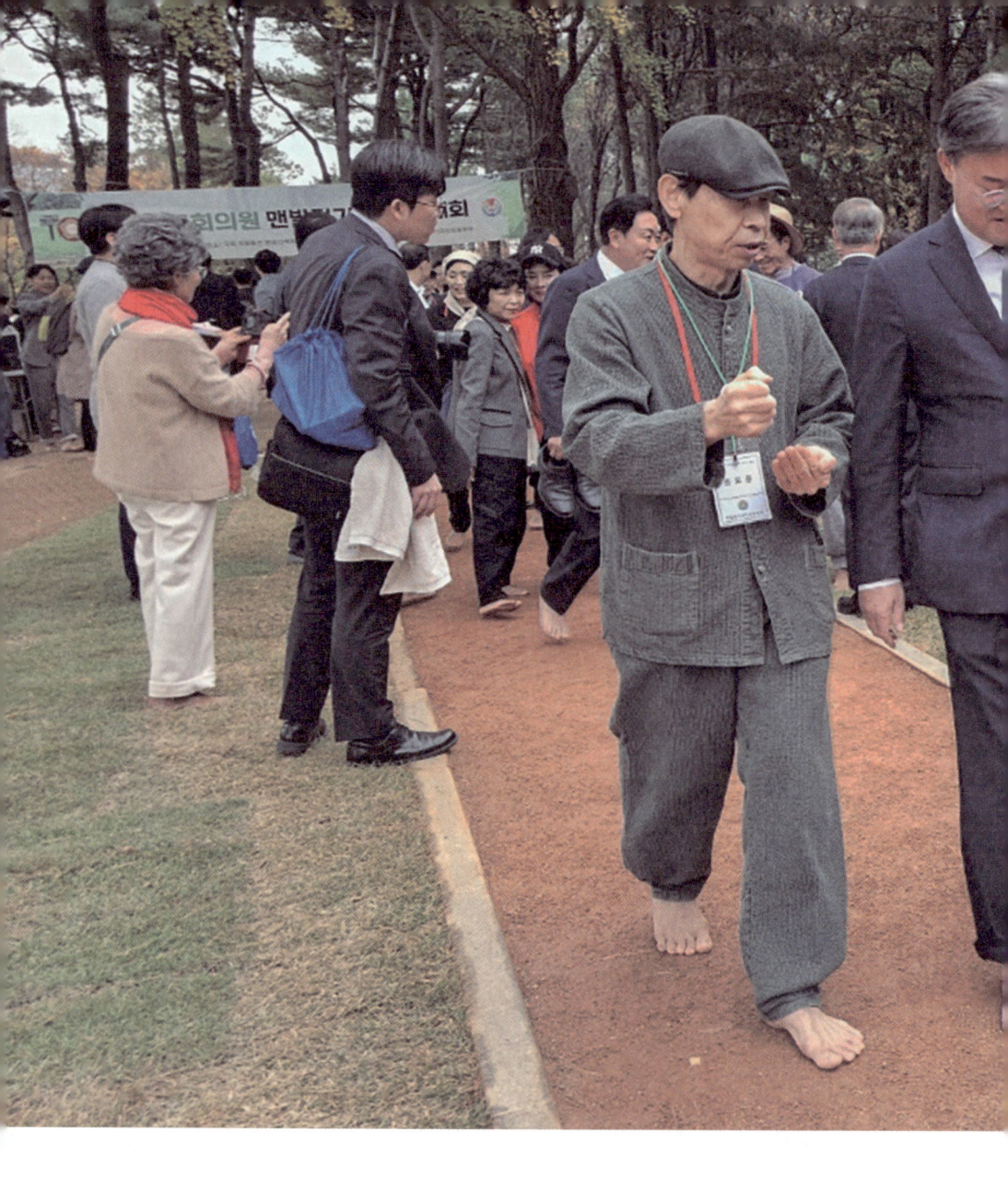

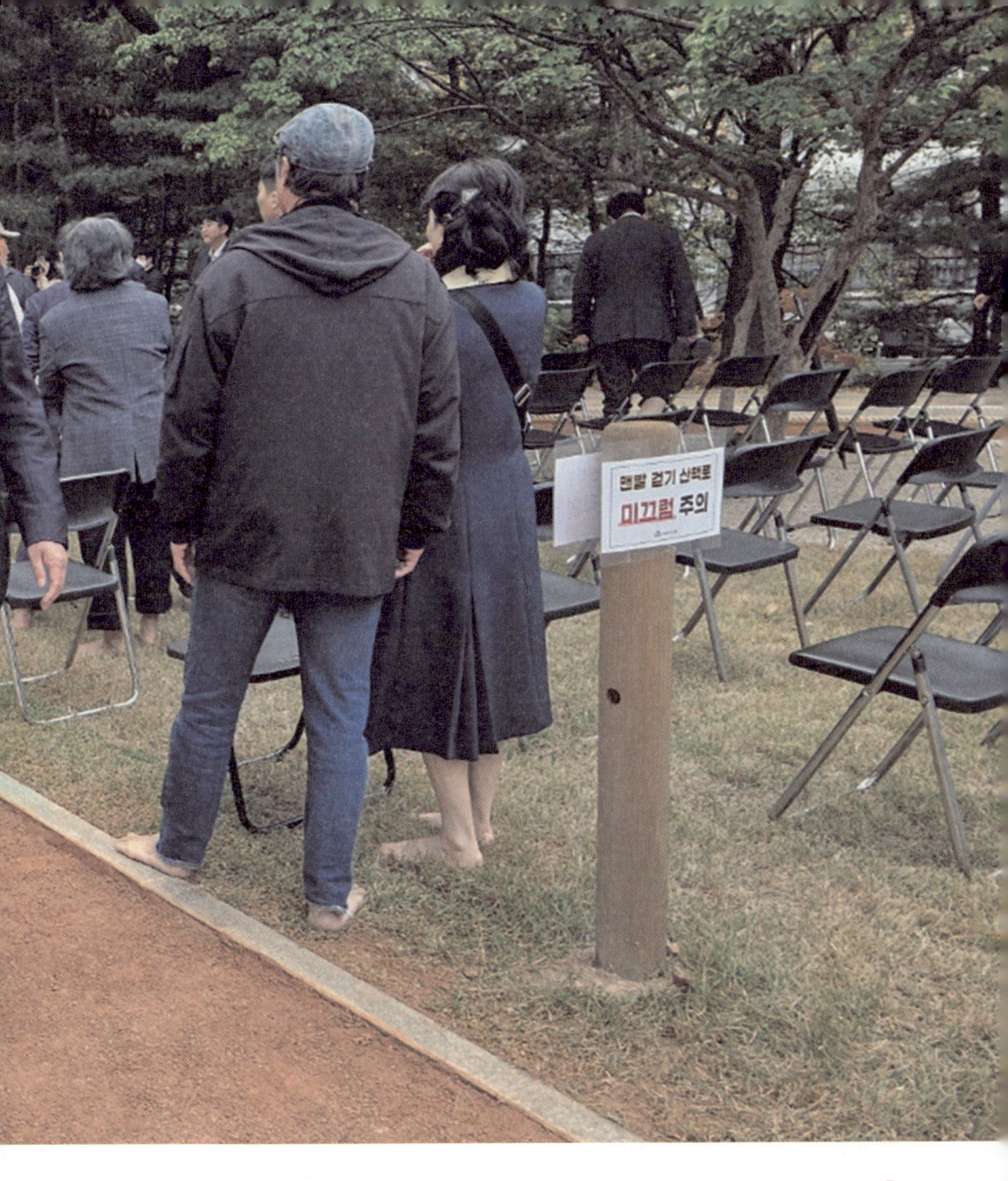

2장

맨발걷기의 필요성과 효과

1
맨발걷기를 꼭 해야만 하는 이유

맨발걷기가 전국적으로 열풍을 일으키고 있는 가장 중요한 이유는 기적과 같이 경이로운 치유효과 때문입니다. 특히 맨발걷기는 기존의 치료법이나 약으로 해결하지 못하는 병들을 너무 쉽게 치유해줍니다. 돈 한푼 안 들이고, 누구나, 어디서든, 쉽게 할 수 있는 맨발걷기는 단순한 운동을 넘어, 자연과의 깊은 교감을 통해 신체와 마음의 건강을 회복하는 유일한 방법입니다. 또한, 맨발걷기는 건강을 넘어 새로운 인생을 열어주는 놀라운 선물이기도 합니다. 그 외에도 맨발걷기에 열광할 수밖에 없는 이유는 차고 넘칩니다.

1. 모든 질병에 효과적이다

거의 모든 현대문화병은 활성산소와 혈액순환이 문제입니다. 맨발로 걸으면 활성산소를 중화시키고 혈액을 맑게 하여 근본 문제를 해결합니다. 혈액순환이 개선되고, 염증이 줄어들며, 면역체계가 강화되므로 몸의 기본적인 기능을 회복시켜 질병을 치유하는 원리입니다. 실제로 맨발걷기는 고혈압, 당뇨, 불면증, 우울증 같은 일상적인 질병부터 근골격계 질환이나 전립선 암 유방암 등 각종 암을 치유하고, 심뇌혈관 질환 특히 뇌졸중, 파킨슨병 같은 난치병에 이르기까지 광범위한 치유효과가 있습니다.

2. 병원에 가지 않아도 된다

맨발걷기는 기존의 의료 시스템에 의존하지 않고 스스로 하는 자연치유법입니다. 따라서 병원예약이나 찾아가는 수고도 필요 없고 대기시간이나 복잡한 절차가 없습니다. 언제든지 자신이 원할 때, 어디서나 편하게 실천할 수 있습니다.

3. 병명을 구분할 필요도 없다

맨발로 땅만 밟으면 병명 구분하지 않고 원스톱 시스템으로 거의 모든 질병을 해결할 수 있습니다. 그러므로 맨발걷기는 병명을 확인하기 위해 진료과마다 찾아다니며 이 검사, 저 검사 받느라고 고생할 필요가 전혀 없는 것도 큰 장점입니다.

4. 치유 효과가 빠르다

사람마다 차이는 있지만 처음 맨발걷기를 시작한 날부터 당장 효과가 나타나기도 합니다. 불면증, 야뇨증, 소화불량, 수족냉증, 만성피로 등의 질환은 "이거 뭐지?"라고 생각할 정도로 신기한 느낌을 주는 빠른 효과를 보여주기도 합니다.

5. 병을 근원적으로 치유한다

 기존의 치료법과 약물은 주로 증상을 완화하는 대증요법입니다. 반면, 맨발걷기는 질병의 근원을 치유합니다. 자연의 생명력으로 몸속의 기(氣) 에너지를 활성화시키고 신체가 스스로 치유할 수 있는 환경을 만들어 줍니다. 혈액을 맑게 하고 염증을 줄이고, 면역 체계를 강화하며, 신경계와 혈액순환을 개선해 몸의 전체적인 건강을 회복하는 원리입니다.

6. 노화방지와 질병예방에 효과적이다

 맨발걷기는 노화를 늦추고 질병을 예방하는 데도 탁월한 효과가 있습니다. 신체의 활성산소를 줄여 염증을 예방하고, 면역 기능을 강화하며, 전반적인 건강 상태를 개선하므로 자연적으로 노화를 방지하게 되는 원리입니다. 이를 통해 노화 과정에서 발생하는 각종 질병도 예방할 수 있습니다

7. 다이어트와 피부미용은 덤이다

 수많은 질병을 치유하고 예방하는 효과 외에도 혈액을 맑게 하여 순환을 개선하고, 체내 독소배출을 촉진하기 때문에 피부를 깨끗하게 하고 불필요한 피하지방 배출로 체중 감소에도 매우 효과적입니다. 대부분의 사람들이 맨발걷기 이후 피부가 좋아졌다 또는 날씬해졌다는 말을 듣습니다.

8. 돈이 전혀 들지 않는다

심지어 이 놀라운 선물이 돈도 한푼 안 듭니다. 맨발로 걸으면 건강을 회복하는 데 비용이 전혀 필요하지 않습니다. 건강 관리를 위해 병원비나 약값을 지불하는 대신, 맨발로 걷기만 하면 자연의 힘으로 몸과 마음이 치유됩니다. 질병으로 가산을 소진하고도 낫지 못한 채 고생하는 분들에게는 구원의 메시지입니다.

9. 신발만 벗으면 되는 간단한 방법이다

맨발걷기는 특별한 조건이나 기술이 필요하지 않으며, 누구나 쉽게 실천할 수 있습니다. 실행은 매우 간단합니다. 신발만 벗으면 됩니다. 복잡한 운동법이나 도구가 필요하지 않고, 자연 속에서 맨발로 걷기만 하면 됩니다. 오염되지 않은 깨끗한 흙만 있으면 누구나 어디서든 쉽게 실천할 수 있습니다.

10. 무리하지 않으면 부작용이 없다

맨발걷기는 부작용이 전혀 없는 천연의 치유법입니다. 약물이나 현대 의학적 치료법은 종종 부작용을 수반하지만, 맨발로 자연 속을 걷는 것은 신체에 무리를 주지 않으며 해를 끼치지 않습니다. 오히려 신체의 자연치유력을 강화하고, 마음과 몸의 균형을 회복하므로써 자신도 모르는 숨어있는 질병까지 치유되는 효과가 있습니다.

11. 누구나 할 수 있고 평등하다

　맨발걷기는 올바른 방법으로 꾸준히 실천하면 나이, 성별, 신분을 가리지 않고 모든 사람들이 차별 없이 놀라운 건강효과를 노력의 정도에 따라 평등하게 체험할 수 있습니다. 국적이나 사상도 가리지 않고 어린아이부터 노인까지 누구나 맨발로 자연과 만나는 것으로 치유됩니다. 누구나 쉽게 접근할 수 있는 가장 보편적인 건강법입니다.

12. 취미처럼 즐길 수 있다

　맨발걷기는 지속 가능한 건강관리법입니다. 짧은 시간이라도 매일 꾸준히 실천할 수 있으며, 장기적으로 신체적, 정신적 건강을 유지하는 데 도움이 됩니다. 매일 마음만 먹으면 얼마든지 즐거운 마음으로 즐겁게 실천할 수 있는 평생 취미 겸 건강법입니다.

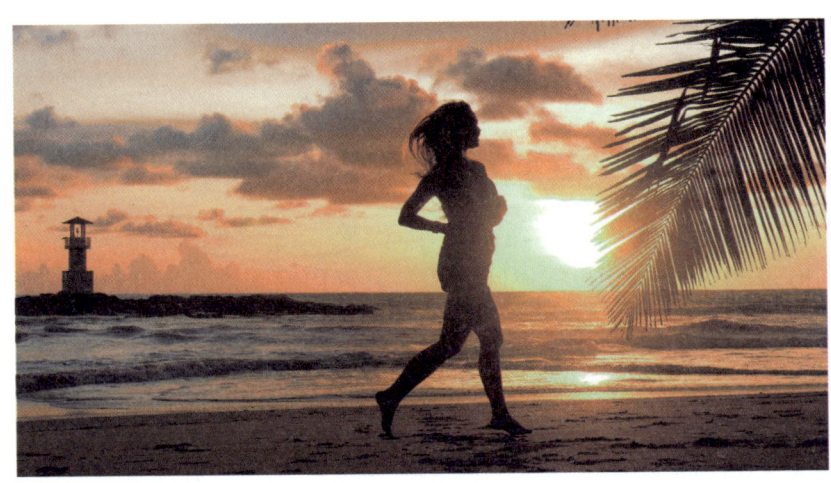

2
누구나 지켜야 할 생활방식

의학계의 여러 연구자료에 따르면, 우리 몸의 다양한 질병, 특히 만성질환의 약 90%는 활성산소(ROS)로 인해 발생한다고 보고되고 있습니다. 활성산소는 세포대사 과정에서 자연스럽게 생성되지만, 과도하게 축적되면 산화 스트레스를 유발해 세포 손상과 염증 반응을 일으킵니다. 이는 심혈관 질환, 암, 당뇨병, 알츠하이머병, 골다공증, 류머티즘 관절염 등과 같은 주요 질환의 근본적인 원인으로 작용합니다.

국내 유명종합병원의 홈페이지에도 활성산소가 이러한 질병들의 공통된 원인임을 지적하며, 이를 효과적으로 관리하지 못하면 병마의 고통에서 벗어나기 어렵다고 설명하고 있습니다. 활성산소의 과다축적은 면역체계의 과잉 반응을 유발하여 조직과 장기에 손상을 주며, 다양한 만성 염증 질환의 원인이 된다는 점을 명확히 알려주고 있습니다.

맨발걷기와 접지의 효과

활성산소를 효과적으로 제거하고 몸의 산화 스트레스를 줄이는 방법 중 가장 근원적이고 확실한 방법이 바로 맨발걷기와 접지입니다. 맨발로 땅에 접지하면 지구의 자유전자가 몸 속의 활성산소 중화를 시켜 다음과 같은 효과를 얻을 수 있습니다.

> 1. **혈액순환 개선:** 자유전자가 혈액 점도를 낮추고 혈액순환을 원활하게 하여 심혈관질환 예방에 도움을 준다.
> 2. **염증 감소:** 접지를 통해 활성산소가 제거되면 염증반응이 줄어들어 신체조직의 손상이 억제되며 만성염증을 치유한다.
> 3. **면역체계 강화:** 산화 스트레스가 감소하면 면역 체계가 균형을 되찾아 면역력이 강해지고 자가면역 질환이 개선된다.
> 4. **스트레스 완화:** 맨발걷기는 부교감신경을 활성화시켜 스트레스 호르몬을 줄이고 심리적 안정을 제공한다.

이 외에도 맨발걷기와 접지는 여러 효과들이 있습니다. 질병의 대부분은 활성산소의 문제로서 발생되지만, 이를 효과적으로 제거할 수 있는 방법은 한정적입니다. 약물이나 특정 치료법은 부작용이 따르거나 일시적인 효과에 그치는 경우가 대부분입니다. 반면, 맨발걷기와 접지는 누구나 쉽게 실천할 수 있는 생활방식이며, 특별한 비용이나 복잡한 기술이 필요 없고 그 효과는 비교할 수 없을 만큼 탁월합니다.

3
맨발걷기의 기본적인 효과

맨발걷기는 크게는 물리적인 운동효과와 전기화학적인 접지효과로 구분 될 수 있습니다.

물리적 운동효과

발의 뼈와 근육 인대들을 사용하며 물리적인 운동효과를 얻는 것입니다. 구체적으로는 발바닥 지압효과와 발가락과 아치의 협업을 통한 혈액펌핑효과, 아치의 스프링작용으로 완충효과가 있습니다. 그 밖에도 균형감각을 잡아주고, 땅과의 적절한 진동을 온몸에 전달하며, 발바닥 신경세포의 기능을 활성화합니다.

지압 효과

발바닥에는 온몸의 장부와 연결된 리모콘 스위치 같은 반사구가 있습니다. 그 반사구들을 맨발로 땅을 걸으며 돌맹이, 모래, 나무뿌리 등 다양한 질감을 이용해 자극을 해주면 해당 장부에 자극이 전해지고, 피가 돌아 기능을 활성화시켜주는 효과가 있습니다. 맨발걷기의 지압효과는 스스로 자신의 체중을 이용하여 오장육부를 포함한 전신의 자극과 혈액순환을 촉진하여 단순한 마사지가 따라올 수 없는 탁월한 치유효과가 있습니다.

펌핑 및 완충 등 기타 효과

- **혈액펌핑 기능:** 발에는 26개의 뼈가 있고, 그 뼈에 인대와 근육으로 연결된 관절과 아치의 상호작용을 통해 발가락까지 내려온 혈액을 심장으로 되돌리는 펌핑작용을 합니다. 맨발로 걸으면 이 기능이 살아나서 혈액순환이 원활해집니다.
- **충격조절 기능:** 걸어갈 때 뒤꿈치가 땅과 닿는 순간 생기는 진동이 신발에서 막혀 척추까지 전달되지 못하지만 맨발로 걸으면 이 진동을 적절히 완충시키고 조절하여 척추를 통해 온몸으로 전달합니다. 이는 근골격계의 구조를 안정화시키고, 뇌세포를 자극하여 뇌기능 활성화에도 도움이 됩니다.
- **균형감각 향상:** 발가락을 부챗살처럼 펴고 땅을 디디므로 무게중심의 폭이 넓어져 균형잡기와 지구의 중력에 대응하는 능력이 향상됩니다. 이는 신발을 신었을 때보다 훨씬 안정적이어서 웬만해서는 잘 넘어지지 않게 됩니다.
- **감각신경 활성화:** 신발로 차단되었던 발바닥의 감각신경들이 살아나서 무의식 반사신경이 0.3초 이내의 빠른 반응속도를 회복합니다. 반사신경은 급한 상황에서는 단 0.1초의 차이로도 크게 위험해질 수 있는데 반사 신경이 좋아지면 부상 방지에 효과적입니다.

전기화학적 접지효과

　이는 땅에서 올라온 자유전자를 통해 항산화, 혈액희석, 호르몬 조절 등 생리화학적인 작용을 정상화시키는 작용입니다. 접지에 대해서는 논란이 많은 부분이라 4장에서 다시 한번 세부적으로 살펴볼 것이며 여기서는 대표적인 효과만 짚어봅니다.

- **항산화 작용:** 자유전자가 활성산소를 중화시켜 만성염증을 예방하고, 천연의 항산화제 역할을 합니다.
- **혈액희석 작용:** 혈액의 점도를 낮춰 혈액순환을 개선하며, 심뇌혈관 질환 예방에 도움을 줍니다.
- **활력충전 작용:** ATP 생성을 촉진하여 활력 에너지를 증가시키고 피로회복에 기여합니다.
- **신경안정 작용:** 코르티솔 분비를 안정화시켜 스트레스 반응을 완화하고 심리적 안정을 도와줍니다.
- **염증완화 작용:** 염증 부위에 치유물질을 공급하여 염증과 통증을 완화하는 효과를 제공합니다.
- **면역증진 작용:** 면역세포를 활성화시켜 면역력을 강화하고 자가면역질환도 개선합니다.
- **기타 효과:** 이 밖에도 장기능 활성화와 소화촉진, 생식기능 회복 등의 효과가 있습니다.

4
맨발걷기로 좋아지는 것들

현재까지 맨발걷기국민운동본부에 수집된 치유사례와 인터넷, 유튜브 등 온라인상에서 맨발걷기 실천을 통해 개선되었다고 언급된 신체 질환이나 증상들을 취합해 보았습니다. 이는 전문기관의 연구나 임상실험으로 증명된 것이 아닌 온라인상의 자료와 일부 전문가의 의견입니다. 같은 질환이라도 병력과 신체조건, 생활환경, 생각과 습관 등이 사람에 따라 각기 다르기 때문에 누구나 똑같은 효과가 있을 수는 없으니 맨발걷기 표준효과라고 말할 수는 없습니다. 그러나 자신의 질환을 리스트에서 확인하는 것만으로도 맨발걷기 실천을 결심하는 데 동기부여가 될 것입니다.

구분	병명 또는 증상
근골격계	관절통, 관절염, 근육통, 요통, 건염, 섬유근육통, 테니스엘보, 골프엘보, 족저근막염, 오십견, 어깨충돌증후군, 디스크, 골다공증 등
혈액 및 순환계	고혈압, 저혈압, 고지혈증, 정맥류, 혈전, 말초혈관질환, 하지정맥류, 심혈관질환, 뇌졸중, 심근경색 등
소화기계	변비, 소화불량, 복부팽만감, 과민성 대장증후군, 역류성 식도염, 간기능 저하, 담석증, 고혈당 등
호흡기계	천식, 기관지염, COPD, 알레르기성 비염, 폐렴, 감기 등
신경, 정신계	불면증, 우울증, 불안장애, 두통, 편두통, 뇌신경 질환, 경련, 뇌전증 등

피부 및 면역계	피부염, 아토피, 건선, 두드러기, 여드름 등
비뇨기계	요로감염, 신장결석, 방광염, 전립선 비대증, 신부전 등
내분비계	당뇨병, 갑상선 기능 항진·저하증, 쿠싱증후군 등
생식기계	월경통, 생리불순, 자궁근종, 난소낭종, 불임, 정자증강, 전립선 강화 등
면역계	류머티즘성 질환, 자가면역질환, 면역결핍증, 알레르기성 질환 등
감각기계	이명, 난청, 어지럼증, 시력 저하, 백내장, 녹내장 등
노화 및 기타 증상	관절 약화, 근육량 감소, 피부 주름, 기억력 저하, 골다공증, 만성 피로, 식욕 부진, 체중 감소 또는 증가, 부종, 탈모, 손발 저림 등
각종 암	유방암, 폐암, 대장암, 전립선암, 간암, 위암, 췌장암, 신장암, 난소암, 자궁경부암, 자궁내막암, 갑상선암, 피부암, 기저세포암, 편평세포암, 흑색종, 뇌종양, 혈액암, 백혈병, 림프종, 다발성 골수종, 식도암, 방광암, 골육종, 담낭암, 연골육종, 식도상피세포암, 간질종양, 복부종양, 비뇨생식기암, 기타 희귀암 등

본인의 증상이 포함되어 있나요? 세상에는 3만 가지가 넘는 병명이 있습니다. 이 리스트에는 없더라도 맨발걷기는 자신의 몸 속에 있는 의사가 병명을 가리지 않고 스스로 치유합니다. 그러므로 일단 시작하십시오. 부작용도 없고, 돈도 한푼 안 드니 밑져봐야 본전입니다. 빠른 것은 즉각적인 효과를 볼 것이며, 오랫동안 자신을 괴롭히던 만성질환이라도 맨발걷기를 꾸준히 실천하면 자신도 모르는 사이에 소리 없이 사라진 사실을 깨닫는 날이 옵니다. 지금 바로 시작하면, 그날이 더 빨리 다가올 것입니다.

5
어린이도 반드시 해야 하는 맨발걷기

 영국 본머스 대학교에서는 10년에 걸친 연구를 통해, 맨발로 생활하는 아이들이 신발을 신은 아이들에 비해 여러 발달 면에서 우월함을 보인다는 결과를 발표했습니다. 맨발로 생활하는 아이들은 균형감각과 운동 능력이 뛰어날 뿐 아니라, 지능 발달에도 긍정적인 영향을 받았습니다. 특히 점프력과 균형감각이 발달함으로써 신체적 능력이 향상되고, 두뇌와 신체의 연결 발달이 촉진되는 것으로 나타났습니다. 그 결과, 이들의 운동능력 발달이 학습 성취도에 도움을 주고, 신체활동이 활발해지면서 전반적인 건강 상태도 좋아졌습니다. 어린이의 건강과 교육에 있어서 맨발걷기가 어떤 효과를 주는지 구체적으로 살펴보겠습니다.

일본의 토리야마 보육원의 천재교육 사례

 천재교육으로 유명한 일본의 토리야마 보육원은 아이들이 맨발로 생활하며 학습과 놀이를 병행합니다. 이곳에서는 맨발걷기를 유아 교육의 중요한 기초로 삼아 신체적, 인지적 발달을 촉진합니다. 그 결과, 아이들이 졸업할 무렵, 평균적으로 3천여 권의 책을 읽고 10단 뜀틀을 쉽게 넘으며, 절대음감을 갖춘 아이로 성장한다고 합니다.

국내사례

한편, 국내에서도 맨발걷기를 통한 교육적 시도를 진행하는 유치원과 학교가 많습니다. 거창유치원에서는 아이들이 자연 속에서 맨발로 산책로를 걷고, 모래 놀이터에서 뛰어놀며 자연과의 상호작용을 통해 다양한 신체 활동을 경험합니다. 그 결과, 아이들은 평발 증상이 개선되고, 아토피 증상이 완화되었습니다. 흙, 물, 모래와의 접촉 같은 자연 체험은 아이들의 감각 발달과 감성 형성에 큰 기여를 하여, 튼튼한 체력과 자연을 존중하는 마음과 인내심을 길러줍니다.

서울의 교동초등학교는 2022년에 맨발걷기 시범학교로 선정되어, 학생뿐만 아니라 교사와 학부모가 모두 함께 맨발걷기를 실천하고 있습니다. 맨발걷기를 한 후의 아이들은 학습 내용에 대한 이해도가 향상되고, 집중력이 높아져 시험 성적에도 긍정적 변화가 나타났습니다. 부모의 말씀도 더 잘 듣게 되었고 긍정적인 성격 형성에도 도움이 되었습니다. 맨발걷기를 통해 아이들은 밝고 건강한 태도로 학교생활에 더 적극적으로 참여하고 있습니다.

교동초교 맨발

어린이 맨발걷기의 종합적 효과

- **신체발달:** 맨발걷기는 균형감각과 운동능력을 강화시키고, 신체의 전반적 성장에 기여합니다. 또한, 평발 개선과 근육, 인대 발달을 도와 발의 올바른 성장을 유도합니다.
- **인지 발달:** 맨발로 걷는 활동은 두뇌 발달을 촉진해 집중력과 창의력을 높이는 데 도움이 됩니다. 실제로 신경계가 자극받아 학습 능력이 향상되고, 아이들이 문제 해결 능력과 기억력을 증진시킬 수 있는 기회를 제공합니다.
- **건강 증진:** 맨발로 걷는 것은 아토피 증상을 완화시키고, 자연적인 자극을 통해 신진대사와 면역력도 높이는 것으로 나타났습니다. 감각 신경 자극은 신체가 스스로 조절할 수 있는 능력을 높이며, 외부 자극에 대한 저항력과 회복력을 증진시킵니다.
- **정서적 안정감 및 사회성 발달:** 맨발로 자연 속에서 활동하는 것은 정서적 안정감과 심리적 균형을 유지하는 데 긍정적입니다. 이러한 활동은 자율성과 사회성을 강화하여 아이들이 활발하고 긍정적 성격으로 성장할 수 있도록 돕습니다.
- **자연과의 교감:** 자연 환경 속에서 맨발로 걷거나 뛰며 신체를 자유롭게 사용하는 것은 아이들에게 자연과의 소중한 교감을 심어주고, 삶에 대한 긍정적인 태도와 자연에 대한 존중심을 길러줍니다.

결론적으로, 맨발걷기를 실천하는 것은 단순한 신체 운동을 넘어 어린이의 신체적, 정신적, 정서적 발달에 중요한 기여를 합니다. 또한 자연과 교감하며 균형 감각을 익히고 면역력을 강화하는 동시에 집중력과 창의력 발달에까지 도움을 줍니다. 전인교육의 관점에서 맨발걷기는 아이들이 신체와 마음이 조화를 이루며 올바르게 성장하는 데 필수적인 요소라고 할 수 있습니다. 부모들이 아이들과 함께 맨발걷기를 실천하며 생활화한다면, 가장 훌륭한 유산을 물려주는 것입니다.

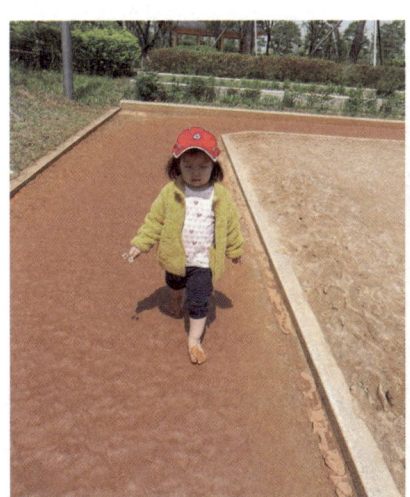 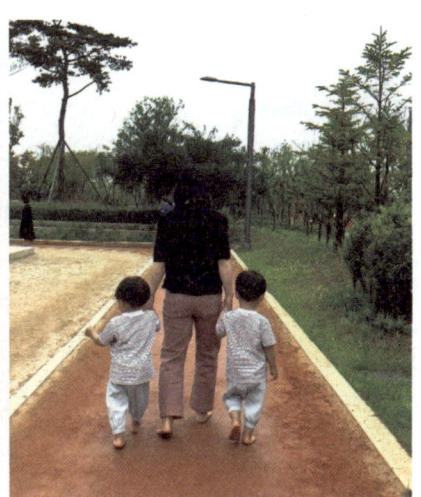

최근 맨발걷기국민운동본부의 박동창 회장과 세 명의 전직 교장이 어린이용 맨발걷기안내서 『맨발대장이 될래요』를 공동으로 집필중입니다. 사랑하는 자녀에게 줄 수 있는 가장 소중한 선물이니 꼭 읽혀주시기 바랍니다.

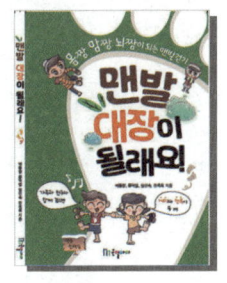

6
당뇨 있는 분들 필독 글

 당뇨가 있으면 절대로 맨발걷기 하면 안 된다는 말 때문에 맨발걷기를 못 하는 분들이 많습니다. 실제로 서독산 맨발숲길에서 맨발걷기를 권할 때 당뇨를 핑계로 맨발걷기를 못한다는 분들이 정말 많았습니다.

 맨발걷기를 하면 발에 상처가 나기 쉽고, 당뇨환자는 감각이 무디기 때문에 상처를 감지하지 못해 염증이 심해질 수 있다. 또한, 상처가 쉽게 아물지 않으므로 피부의 괴사로 발을 절단할 수도 있다는 주장 때문입니다. 그러나 이는 심각한 오해입니다.

 이 같은 주장은 당뇨를 그들의 방법으로 치료할 경우에 해당하는 말입니다. 진실은 맨발걷기만이 당뇨의 근본 원인을 해결하는 유일한 방법입니다.

 우선 1형 당뇨는 땅에서 올라온 자유전자가 고장난 췌장의 베타세포를 활성화시켜 인슐린 분비를 촉진하므로써 치유가 됩니다. 또한 포도당이 미토콘드리아 안으로 들어가지 못하는 2형 당뇨의 경우도 자유전자가 미토콘드리아의 문을 열어주어 인슐린저항성을 낮추고, 포도당 분해대사가 촉진되어 혈당치를 정상으로 돌려줍니다. 그뿐 아니라 글로블린 생성을 촉진시켜 면역력을 높여 염증이나 상처가 빠르게 나을 수 있습니다.

혹시 맨발로 걷다가 상처가 생기는 일이 있더라도 천연의 항산화제인 자유전자와 흙의 미생물이 상처치유를 도와줍니다. 이를 뒷받침하는 임상례도 있습니다. 실제로 당뇨는 맨발걷기 치유사례의 단골 주제입니다. 이제 당뇨가 있는 분들도 맨발걷기로 새 인생을 열어보시기 바랍니다.

당뇨환자의 만성염증 치유 임상례

에너지의학자 제임스 오쉬만 박사(James L Oschman)와 공학물리학자 가에탕 쉬발리에(Gaétan Chevalier) 박사 등이 쓴 "접지가 염증, 면역반응, 상처치유, 만성염증 및 자가면역질환의 예방 및 치료에 미치는 영향"이라는 연구논문에는 당뇨병 여성환자(84세)의 8개월간 아물지 않던 상처(사진A)가 접지 1주 후(사진B) 아물기 시작하고 접지 2주 후에는(사진C) 거의 대부분이 아물고, 주변 피부도 깨끗해졌다는 내용이 실려있습니다.

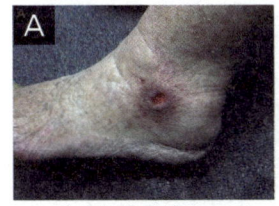
접지 전 상처

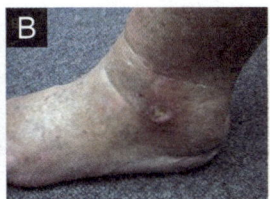
접지 1주 후

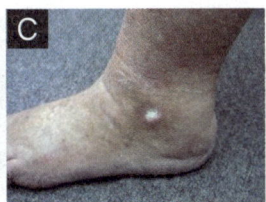
접지 2주 후

호주 의사의 당뇨 임상체험 고백

　미국 심장의학자 스티븐 시나트라 박사가 미국접지연구소 웹사이트에 게재한 '당뇨병 치유의 새로운 희망' 이라는 글에 인용된 호주의 통합가정의 데이비드 리처드의 임상체험 글이 있습니다. 글의 주인공은 30여 년간 의사로서 당뇨환자들에게 해준 것은 혈당수치 조절뿐이었는데, 접지를 치료에 적용한 결과 염증예방, 혈류개선으로 근본적인 치료는 물론, 초기 당뇨환자들의 합병증을 예방할 수 있었다는 내용을 고백하였습니다.

　또한 폴란드의 의사 카롤과 파베우는 당뇨환자의 수면 중 지속적인 접지가 혈당을 감소시킨다는 사실을 발견했다고 발표했습니다.

소소한 당뇨치유 이야기

　78세 김○숙님은 제가 맨발길을 만들 때부터 늘 등산화를 신고 오셨습니다. 만날 때마다 "맨발걷기 해보세요. 정말 좋습니다. 10년 이상 젊어집니다" 하며 권하면, 번번히 "나는 의사가 당뇨환자라 절대 하지 말래요" 하셨습니다. 거의 매일같이 반복하다 보니 어느새 농담도 건네는 사이가 되었고 어느 날은 이렇게 말했습니다. "젊은 누님~ 맨발걷기 하다 다쳐서 발을 잘라야 되면 튼튼한 제 발을 드릴게요. 밑지는 장사 아니잖아요."

　농담이였지만 그분이 웃으면서 신발을 벗으셨습니다. 그리고 한 시간쯤 뒤에 코스를 한 바퀴 돌고 와서 상기된 얼굴로 발에 난 상처를 보여줍니다. 살펴보니 발가락 밑에 콩알만한 찰과상에 피가 살짝 비쳤습니다. 걱정을 덜어드리기 위해 웃으며 "약속대로 내 발 줄테니 염려 마세요" 하고는 젖은 황토를 손가락으로 찍어 상처에 발라주고, 집에 가서서 깨끗이 씻고 소독만 하라고 알려드렸습니다. 그분은 같이 웃었지만 살짝 근심스러운 얼굴로 내려가셨습니다.

이후 그 일을 잊어버리고 있다가 사흘이 지난 아침에 약수터에 올라가니 그분이 평상에 앉아 계셨습니다. 상처 생각이 나서 "발은 어때요, 괜찮죠?" 물으니 크게 웃으면서 "지회장님 발 안 줘도 돼요" 하며 발을 번쩍 들어 보입니다. 고맙게도 상처에 선홍빛 새 살이 돋고 있었습니다. 저는 "축하합니다 젊은 누님, 발을 잘라드려야 되나 하고 걱정했어요"하며 그분과 하이파이브를 했습니다.

당뇨치유의 진실이 실제로 입증된 것입니다. 그분은 10여 년간 당뇨약을 드셨고 당뇨환자는 맨발걷기 하다 다치면, 상처가 낫지 않고 괴사되어 발을 잘라야 할 수도 있다는 말에 겁을 집어먹었던 분이었습니다. 결국 끈질긴 권유에 신발을 벗었고, 공교롭게 맨발걷기 첫날에 상처가 났지만, 단 3일만에 치유를 눈으로 직접 확인했습니다.

맨발걷기 국민운동본부
맨발로 쓰는 아침편지
[당뇨특집] 2025. 03. 03

당뇨-아침편지

7
맨발걷기의 암 치유 원리

우리 몸은 정교한 전자장치와 같아서, 모든 신경과 생물학적 작용이 미세한 전기신호로 이루어집니다. 그런데 현대인은 땅과 완전히 차단된 생활로 인체의 전기신호 전달시스템에 문제가 발생합니다. 이는 전자제품이 접지가 안 되면 불안정한 동작을 하거나 자동차 엔진이 배기가스를 제대로 배출하지 못해 쉽게 고장이 나는 것과 유사합니다. 활성산소가 쉴 새 없이 생성되는 우리 몸은 접지가 차단되면 과도하게 축적되는 활성산소가 세포의 만성염증을 초래하고, 유전자 돌연변이로 암과 같은 난치성 질환을 유발합니다.

하지만 신발을 벗고 맨발로 땅과 접지하면, 지구의 자유전자가 인체로 유입되어 활성산소를 중화시키고, 자연스러운 생명활동이 이루어집니다. 자연과의 합일인 맨발걷기는 각종 암을 비롯한 수많은 난치병을 치유합니다. 아직은 그 작용기전에 대해 과학적으로 충분히 연구되지 못하였기 때문에 기존 의학 전문가들에게 외면 당하고 있습니다. 그러나 메이저급 논문은 아니라도 지금까지 밝혀진 임상 데이터와 관련 연구자료들을 참고하면 맨발걷기가 암을 치유하는 원리를 쉽게 이해할 수 있습니다.

1. 활성산소 중화 및 염증 제거

땅에서 유입된 음전하인 자유전자는 양전하를 띤 활성산소와 만나면 이를 중화시킵니다. 활성산소가 중화되면 염증이 쉽게 치유되고, 암세포의 생존여건이 사라집니다. 생명의 자유전자는 염증 바리케이드를 뚫고 치유물질이 염증부위로 유입되도록 도와주어 염증을 치유하고, 암세포의 생성도 억제할 수 있습니다.

2. 혈액순환 개선

자유전자는 적혈구 표면 제타전위를 높여 혈액이 맑아지고, 혈류흐름이 원활해집니다. 이로 인해 세포에 산소와 영양공급이 원활해져서 미토콘드리아의 에너지 생성회로를 활성화시킵니다.

3. 에너지 생성 활성화

미토콘드리아에서의 에너지 생성이 활성화되면, 암세포와 싸우는데 필요한 에너지를 공급하여 전투력을 강화합니다. 따라서 암환자가 맨발걷기를 하면 암세포와 싸우는 체력과 에너지를 지속적으로 충전하게 됩니다.

4. 면역계 강화

염증이 줄어들고 에너지대사가 살아나면 NK세포(자연살해세포)가 활발히 활동하여 암세포를 직접 공격하고 제거합니다. 면역계가 정상적으로 작동하게 되면 다른 질병들도 치유되어 에너지를 온전히 암치유에 집중할 수 있습니다. 실제로 맨발걷기를 통해 NK 세포활성도가 높아진 사례는 수도 없이 많습니다.

5. 신경안정 및 수면개선

인체는 잠을 자는 동안에 자가치유가 일어나므로 암환자는 잠을 잘 자는 것이 매우 중요합니다. 코르티솔 분비 안정으로 신경계가 안정을 찾아, 부교감신경이 활성화되어 스트레스가 줄어듭니다. 이는 수면의 질을 향상시켜, 수면 중에 체내에서 재생과 회복이 활발하게 이루어집니다. 이 과정에서 암세포가 제거되고, 손상된 조직이 복구됩니다.

6. 시너지 효과

맨발걷기의 '접지효과'와 '지압효과', '아치와 발가락 운동효과'의 협업으로 큰 시너지 효과를 발휘합니다. 이 세 가지 요소는 단순한 합산이 아니라, 승수관계의 상호작용으로 효과를 증폭시키며 기존의학이 한계에 봉착한 각종 암과 다양한 난치병들을 치유하는 경이로운 효과를 만들어 내는 것입니다.

8
파킨슨병 결코 불치가 아니다

뇌혈관 질환 중에서 뇌졸중류의 치유사례는 많았습니다. 하지만 치매와 함께 대표적인 불치성 뇌혈관질환인 파킨슨병의 사례는 없었습니다. 그러나 이제는 파킨슨병도 맨발걷기 앞에선 더 이상 불치의 병이 아님이 최근의 사례들로 증명되고 있습니다.

80세 이강일님

7년간 파킨슨병을 앓았으면서, 처음엔 죽음을 느꼈고, 앉기가 힘들었으며, 화장실 가는 것도 어려웠습니다. 맨발걷기 책을 읽고 맨발걷기를 시작하여 11개월 만에 치유되었고, 특히 기억력이 좋아져 과거 70년 전의 친구 이름도 기억할 수 있게 되었습니다. 이분은 양한방 협진병원의 이사장으로 자신의 치유경험을 통해 맨발걷기는 파킨슨뿐만 아니라 알츠하이머, 치매와 같은 질병과 암도 극복할 수 있을 것이며 특히 건강한 사람들의 질병 예방에 효과적이라는 사실을 세상에 알렸습니다. 이분의 치유효과는 다음과 같습니다.

파킨슨 치유사례

- 누웠다 일어나기에 불편함이 없어지고
- 부축 받던 걸음도 지팡이만으로 혼자서 자유로운 이동 가능함
- 도파민 복용으로 인한 변비 즉각 해소됨
- 밤중에 여러 번 가던 화장실을 한 번만 가고, 잠을 푹 잘 수 있음
- 파킨슨 대표증상인 손 떨림 일체 없음
- 기억력이 좋아져 옛날 초등학교 친구 이름도 기억이 남

84세 김○인님

파킨슨 증상인지 모르고 3년을 살았고, 파킨슨 진단 받고 1년을 살다가 최근에야 몸에 이상을 느끼기 시작하여 약으로만 지내왔습니다. 누군가 유튜브 이강일님 사례를 보여줬으나 그냥 지내다가 어느날 산에 맨발걷기 간다는 복지관 할머니를 따라 나섰습니다. 전에는 앉고 서는 것조차 어려워 도움이 필요했으나 2주간 맨발걷기 후 걷기가 훨씬 수월해지고 다리에 힘이 생겨서, 건너지 못하던 개울을 건너다닐 정도로 눈에 띄게 호전되었습니다.

54세 박○경님

11년 전 파킨슨병을 진단받았고, 작년부터 보행동결 증상이 발생해서 발이 굳어 움직이지 않아, 횡단보도 건너기, 버스 타기, 엘리베이터 이용 등 일상생활에 큰 어려움과 대인기피증과 우울증도 왔습니다. 이강일님 사례를 보고, 부천 은대미산에서 맨발걷기를 시작하여 71일째로 맨발걷기 2주 후부터 목근육 강직증

상이 줄어들며 이제는 거의 사라지고 현재는 산을 오를 정도로 좋아져서 약도 줄이고, 변비개선, 체력향상으로 외출도 가능해졌습니다.

55세 박○영님

맨발걷기 약 150일 째로 겨울에는 산에서 한 시간 이상 걷기가 어려운데 비닐하우스에 도시락을 싸와서 함께 식사하고 대화하며 5시간 정도 맨발걷기와 댄스, 체조 등 다양한 활동을 즐겁게 하여 몸 상태가 꾸준히 좋아지고 있습니다. 하루종일 걷는 것도 가능하고, 계속 열심히 걸으면 파킨슨 약을 끊고 정상인처럼 생활할 수 있을거란 믿음이 생겼습니다.

67세 강○형님

약 20년 전 파킨슨병 진단을 받았고, 흔들림, 걷기 어려움 등의 증상으로 일상생활에서 큰 어려움을 겪다가 이강일님 사례를 보고 맨발걷기를 시작하여, 몸 상태가 많이 좋아져서 처음으로 혼자 산 정상까지 걸어 올라갔습니다. 기분이 상쾌하고 자신감이 생겼으며 남편의 도움과 사랑 덕분에 맨발걷기를 시작하게 되어 감사하고 있습니다.

63세 김○지님

4년 전에 파킨슨병을 진단받았으며. 행동이 느리고, 늘 컨디션이 안 좋고, 잠을 못 자고, 기억력 저하 등 불편한 생활이었습니다.

3개월 전 대모산에서 맨발걷기를 시작하고, 현재는 모든 면에서 건강상태가 좋아지고, 특히 기억력 향상으로 정상적으로 출장 다니며 회사생활이 가능합니다. 전국의 파킨슨병 환우들에게 용기를 가지고 맨발걷기 할 것을 권합니다.

64세 조○영님

약 10개월 전에 파킨슨병 진단을 받았으며. 보행동결로 다리를 질질 끌며 걸으며 자주 넘어지고 콧물과 침이 수시로 흐르고, 손 떨림 등의 증상이 있었습니다. 23년 6월부터 맨발걷기를 시작하여, 하루 평균 1시간 반 꾸준한 실천으로 현재는 넘어지지 않고 보행동결도 치유되어 다리를 끄는 증상도 사라지고, 콧물과 침 흐름 증상과 손 떨림도 많이 개선되었습니다.

70세 임○익님

부산 금정구 임○익님의 치유사례 동영상입니다. 역시 이강일님의 치유 증언 유튜브를 보고 집까지 옮겨서 맨발로 걷기 시작해서 치유되고 있는 사례입니다.

이상은 감추고 싶을 수도 있는 자신의 치유사례를 용기 있게 세상에 알리신 이강일님 한 분의 치유사례가 다른 7명의 파킨슨 환자에게 희망의 불씨가 되어 준 사례이며 앞으로 기하급수적으로 늘어날 것입니다. 그러므로 치유사례를 맨발걷기의 꽃이라고 말합니다.

9
치유사례의 의미와 찾아보기

　맨발걷기를 권하면 대부분은 "어떤 병에 좋나요?" 하며 적응증을 묻거나, 고혈압 당뇨 등의 기초대사 관련 증상들과 자신들이 가진 질환이 맨발걷기로 나을 수 있는지를 궁금해합니다.

　그 궁금증을 해소하고자 맨발걷기국민운동본부에서는 지난 8년간 수집한 치유사례 영상을 질환별로 분류, 정리하여 쉽게 찾아보고 참고할 수 있게 작업하고 있습니다. 다만 동본부는 비영리 순수민간 봉사단체이므로 대부분의 일을 자원봉사자의 노력에 의존하므로 시간이 많이 소요되고 있으나 조만간 누구나 쉽게 접근할 수 있는 훌륭한 『치유사례 데이터 뱅크』가 만들어질 것입니다.

　현재 분류되고 있는 인류의 질병 수는 3만 개가 훨씬 넘는다고 하며, 같은 질병이라도 합병증의 종류에 따라 'ㅇㅇ증후군' 하는 식으로 추가 분류하면서, 계속해서 새로운 병명이 만들어지고 있습니다. 사실 병명을 일일이 정의하고 분류하는 일은 현대의학의 전문적 분업화에서 비롯된 것일 뿐이며, 자연치유적 관점에서는 발끝에서 머리까지 인체를 하나로 보므로 특별한 병명에 집착할 필요가 없습니다.

사람들은 눈으로 보아야만 믿는 속성이 있어서, 자신과 똑같은 병이 치유되는지를 확인하고 싶어합니다. 그럴 때 가장 손쉬운 방법이 맨발걷기를 통해 건강해진 분들의 치유 사례를 확인하는 것입니다. 대부분 치유사례를 확인하고, 자신도 나을 수 있겠구나 하며 맨발걷기를 시작합니다. 그만큼 치유사례는 중요한 정보입니다. 그러나 병명이 같더라도 사람마다 병의 발생원인과 경과기간 그리고 생활환경 조건들이 제각각 다르고, 치유에 임하는 환자의 전체적인 건강상태와 방법, 마음자세 등에 따라 치유과정도 각기 다를 수밖에 없으므로 일부러 사례자를 만나보더라도 그의 주관적인 방법일 수 있으니 같은 병증이 맨발걷기로 치유됐다는 사실만 참고하면 됩니다.

최근 맨발걷기의 인기가 높아지며 인터넷에는 관련 동영상이 넘쳐나고 있는데 그중 일부는 맨발걷기에 대한 깊은 이해 없이 만든 경우이므로 맨발걷기의 본질이 왜곡되거나 잘못된 정보도 많습니다. 따라서 이왕이면 신뢰할 수 있는 전문가의 영상을 보아야 합니다. 이에 독보적으로 추천할 수 있는 전문채널이 〈박동창의 맨발강의〉입니다. 채널 운영자인 박동창 회장은 맨발걷기국민운동본부와 맨발걷기 힐링스쿨을 운영하며 맨발걷기 국민운동의 확산에 앞장선 맨발걷기 선구자입니다.

〈박동창의 맨발강의 Dong Chang Park, Ph.D〉 채널에는 맨발걷기국민운동본부 회원들이 지난 9년간 맨발걷기로 만들어낸 감동과 눈물의 치유사례들이 600건 이상 올라 있습니다. 지금 이

시간에도 사례는 속속 쌓이고 있으며 앞으로도 새로운 사례들이 산더미처럼 쌓여 갈 것입니다. 동 본부 카페에는 양평지회 삐삐님의 수고로 병명별로 사례를 찾아볼 수 있도록 정리한 PDF 파일이 있습니다. 아래 QR로 접속하여 파일을 다운로드하면 책처럼 병명이나 증상별로 쉽게 찾아볼 수 있습니다.

치유사례 모음 찾기

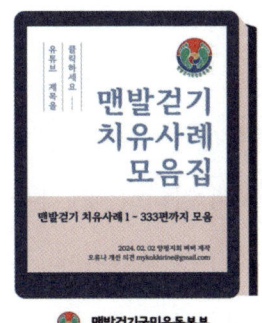

치유사례 유튜브 모음

10
아쉽고 안타까운 사례

그동안 보고 들은 치유사례는 모두가 맨발걷기로 질병을 치유했거나 개선되고 있는 말하자면 성공사례입니다. 이는 당연한 이야기로 치유사례는 맨발걷기 효과를 생생하게 증거하여 그를 본 이가 자신도 열심히 하면 나을 수 있다는 기대와 확신을 주는 희망의 불씨이기 때문입니다. 그래서 치유사례 발표를 '맨발걷기의 꽃'이라고도 말합니다.

통상적인 홍보에서는 실패한 사례를 일부러 알리지는 않습니다. 효과가 반감될 수 있기 때문입니다. 하지만 맨발걷기 홍보는 자연의 생명력을 알리는 순수한 소명이기에 치유에 성공한 기쁜 소식도 좋지만, 안타까운 실패의 경험도 공유하여 원인을 알아보고 이를 교훈 삼아 같은 일이 생기는 것을 막는 일도 매우 중요합니다. '입에 쓴 것이 약이다'라는 말처럼 아쉬운 실패사례가 느낌상 불편할 수도 있지만, 맨발걷기에 대한 확신이 부족하여 흔들리는 분들에게는 좋은 약이 될 수 있을 것입니다.

사례1- 대장암환자의 소천

아직 차가운 땅에 발이 시리던 지난 3월 초 한밤중에, 3년 전부터 대장암을 앓던 70 중반의 남성이 찾아왔습니다. 대장암 수술 후 2년간의 항암치료에도 불구하고 간과 직장으로 전이되어 항암을 포기하고 섭생만 관리 해왔답니다.

그러다가 전담 건강관리사의 6개월간 끈질긴 설득 끝에 맨발길을 찾아온 것입니다. 그 당시 매일 밤 야간반을 운영하고 있었기에 그 분에게 맨발걷기로 암이 치유되는 기전과 여러 치유사례를 설명하고 함께 걷기 시작했습니다.

일주일쯤 후에는 암만해도 시간이 부족하다 싶어 암환자이니 기왕이면 확실한 효과를 위해 낮에도 걷기를 권하니, 다음 날부터 낮에도 두 시간씩 걷기 시작했습니다.

그런데, 어느 날인가부터 그분의 모습이 안 보입니다. 늘 동반하던 관리사에게 알아보니, 계속 하자고 아무리 권해도 들으려고 하지 않는답니다. 그분은 두 달 가깝게 걸어도 별 차도가 없으니 맨발걷기는 별 효과가 없는 것 같다며, 이젠 그냥 자신의 신앙과 운명에 맡기겠다 한답니다. 더 이상 권유하기 어려웠습니다.

어느새 여름이 되었고, 오랫만에 그 관리사 얼굴이 보이길래 안부를 물었습니다. 잠시 깊은 한숨을 쉬더니, 얼마 전에 하늘나라로 가셨다는 안타까운 소식을 들려줍니다. 순간적으로, 집이라도 찾아가서 더 설득을 했어야 했나 싶은 생각이 들었지만 이미 지난 일이기에 마음 속으로 고인의 명복을 빌었습니다.

사례2-불면증과 약물 부작용

맨발걷기로 처음에는 숙면을 취하다가 다시 잠이 오지 않아 고생하는 분들이 많은데, 대부분 생활습관의 문제가 있었습니다. 예를 들면, 수면시간이 불규칙하거나 수면제에 의존하는 것입니다.

이ㅇ국님은 전형적인 약물 부작용 사례입니다. 정년퇴직 후 밤에 잠이 안 와서 먹기 시작한 수면제를 일 년 만에 무려 12알씩 복용하고 있었습니다. 처음엔 한 알로 시작하지만 내성이 생겨 두 알로 늘어나고, 이후 위장약, 신경안정제, 우울증약 등이 추가되며 약이 약을 먹는 악순환에 빠진 것입니다.

약을 끊고 맨발걷기에 집중하기를 권했지만, 약을 안 먹으면 가슴이 두근거리고 죽을 것 같은 공포감을 견딜 수 없다고 합니다. 이는 알코올이나 마약 중독에서 나타나는 금단증상과 같습니다. 너무 심각한 상태라서 단호한 어조로 약의 위험성을 강조하니 7알까지 줄여서 정신이 조금은 맑아진 듯했습니다.

그러나 갑자기 허리와 무릎관절이 아프고, 이름도 생소한 횡문근 융해증이 생겨서 병원에 입원까지 했지만 제대로 낫지도 못한 채 퇴원했습니다. 이는 복용하는 약물에 명시된 부작용 증상입니다. 그동안 약기운으로 느끼지 못하였다가 약을 줄이니 신경이 일부 깨어나며 통증을 느끼는 것입니다. 나머지 약들도 끊어야 하는데, 안 먹으면 너무 힘들어서 죽을 것 같다고 합니다. 그러나 이는 알콜 중독자가 술을 계속 마시면서 약으로 술병을 고치려는 것과 마찬가지 입니다.

약물중독도 알콜이나 마약중독처럼 금단증상이 매우 무섭습니다. 무엇보다 본인의 의지가 가장 중요합니다. 반드시 이겨내겠다는 간절한 마음으로 참아내야 합니다. 그러나 지금도 약을 복용하며 날마다 힘 빠진 모습으로 맨발걷기를 하고 있어 안타깝습니다. 그나마 맨발걷기를 포기하지 않고 계속하는 것이 다행입니다.

요즘은 자신이 처방 받은 약물의 이름만 알면 인터넷으로 부작용은 무엇인지 어렵지 않게 알아볼 수 있습니다. 자신의 증상이 약물 부작용에 해당된다면 반드시 근원을 차단해야 합니다. 혹시 사례자와 비슷한 경우라면 과감한 단약결단을 통해 진정한 맨발걷기의 치유를 맛보시기 바랍니다.

이 외에도 사정상 수록하지 못하는 안타까운 사연이 몇개 더 있습니다만, 구태여 이 불편한 사연을 알리는 이유를 잘 아실겁니다. 혹시 맨발걷기 효과에 대한 믿음이 약해서 갈등하거나 포기하려는 분들이 계시면, 이 사례의 교훈을 곰곰히 생각해보고 새롭게 각오를 다지는 계기로 삼기 바랍니다.

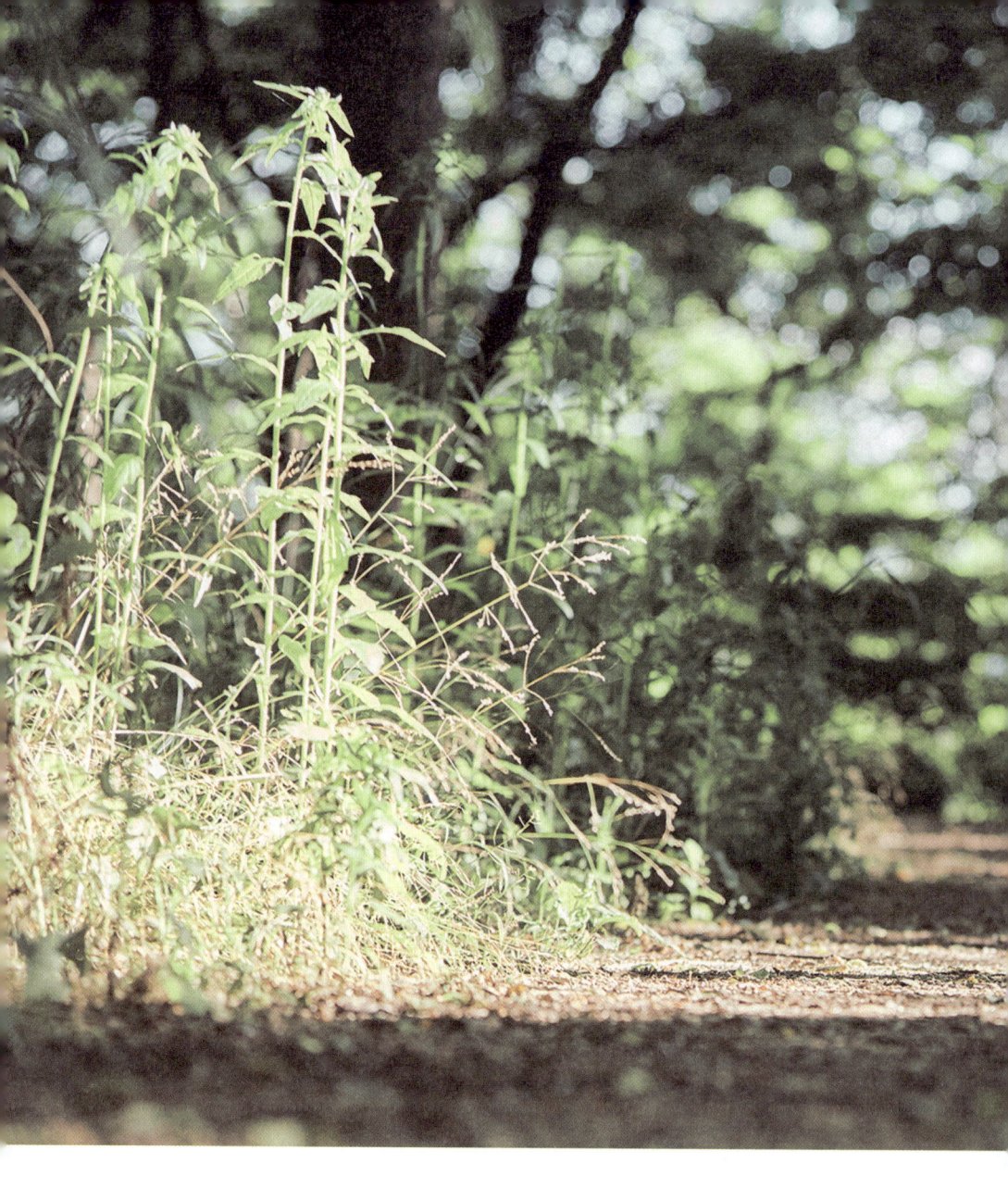

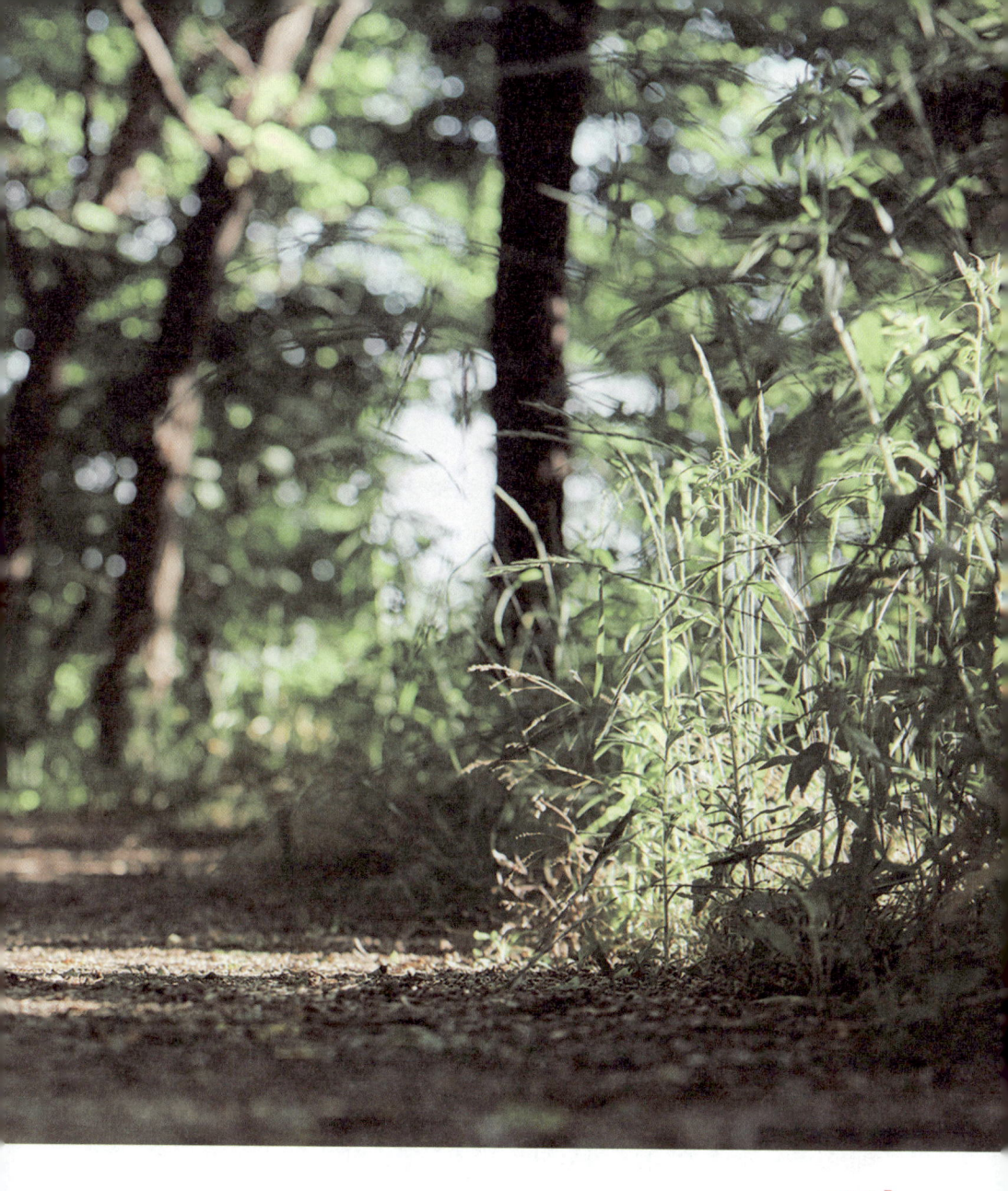

3장

맨발걷기
바르게 하기

1

기본이론: 맨발걷기학 개론

고대부터 내려온 자료에도 발의 중요성과 기능 그리고 발 지압에 관련된 일부 기록들이 있지만 맨발걷기에 대한 이론이나 자료는 없습니다. 중세시대와 근대를 거쳐 현대에 이르기까지 수천 년 동안 땅과의 접촉이나 맨발걷기에 대한 특별한 관심을 보인 것 같지 않습니다. 그 당시에는 맨발로 생활하는 것이 당연했기 때문인지도 모르겠습니다.

그러다가 온갖 질병들이 만연하는 21세기에 들어서야 접지(Earthing)라는 건강의 만능키를 발견했습니다. 그런데 그 열쇠를 찾은 이는 아이러니하게도 의학자가 아닌 케이블TV 기술자 클린트 오버였습니다. 케이블 TV 고장이 접지로 좋아지는 것을 보고 전기적 접지로 사람의 병도 고칠 수 있지 않을까 라는 의문을 품었고, 이를 자신에게 적용하여 효과를 확인하면서 땅과의 연결이 인체도 치유할 수 있다는 가능성을 발견하였습니다.

이후, 그는 의학자들과 함께 인체접지 실험을 통해 효과를 확인하고, 2010년 〈어싱: 땅과의 접촉이 치유한다〉라는 책으로 이를 세상에 알렸습니다. 그 이후 접지 관련 다양한 연구들이 이어지며 그 효과가 구체적으로 밝혀졌습니다. 이는 '에너지 의학'이라는 대체의학에서 적극 받아들여지고 발전하였습니다. 우리와 달리 미국은 대체의학을 적극적으로 수용하며, 환자들에게 약 대신 접지를 처방하고 있습니다.

다만, 접지 관련 부분에 집중하여 맨발걷기의 지압효과, 혈액펌핑효과 등과 결합된 이론이나 실천법은 주목되지 못했습니다. 이를 우리의 선구자가 맨발걷기의 실천과 경험을 바탕으로, 누구나 이해할 수 있는 이론적 근거를 마련했습니다. 해외 각국의 접지 관련 임상연구자료들을 찾아 정리하며 드디어 '조물주의 설계도'를 완벽하게 판독하였습니다. 이는 '생명의 원천인 자연과의 합일'이며 이를 가장 자연스럽고 온전하게 실천하는 방법이 맨발걷기임을 통찰한 것입니다. 그 이론을 체계적으로 완성한 것이 바로 '맨발걷기학'입니다.

본디 맨발의 삶이라는 온전한 조물주의 설계가 접지와 걷기의 두 쪽으로 나뉘어 감춰져있던 것을 클린트 오버가 한쪽을 찾아내었고, 우리의 맨발걷기국민운동본부 박동창 회장이 나머지 한쪽을 찾아 짝을 맞추니 '맨발걷기'라는 실천법이 완성되었습니다. 그 덕분에 맨발걷기는 인체와 자연의 합일을 통해 노화와 질병을 치유하는 Made in Korea 건강학 'K-헬스'로 탄생한 것입니다. 이는 온 인류의 건강을 찾아줄 현시대 최고의 보편적 학문이라고 할 수 있습니다.

2
맨발걷기 3대 효과

맨발걷기 실천에 앞서 '맨발걷기학' 이론에 대해서 확실히 알아두면 좋을 것입니다. 더 깊은 이론을 알고 싶은 분은 〈맨발걷기학 개론-박동창 著〉을 참고하시고, 이 책에서는 꼭 알아 두어야 할 맨발걷기의 3대효과 위주로 요약해봅니다.

지압효과(Reflexology)

지압효과의 핵심원리는 우리 발바닥에는 온몸의 장기와 연결된 지압점이 분포해 있는데, 맨발로 걸으면 땅바닥의 각종 물체들로 자극을 받은 지압점에 대응하는 해당 장기들의 혈액순환이 원활하게 되어 회복을 돕는 것입니다.

맨발걷기의 지압효과는 일반적인 피로회복 수준의 마사지나 지압과는 차원이 다른 근원적 치유효과를 가지고 있습니다. 이는 발에 가해지는 압력이 고객서비스 차원의 조절된 힘보다 훨씬 강한 자신의 체중으로 누르는 압력이며 땅바닥의 흙과 돌맹이, 나무토막 등의 다양한 질료가 발바닥 전체에 무차별적으로 접촉한다는 점에서 큰 차이가 있기 때문입니다.

접지효과(Earthing)

맨발이 지구표면인 땅과 접촉하면, 몸속의 양(+)전하를 띤 활성산소가 땅에서 몸속으로 올라온 음(-)전하를 띤 자유전자와 만나서 중화되며 전기적인 균형을 회복하는 것입니다. 이는 지구의 전자기적 에너지를 몸속으로 받아들여 생리화학적 기능을 안정화시켜 노화와 질병의 원인을 제거하는 효과가 있습니다.

항산화: 땅과 접촉하면 땅 속의 자유전자(-음전하)가 몸속의 활성산소(+양전하)와 만나 전기적으로 중화되는 항산화작용이 일어납니다. 맨발걷기는 만병의 근원이라고 알려진 활성산소를 가장 효과적으로 제거하는 천연의 항산화제입니다.

혈액희석: 접지를 하면 뭉쳐있던 혈액 내 적혈구의 세포 간 밀어내는 힘인 제타전위가 올라가서 세포 사이가 서로 떨어지므로 혈액희석 효과로 혈전이 녹고 피가 포도주처럼 맑고 투명해지며 심뇌혈관 질환을 치유는 천연의 혈액희석제로 작용합니다.

활력촉진: 인체의 모든 생명활동에 필수적인 에너지대사물질인 ATP(아데노신삼인산)의 생성이 촉진되어 에너지를 충전하는 효과로 활력이 살아나며 노화를 방지하는 천연의 항노화제 역할을 합니다.

신경안정: 스트레스 관련 호르몬인 코르티솔 분비를 안정화시

켜 천연의 신경안정제 효과가 있으며 수면장애나 우울증 등 신경계통 질환을 치유하는 천연의 신경안정제입니다.

염증치유: 자유전자가 활성산소로 인해 염증부위를 둘러싸고 있는 염증바리케이트를 뚫고 들어가 각종 만성염증과 통증을 치유하는 천연의 항염제로 작용합니다.

면역력 증강: 면역계 시스템을 안정화시켜 면역력이 증가하여 감기, 코로나 등의 질환을 예방하고, 과민한 면역세포를 안정시켜 자가면역질환도 개선하는 천연의 백신입니다.

기타 효과: 자유전자는 전반적인 생리적 균형을 회복시켜 장기능의 활성화로 소화불량과 변비 등이 개선됩니다. 또한 생식기능도 정상화시키는 천연의 회춘약입니다.

아치와 발가락 운동효과

맨발로 걸을 때 발바닥의 아치와 발가락이 자연스럽게 움직이며 만들어내는 콜라보라 할 수 있습니다. 발은 26개의 뼈와 33개의 관절 그리고 19개의 근육과 107개의 인대로 정교하게 구성된 정밀장치입니다. 맨발걷기는 이들 각각의 기능을 되살리고 전체적인 신체의 균형을 잡아줍니다.

완충과 혈액펌핑: 발바닥 아치는 스프링처럼 압축이완 작용으로 체중을 받치고 충격을 흡수하면서 동시에 발가락 끝까지 내려온 피가 다시 중력을 거슬러 심장으로 올라갈 수 있도록 펌프질하여 혈액순환을 촉진합니다. 그러므로 발은 제2의 심장이라고도 합니다.

균형조절: 신발 속에 갇혀 좁게 움츠리고 있던 발가락을 부챗살처럼 활짝 펴고 땅을 디디면 몸의 균형잡기가 훨씬 수월해집니다. 발을 보호한다며 신발을 신지만, 오히려 맨발이 발목의 겹질림이나 골절과 같은 부상을 방지하는 효과가 있습니다.

감각활성화: 어떤 최첨단 로봇도 흉내낼 수 없는 것이 사람의 발입니다. 발에는 약 10만 개의 감각센서가 있다고 하며, 맨발은 각각의 센서들이 살아나서 땅바닥을 디디며 느끼는 자극으로 신경세포를 살리고 뇌세포도 새로운 자극으로 깨워주어 기억력 향상은 물론 알츠하이머 치매까지 예방합니다.

3
지압효과 좀 더 알아보기

　인류가 발을 보호하기 위해 신발을 신기 시작하면서 우리의 발은 평생 신발이라는 감옥에 갇히게 되었습니다. 그 결과 발은 자유로운 움직임과 감각을 잃어버리고 늘 피곤합니다.
　요즘은 동네마다 마사지숍이 있지만, 불과 십여 년 전만 해도 동남아 여행에서 마사지숍을 필수 코스로 삼았던 추억이 있습니다. 숙련된 마사지사의 손길로 발을 정성껏 주물러주면 스르르 잠에 빠졌던 경험이 한 번쯤 있을 것입니다. 그러나 지압효과는 딱 거기까지만입니다. 다음 날이면 피로가 다시 쌓이기 시작합니다. 마사지는 일시적으로 피로를 풀어줄 수 있지만, 오장육부와 신체 깊숙이 쌓인 피로와 만성질환은 해결하지 못합니다.
　반면, 맨발걷기는 효과가 뚜렷합니다. 만성피로와 운동 부족, 스트레스로 인해 굳어지고 기혈이 막혀 잠든 근육과 인대, 그리고 신경회로와 연결된 내부 장기들을 자극하여 활력을 되찾게 해줍니다. 발에는 오장육부와 연결된 반사구가 있어서 인체의 축소판이라고 불리는데, 발가락 부위는 머리, 발허리는 복부와 내장기관, 뒤꿈치는 하체와 대응됩니다. 발의 특정 반사구의 자극이 해당 장기로 전달되어 경직과 막힘을 풀고 기혈 순환을 촉진시킵니다.

그렇다면 왜 같은 지압인데 맨발걷기만 치료효과가 있을까요? 그 차이는 바로 통증에 있습니다. 히포크라테스는 "몸속에는 나를 지키는 100명의 의사가 있다"고 했습니다. 그 의사들이 몸의 이상을 감지하면 통증을 통해 신호를 보냅니다. 우리는 통증을 두려워하지만, 사실 통증 덕분에 안전하게 살아갈 수 있습니다. 예를 들어, 뜨거운 쇠붙이에 손이 닿으면 통증을 느껴 손을 재빨리 떼어 더 큰 화상을 방지할 수 있습니다. 때문에 통증은 생명 유지에 필수적이며, 치료 효과를 가르는 중요한 요소이기도 합니다.

지압을 밥 짓는 과정에 비유하자면 쌀이 맛있는 밥이 되려면 반드시 물이 끓는 과정을 거쳐야 합니다. 물이 100℃를 넘어야 끓고 물이 끓어야만 쌀의 전분이 호화(열과 물을 흡수하여 부풀어오르는 현상)되어 부드럽고 소화가 잘 되는 맛있는 밥이 됩니다. 그러므로 열이 100℃에 도달하지 못하면 죽도 밥도 안 됩니다. 마찬가지로 지압을 통한 치유도 통증이라는 일정 임계점을 넘어가야 비로소 치유효과가 나타납니다.

동의보감에 통즉불통 불통즉통(通卽不痛 不通卽痛)이란 말이 있는데, 통하면 아프지 않고, 통하지 않으면 아프다는 뜻입니다. 즉 기혈이 통해야 비로서 치료가 된다는 말입니다. 자연 치유의 원리에서는 그 기혈을 통하게 할 수 있는 것이 통증입니다. 그리고 치료가 제대로 되려면 밥할 때 물이 끓듯 임계온도를 넘어야 하듯이 경계점을 넘는 통증 자극이 필요합니다.

그런데 일반적으로 지압사가 손이나 지압봉으로 누르는 압력은 $5kg/cm^2$ 내외의 압력을 가합니다. 경우에 따라서 좀 더 세게 누를 수도 있습니다. 그러나, 더 세게 누르면 고객이 통증을 느끼고 시술을 거부하거나 화를 내며 아예 발을 끊어버릴 수 있으니 마사지숍의 지압은 일시적인 피로 해소 수준에 머물 수밖에 없습니다.

반면 맨발걷기는 자신의 체중으로 무차별적으로 눌러 통증이 심해서 처음엔 견디기 힘듭니다. 그렇지만 사람은 적응의 동물이므로 처음엔 발바닥이 많이 아프더라도 조금만 참고 걸으면 어느새 적응하고 통증도 질병도 함께 사라집니다. 이는 고진감래의 고마운 선물입니다.

일반 마사지와 맨발걷기의 지압효과 차이점		발바닥 반사구
일반마사지	맨발걷기	
· 통증 없는 부드러운 자극 · 기분 좋은 안락감 · 일시적 피로회복 수준 · 서비스 대가 지불	· 체중을 이용한 강한 자극 · 강한 통증 느낄 수 있음 · 높은 치유효과와 지속적 · 무비용 셀프서비스	

4
접지효과 좀 더 알아보기

항산화 작용

　우리 몸에는 살아서 숨을 쉬기만 해도 생기는 활성산소가 있습니다. 이는 본래 외부의 침입자를 막아내거나 염증과 싸우기 위해 생기지만, 기능을 수행하는 과정에서 세포 내에 짝을 잃은 전자가 생겨 불안정한 상태가 됩니다. 이 활성산소는 염증과 상처 주위에 바리케이트를 형성하여 치유물질의 출입을 차단하여 치유를 방해하고 만성염증을 만들기도 합니다. 활성산소는 전기적으로 양(+)전하를 띠고 있어 땅으로부터 올라온 음(-)전하인 자유전자와 만나면 전기적으로 중화되어 안정상태가 됩니다. 이것이 천연의 항산화제 효과입니다.

혈액희석 작용

　혈액은 인체 모든 조직의 생존 필수원료인 산소와 영양을 실어 나릅니다. 혈액 속의 적혈구가 그 역할을 합니다. 그런데 세월이 지나면 혈액이 오염되고 혼탁해지며 적혈구들이 들러붙어 점성이 올라가므로 혈액순환 장애가 생기고, 이는 심장에도 무리를 주어 다양한 심혈관질환을 초래합니다.

적혈구는 표면에 제타전위라는 (-)전하를 띠고 있습니다. 제타전위가 높으면 적혈구 세포 간 서로 밀어내는 배척력이 강하여 세포입자가 서로 들러붙지 못하게 합니다. 몸속에 활성산소가 늘어나면 제타전위는 낮아지고 적혈구들의 응집현상으로 피가 끈적해지는 것입니다.

맨발로 접지하면 땅속의 음전하인 자유전자가 활성산소를 중화시키고, 적혈구 표면의 제타전위를 충전시킵니다. 제타전위가 충전되면 적혈구끼리 서로 밀어내는 힘이 강해져서 포도송이처럼 엉겨 붙었던 적혈구들이 각각의 포도알 같이 떨어지며, 이는 혈전이 녹고 혈액이 묽어지는 효과로 혈류의 속도를 올려주게 됩니다. 접지는 천연의 혈액희석제이며, 혈액순환이 개선되면 고혈압과 심뇌혈관 질환을 치유할 수 있습니다.

활력충전 효과

접지를 통해 들어온 자유전자는 미토콘드리아의 문을 열어주어 포도당을 사용하여 ATP 생성을 촉진시킵니다. 이 ATP(아데노신 삼인산)는 세포가 사용하는 에너지원으로 생체활동을 가속시켜 피로회복과 활력증진 등에 도움을 줍니다. 이는 노화방지에도 효과가 있는 천연의 항노화제입니다.

신경안정 효과

  접지를 통해 체내 자유전자의 균형이 맞춰지면 스트레스 호르몬인 코르티솔 과다분비를 조절합니다. 이를 통해 신경계가 안정되어 스트레스 반응이 완화되고 심리적 안정을 도와줍니다. 이는 불안감 감소, 수면의 질 향상, 그리고 전반적인 기분 개선에 도움을 주는 천연의 신경안정제입니다.

염증완화 효과

  접지를 통해 체내로 유입된 자유전자는 만성염증 부위의 염증 바리케이트를 뚫고 새로운 치유물질 공급을 도와주므로써 염증의 치유를 촉진시켜 줍니다. 또한 상처와 염증을 치유하고, 조직의 재생을 도와주어 수반되는 통증도 완화시켜줍니다. 이는 천연의 항염진통제입니다.

면역증진 효과

  또한 앞의 여러 과정들을 통해 NK 세포를 활성화시켜 면역시스템을 정상화합니다. 이를 통해 면역력 강화는 물론 면역세포들의 과민반응인 자가면역질환의 치유도 이루어집니다. 접지는 면역계를 강화시켜 감기나 코로나19 같은 각종 전염병의 감염을 예방하고 치유를 돕는 천연의 예방백신입니다.

5
아치와 발가락 운동 효과 좀 더 알아보기

맨발걷기 효과는 앞의 지압효과와 접지효과 외에도 발바닥 아치와 발가락이 협업을 통해 만들어 내는 다양한 효과들이 있습니다. 이는 마치 오케스트라가 음악을 멋지게 연주하는 것과 같습니다.

혈액 펌핑 효과

맨발로 걸으면 발바닥의 근육과 혈관이 자극을 받아 혈액순환을 촉진합니다. 걷는 동안 발바닥이 지면과 접촉하면서 아치와 발가락의 협업으로 혈액이 펌핑합니다. 때문에 발을 제2의 심장이라 하며, 전신의 혈액 순환을 개선하고, 피로회복과 체온조절에 도움을 줍니다.

균형 유지 효과

맨발 걷기는 발의 감각을 더욱 예민하게 만들어 균형 감각을 향상시킵니다. 발가락을 부챗살처럼 활짝 펼 수 있어 중심잡기가 훨씬 용이합니다. 지면의 다양한 표면을 감지하는 고유수용성감각이 살아나면 반사신경이 좋아지고 몸의 균형을 잡는 능력이 향상됩니다. 이는 자세교정과 낙상예방에 중요합니다.

아치의 스프링 효과

신발은 발과 지면의 교감을 방해하는 깔창이 있습니다. 이는 충격을 흡수한다고 하지만, 아치의 역할을 방해합니다. 깔창 때문에 제 기능을 못 하던 아치가 본래의 충격 완화 기능을 회복합니다. 이 스프링 효과로 지면에서 받는 충격을 효과적으로 흡수합니다.

신경기능 회복 효과

맨발로 걸으면 발바닥에 집중된 신경 말단이 다양한 자극을 받아 신경세포 간 소통이 활성화되고, 이로 인해 신경계의 건강이 회복됩니다. 고유수용성감각이 살아나면서 신체의 균형 유지뿐만 아니라 뇌세포를 자극해 인지기능 개선과 치매 예방에도 기여합니다.

발 근육 강화

신발은 발을 억압하여 발근육을 약화시킵니다. 맨발로 걷는 것은 신발로 약화된 근육이 제기능을 수행할 수 있게 강화시켜줍니다. 이는 안정성, 기민성 및 전반적인 운동능력을 개선합니다.

치유의 진동 에너지 전달

걸을 때 땅과 부딪치는 뒤꿈치의 충격을 적절한 진동에너지로 조절하고, 이를 근골격계와 두뇌에 전달합니다. 진동에너지는 근골격계 관절들이 본래의 자리로 돌아가도록 자극을 하므로써 제 위치를 벗어났던 뼈와 근육이 본래의 자리로 돌아가게 됩니다. 이는 맨발로 걷기만 해도 오십견이 낫는 원리입니다.

6
바른걸음의 중요성

　근육을 키우기 위한 근력운동을 하더라도 바른 자세로 하지 않으면 효과도 없이 통증으로 고생하게 됩니다. 맨발걷기에서도 바른 걸음을 걷는 것이 중요합니다. 대부분 오랫동안 신발을 신고 발가락을 옥죈 상태로 살아와서 그 많은 뼈와 인대, 근육을 제대로 사용하지 못하여 약화된 상태입니다.

　그 결과 자신도 모르게 발가락을 사용하지 않는 강시걸음으로 변했습니다. 발가락을 사용하지 않으면 대신 무릎을 과하게 사용하여 무릎과 고관절이 약해집니다. 아치도 깔창으로 떠받쳐서 완충작용을 제대로 못 하니 관절에 가해지는 충격이 왜곡되어 무릎, 고관절, 척추, 경추까지 온몸에 문제가 생기게 됩니다. 신발은 그만큼 인체에 위해를 주는 존재입니다.

　보행습관을 고치면 치유를 앞당길 수 있습니다. 그동안 신발로 인해 거의 사용하지 않았던 발가락과 발목 관절을 사용하며 걷는 겁니다. 발가락 중에서도 특히 엄지는 앞으로 가는 추진력을 만드는 원동력입니다. 엄지발가락의 힘이 걸음의 보폭과 속도를 좌우합니다. 엄지의 힘이 강하면 땅을 박차는 추진력도 강해지고, 걸음

때 발을 좀 더 멀리 내딛을 수 있어서 보폭도 확장됩니다.

　반대로 엄지발가락의 힘이 약하면 엄지 쪽 발의 내측으로 체중을 싣지 못하고 바깥쪽으로 실리므로 발목을 쉽게 삐게 됩니다. 잘못된 걸음은 바깥쪽으로 쏠리는 체중을 감당하지 못하여 굳은살, 티눈 등이 발생할 수 있습니다. 또한 앞꿈치로 체중을 잡아주지 못하면 상체가 앞으로 쏠리게 되고, 이때 억지로 균형을 잡으려고 머리를 과도하게 뒤로 당기게 되어 승모근의 통증도 유발됩니다.

　무릎이 아파 병원에 가면 엑스레이나 CT를 찍고는 연골이 다 닳았다며 이례적으로 "이제 그만 걸으세요. 일단 약부터 드시다가 심해지면 연골주사를 맞고 더 안 되면 인공관절 수술합시다"라고 합니다. 하지만 관절을 적절히 사용하며 바르게 걸으면 재생이 되지 않는다는 연골이 살아날 수 있습니다. 그러나 잘못된 걸음을 계속 걸으면 치유는 요원합니다. 그러므로 반드시 올바른 걸음으로 걸어야 합니다.

올바른 걷기

　걸을 때 반드시 바른 자세로 걸어야 합니다. 이는 기계가 제대로 정확하게 조립이 된 상태에서 동작해야 고장이 안 나고 잘 작동하는 이치와 같습니다. 그러나 대부분의 사람들이 오랫동안 신발을 신고 틀어진 걸음을 걸었기 때문에 걷는 방법이 바르지 않습니다. 바르게 걷는 요령은 간단합니다. 기분 좋을 때 걷는 걸음처럼 사뿐사뿐 뒤꿈치를 들어주는 느낌으로 걸으세요. 발이 공중에 뜨는 시간이 좀 길다 싶게 발목과 발가락을 이용해서 사뿐사뿐 걸으며, 두발을 11자로 하여 엄지발가락으로 땅을 박차며 앞으로 나가는 추진력을 느껴봅니다. 그러면 속도가 빨라지고 발걸음도 가벼워져 무릎관절을 보호하는 효과로 관절염도 좋아지게 됩니다.

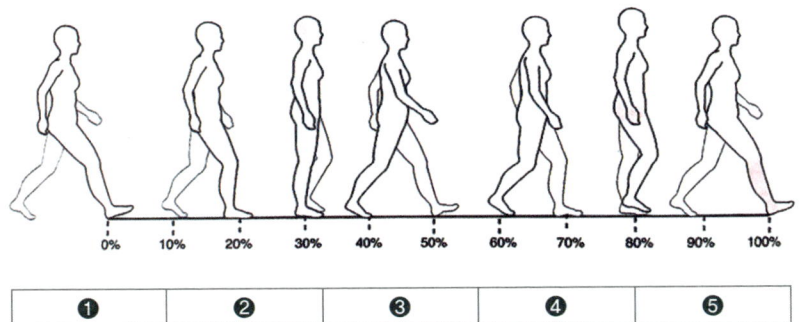

핵심포인트: ❶ 입각기에서 뒤꿈치가 땅에 닿은 후 ❷ 체중이 앞발로 넘어가며 ❸ 뒷발을 앞으로 옮길 때 그냥 들어서 옮기는 것이 아니라 발이 땅에 닿기 전까지 ❹ 엄지발가락으로 땅을 박차는 느낌으로 ❺ 발을 옮기면 보폭도 넓어지고 걸음이 빨라진다.

바른 걸음 걷기

- 옆모습을 거울에 비췄을 때 등부터 목과 머리까지 곧게 세운다
- 턱은 당기고 시선을 약간 올려 10-15m 정도 전방을 주시한다
- 어깨를 펴고 주먹은 가볍게 쥐고, 팔은 자연스럽게 흔든다
- 뒤꿈치가 먼저 땅에 닿고, 발바닥이 자연스럽게 구르듯 걷는다
- 11자 걸음으로 발가락을 최대한 사용하여 추진력을 얻는다
- 엄지발가락이 매우 중요하므로 의식을 엄지에 두고 걷는다
- 절대 터벅거리거나 발을 끌지 않고 확실하게 들어서 옮긴다
- 숨은 코로 천천히 깊이 들이마시고, 입으로 내뱉는다
- 보폭은 자신의 키에서 100cm를 뺀 길이만큼이 적당하다

발의 무게중심 이동

지구에는 중력이 있어서 모든 생명체는 중력에 적응하는 기본적인 기능을 가지고 있습니다. 특히 2립보행을 하는 인간은 중력의 적응이 매우 중요합니다. 인체의 균형을 유지하기 위한 중력중심선과 체중이 지면으로 전달되는 체중부하선을 일치시키면 인체의 균형이 안정되며 에너지 소모도 줄어들고 근골격계 손상을 최소화할 수 있습니다. 이를 위해 발의 무게중심 이동이 중요합니다 먼저 뒤꿈치가 착지한 다음 발가락은 그림처럼 엄지쪽이 먼저 닿아야 합니다.

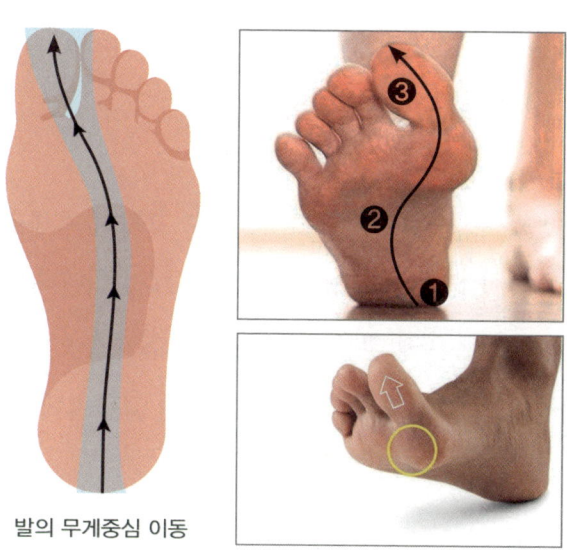

발의 무게중심 이동

잘못된 걸음 교정

관절이 안 좋은 분들의 대부분은 잘못된 걸음 때문입니다. 잘못된 걸음은 체중부하가 균등하게 걸리지 않고 한쪽으로 치우쳐서 문제가 생깁니다. 이는 마치 얼라인먼트가 안 된 자동차 타이어의 편마모 현상처럼 관절의 편마모를 초래해 근골격계 질환을 유발합니다. 걸음을 교정하려면 의식적으로 엄지와 검지발가락 사이에 체중을 싣는다는 생각으로 11자 걸음을 걸어야 됩니다. 무릎통증이 심하지 않은 경우 걸음 교정만으로도 나을 수 있습니다.

팔자걸음: 발의 각도가 바깥쪽으로 벌어진 상태로, 허리를 뒤로 젖히면서 걷는 자세입니다. 어린시절 보행기와 양반다리로 앉는 생활습관과 연관이 있습니다. 다리가 바깥쪽으로 회전하고, 골반은 뒤쪽으로 기울어져 요추 전만이 줄어듭니다. 무릎과 발목 관절에 과도한 압력을 주고, 척추에도 부정적인 영향을 미칩니다.

안짱걸음: 발이 안쪽으로 10-15도 정도 모아진 자세로 걷는 것을 말합니다. 유아기 때 교정되지만, 성인 중 10% 미만에서 지속될 수 있습니다. 안짱걸음은 발뿐만 아니라 다리 전체가 안쪽으로 회전하며, 골반이 앞으로 기울어집니다. 이로 인해 고관절에 무리를 주며, 고관절이나 척추 통증을 유발할 수 있습니다.

바른 걸음: 교정은 11자 걸음입니다. 만약 관절염이나 다리 변형상태가 심한 편이라면 양쪽 엄지 끝이 11자에서 좀 더 안으로 들어와서 八字 형태가 되도록 느낌상 조금 과한 교정이 필요합니다. 이때

체중을 살짝 다리 안쪽으로 싣는다는 느낌이 좋습니다. 안쪽 복숭아뼈부터 다리 서혜부까지 체중부하선 안쪽을 따라 살짝 긴장감을 느끼며 걷는 것이 요령입니다. 걸을 때는 발을 부챗살처럼 활짝 펴고 내딛어야 합니다. 또한 수시로 발가락 가위바위보를 하며 발가락의 기능을 살리면 좋습니다.

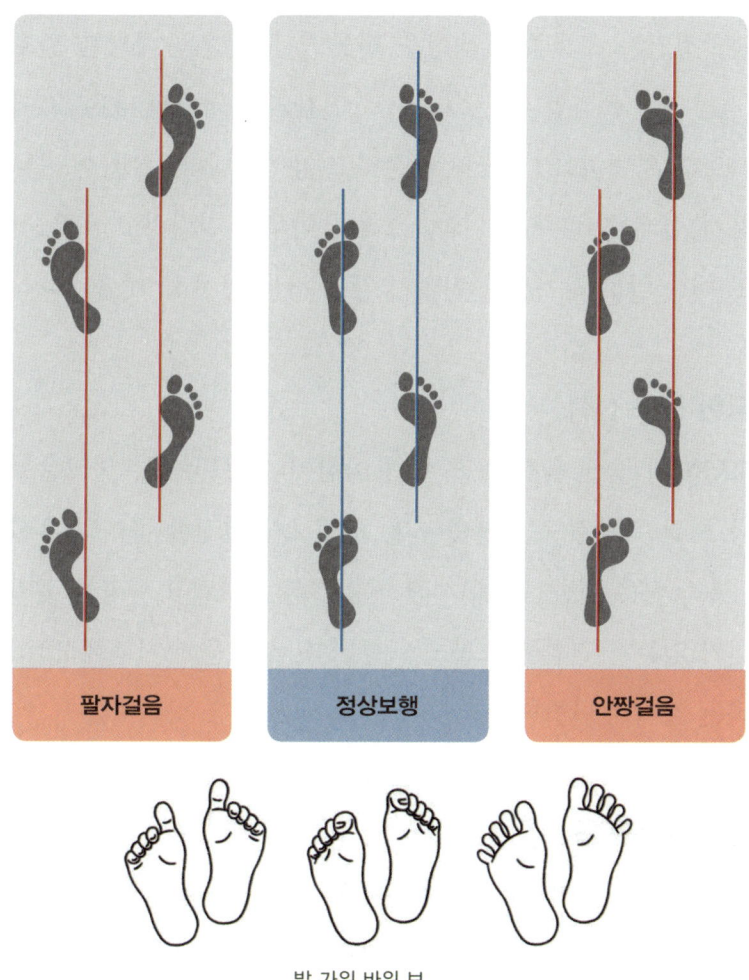

발 가위 바위 보

7
시작 전 유의사항

맨발걷기는 조물주가 세상을 만들면서 인간을 배려한 원초적인 건강 필수옵션입니다. 그러므로 인간의 두뇌에서 나온 그 어떤 방법보다 완벽하고, 지극히 단순하고 용이합니다. 그래서 아무나 혼자서 쉽게 할 수 있습니다. 그러나 아무리 간단하고 쉬운 것이라도 대충 알고 하기보다 정확히 알고 하는 것이 더 좋습니다.

적당한 장소 선택

오염되지 않은 흙길로 집 주변 야산이나 공원 또는 학교운동장이나 하천 뚝방길도 괜찮습니다. 무엇보다 안전한 곳이 최우선이며, 특히 처음 맨발걷기를 시작하는 분은 부드럽고 평평한 흙이나 잔디가 있는 안전한 장소를 선택합니다. 사람들이 기존에 많이 이용하는 길이 무난합니다.

충분한 준비운동

부상을 예방하기 위해 준비운동으로 충분히 몸을 풀어주고 발을 천천히 내딛으며 발바닥의 감각을 익히는 것이 중요합니다. 신발을 신고 살며 제 기능을 못 하던 뼈와 인대 근육들이 맨발걷기에 적응하는 시간이 필요합니다.

자연스런 걸음

맨발로 걷는 것은 자연회복을 의미하므로 인위적이고 어색한 동작보다는 발의 동작을 자연스럽게 유지하며 걷는 것이 좋습니다. 맨몸으로 걷기 어렵거나, 심한 경사길이 아니면 스틱같은 도구도 사용치 않는 것이 좋으며 바른 자세를 위해 가급적 배낭도 메지 말고 자세와 균형유지에 집중합니다.

마음준비

자연과 교감한다는 생각으로 편안한 마음을 유지합니다. 조바심을 내지 않고 즐기면서 꾸준히 실천하는 것이 중요합니다. 그동안 신발에 갇혀 잠자던 신경을 살린다는 마음으로 발가락을 활짝 벌리며 마치 땅과 대화를 하듯이 발바닥에 감각을 집중하여 땅의 소리를 느껴봅니다.

적응하기

처음부터 많이 걷기보다는 천천히, 짧은 시간 걷는 것이 좋습니다. 발바닥이 익숙해지면 점차 속도를 올려가며 운동효과를 높일 수 있습니다. 걷기시간은 처음에는 20분 정도로 시작해서 발바닥의 감각이 익숙해지면 점차 시간을 늘려갑니다. 익숙해지면 기본으로 1회 40분 이상 걷습니다.

휴식하기

맨발걷기 후에는 충분한 휴식이 필요합니다. 근력운동과 마찬가지로 맨발걷기 후에도 휴식을 통해 피로가 회복되며 새로운 세포와 근육이 형성됩니다. 특히 그동안 안 쓰던 근육들을 사용하면 근력운동 시처럼 발등이 붓거나 통증이 생길 수 있습니다. 이때는 무리하지 말고 적절한 휴식을 취해야 합니다.

마무리하기

세족장에서는 대충 씻고 집에서 정성 들여 다시 씻고, 발이 트거나 갈라지지 않도록 관리를 잘해야 합니다. 발이 건조하면 보습제를 바르고 정성으로 마사지를 해주면 좋습니다. 가능하면 족욕을 하는 것도 도움이 됩니다.

안전주의

맨발걷기의 궁극적인 목표는 건강회복입니다. 어떤 경우라도 부상예방이 최우선입니다. 발바닥이 아프거나 부상이 생기면, 즉시 중단하고 적절한 조치를 취해야 합니다. 항상 맨발길 상태를 주의 깊게 살피며 위험요소들에 각별히 주의합니다.

8
사소하지만 중요한 주의사항

사소한 것 같은 요소들이 때로는 큰 문제나 사고를 초래할 수 있습니다. "호미로 막을 것을 가래로도 못 막는다"는 속담처럼, 작은 실수나 방심이 큰 위험을 초래할 수도 있습니다. 맨발걷기를 더 안전하고, 효과적으로 실천하려면 다음 사항들을 주의해야 합니다.

슬리퍼 착용 시 미끄럼 주의

슬리퍼는 바닥이 평평한 대리석, 타일, 보도 경계석, 지하주차장 등의 물기가 있는 곳에서는 미끄럼 사고를 유발할 수 있습니다. 슬리퍼 밑창은 대부분 EVA 소재로 바닥에 물기가 있는 바닥에서 특별한 주의가 필요합니다. 물기가 있는 페인트 도장된 지하주차장 바닥, 아파트 복도 대리석, 화강암 도로경계석, 비닐바닥 등입니다. 특히 비 오는 날은 절대 주의합니다.

미끄러운 길은 작은 보폭으로 걷기

눈이나 비가 오는 날, 황토로 된 맨발길은 매우 미끄럽습니다. 특히 내리막길에서는 더욱 조심해야 합니다. 이때 보폭을 최대한 줄이고 발가락과 앞꿈치로 먼저 디디면 마찰력을 높여 미끄러짐을 방지할 수 있습니다. 그래도 미끄럽다면 옆으로 게걸음으로 걸으면 됩니다.

겨울 맨발걷기 후 발 씻기

 겨울철 얼어붙은 땅을 맨발로 걷고 나면 발의 온도가 매우 낮아집니다. 이때 바로 따뜻한 물로 발을 씻으면 동상에 걸릴 수 있습니다. 추운 환경에서 수축된 혈관이 갑자기 따뜻한 물에 노출되면 심한 온도차로 인해 세포 조직이 파괴될 수 있습니다. 따라서 먼저 찬물로 씻고, 발이 녹은 후에 따뜻한 물로 씻는 것이 안전합니다.

땅에 박힌 작은 돌 조심

 맨발로 숲길을 걷다 보면 발가락 골절을 겪을 수 있습니다. 이는 큰 돌이나 바위 때문이 아니라, 눈에 잘 띄지 않는 작은 돌멩이에 부딪쳐서 발생하는 경우가 많습니다. 땅속에 깊이 박힌 작은 돌멩이는 생각보다 더 큰 충격을 줄 수 있습니다. 걸을 때 발을 끌지 말고 정확하게 디디며, 주의를 기울여야 합니다.

통나무 계단 주의

 자연 산길에서는 통나무로 만든 계단이 미끄러운 경우가 많습니다. 특히 계단 목재의 껍질이 벗겨져 매끄러운 속재가 드러난 상태에서 비나 눈이 오거나 황토가 묻은 발로 디디면 미끄러질 위험이 큽니다. 이러한 계단을 오르내릴 때는 주의해야 합니다.

바닷가 맨발 걷기 주의사항

바닷가의 모래사장이나 갯벌 속에 보이지 않는 날카로운 장애물이 있을 수 있습니다. 깨진 유리조각이나 조개껍질, 쇠붙이 등이 발을 다치게 할 수 있으므로 주의해야 합니다. 특히 갯바위에 붙어 있는 깨진 굴껍질은 매우 날카로워 발을 다치는 사고가 자주 일어납니다.

뱀이나 야생동물 대처법

숲길을 걷다 보면 뱀이나 두꺼비 같은 야생동물을 만날 수 있습니다. 대부분의 뱀은 사람이 다가가면 땅의 진동을 느끼고 먼저 도망가므로 지나치게 겁낼 필요는 없습니다. 놀라서 소리치거나 뛰어서 도망가지 말고, 조용히 기다렸다 가거나 길이 넓다면 피해서 가면 됩니다.

휴대폰 및 이어폰 사용 자제

휴대폰을 보며 걷는 것은 매우 위험한 행동입니다. 이어폰을 착용하고 음악이나 강의를 들으며 걷는 것도 주의가 필요합니다. 집중력이 떨어져 긴급 상황에 대처하기 어렵고, 맨발 걷기의 치유 효과를 방해할 수 있습니다.

보호대나 발가락 교정기 착용 지양

무릎 보호대나 발가락 교정기를 착용하고 걷는 것은 인체의 자연스러운 회복을 방해할 수 있습니다. 인체는 편안해질수록 퇴화하는 성질이 있으므로, 가능한 한 보호대를 착용하지 않고 평지를 걷는 것이 좋습니다. 발가락 교정기는 실내에 있을때만 사용하는 것이 바람직합니다.

양산 마스크 쓰지 않기

햇빛은 비타민 D 생성 등 건강에 유익한 요소가 많습니다. 피부암 걱정을 하지만, 유색인종은 햇빛으로 피부암에 걸릴 확률이 매우 낮다는 것이 정설입니다. 코로나19 팬데믹 이후 마스크 착용이 일상이 되었지만, 마스크를 쓰면 산소 공급이 줄어들고, 심박수가 증가해 운동 효과가 떨어질 수 있습니다. 산길에서 마스크나 양산을 쓰는 이들도 있는데, 이는 자연이 선사하는 건강한 햇빛과 공기의 축복을 거부하는 행위와 같습니다.

맨발걷기 에티켓

맨발걷기도 기본적인 예의와 주의사항을 알아두고 지키면 더욱 안전하고 즐겁게 할 수 있습니다. 맨발로 자연과 하나가 된다는 마음으로, 자연을 보호하는 일도 매우 중요합니다.

지정된 경로 이용	자연을 훼손하지 않기 위해 지정된 산책로를 이용한다. 자연과 하나라는 마음으로 식물이나 나무를 함부로 하지 않도록 주의한다
소란금지	친한 사람끼리 소란스럽게 대화하면 다른 이에게 피해를 주므로 일상적인 잡담은 자제하고 가급적 묵상 또는 명상하듯이 하면 좋다. 휴대폰이나 음향기기의 사용을 자제하거나 음량을 최소화한다
발을 닦을 때	먼저 씻으려고 하기보다 다른 사람에게 먼저 양보한다. 가급적 물티슈 사용을 자제하고 휴지나 수건을 사용하며 사용한 휴지도 함부로 버리지 않는다
쓰레기 처리	걷는 동안 발생한 쓰레기는 반드시 휴대하고, 지정된 장소에 버린다. 식사나 간식은 일회용품 사용을 자제하고 도시락이나 그릇을 사용한다
안전거리 유지	다른 사람들과 적절한 거리를 유지하여 발을 밟거나 부딪히지 않도록 하고 좁은 산길에서 상대에게 먼저 가라고 양보하는 미덕을 발휘한다
존중과 배려	맨발인들 간에는 물론이고 비 맨발인들이 불편하지 않도록 배려하며, 상대에게 맨발걷기를 권유할 때 너무 강요하듯 하면 반발이 생길 수 있으므로 주의한다
공공장소 예의	공공장소는 맨발걷기가 허용되는 곳인지 확인하고, 발은 세족장을 이용하되, 부득이 화장실을 사용시 물을 튀기지 않도록 주의하며, 사용 후에는 깨끗이 정리한다
문화재 보호	문화재 보호구역에서는 맨발걷기가 허용되지 않는 경우가 많으므로, 규정을 준수하고, 억지로 들어가거나 출입이 금지된 잔디 밭에 들어가지 않는다
애견동반	애견의 배설물을 잘 처리하고, 다른 사람들과 시비가 생기지 않도록 주의한다
심한 논쟁 지양	비 맨발인, 특히 애견을 동반한 이들과 배변처리 등을 문제삼아 다투면 심각한 갈등이 유발될 수 있으므로 과하게 감정적인 논쟁은 금한다

9
맨발걷기 좋은 장소

　건강을 위해 하는 맨발걷기입니다. 그러므로 부상이나 사고를 당하지 않을 안전한 길을 찾아야 합니다. 다음은 자연이 잘 살아있는지, 맨발걷기의 효과를 잘 볼 수 있는 곳인지를 고려해야 합니다. 같은 장소라도 토양의 수분 함유량에 따라 접지효과의 차이가 크므로, 가급적 수분이 많은 촉촉한 땅이 좋습니다.

　그러나 오염되지 않은 순수한 땅이면 대부분 효과의 차이는 그리 크지 않으므로 꾸준히 실천할 수 있는 곳이 좋습니다. 아무리 좋은 명품 맨발길이라도 자주 갈 수 없는 곳은 그림의 떡입니다. 길을 오가며 차 안에서 활성산소를 만들며 피로를 누적시키는 것보다, 마음만 먹으면 언제든지 나설 수 있는 내 집 앞이 가장 좋으며, 요즘은 아파트 완충녹지도 많이 이용합니다. 맨발길 선택에 참고할만한 조건을 알아봅니다.

맨발걷기 장소별 참고사항	
숲길	**장점:** 맑은 공기와 깨끗한 토양이 혼재하는 자연숲길은 맨발걷기의 최적 장소 **주의:** 마른 낙엽이 깔린 길은 접지가 덜 되고, 돌부리와 밤가시 등 주의

인공황토길	**장점**: 적정한 습도로 관리되는 황톳길은 촉감이 좋고 접지가 잘 됨 **주의**: 너무 마르면 딱딱하고 접지 불량이며, 물기가 너무 많으면 미끄럼 조심
학교운동장	**장점**: 접근성이 편하고 비교적 안전하며 토질은 주로 마사토로 지압효과 좋음. **주의**: 메마른 날은 접지효과가 부족하나 걷는 면적에 물을 뿌리면 좋음
바다, 갯벌 모래사장	**장점**: 염분 등 다양한 미네랄을 함유한 바닷물은 접지효과만큼은 최상임 **주의**: 모래속이나 갯벌에 날카로운 조개껍질이나 유리조각이 숨어있을 수 있음
일반 흙길	**장점**: 다양한 토양이지만 오염되지 않은 흙길이라면 어느 곳이든 좋음 **주의**: 마사토 비탈길은 매우 미끄러움 농촌 밭둑길은 농약의 위험이 있음
잔디밭	**장점**: 농약 살포 없이 잘 관리된 잔디밭은 폭신한 감촉으로 걷기 좋은 장소 **주의**: 마른 잔디는 접지 안 됨, 농약 살포 지역, 벌레나 쯔쯔가무시 등 주의
강가, 시냇가	**장점**: 물은 최상의 전도체이므로 물가의 흙길은 최상의 맨발길임 **주의**: 예기치 못한 유리조각이나 쇠붙이 찔림 조심
등산로	**장점**: 숲길과 유사하나 굴곡과 경사가 많아 숙련된 맨발인에게는 도전적임 **주의**: 경사가 심한 등산로는 위험요소가 많아 관절 등 근골격계가 약한 경우 좋지 않음
모래밭 (놀이터)	**장점**: 대부분 넓지는 않겠지만 수분만 있으면 훌륭한 접지터 **주의**: 좁은 장소로 걷기운동에는 부족하며. 마른 모래는 접지가 잘 안 됨

쉬어가는 글

스스로 맨발길을 만들었습니다

오래 전, 무의식신경에 기반한 수기요법을 공부하고서 우리 몸의 건강에서 발이 얼마나 중요한 역할을 하는지를 깨닫게 되었습니다. 신발이 발가락과 아치의 기능을 방해하고 혈액순환을 저해하여 질병을 초래한다는 사실을 알게 된 후, 넉넉하게 큰 신발을 신기 시작했습니다. 그러면서 큰 신발보다 맨발로 걷는 것이 더 좋겠다는 생각에 맨발걷기를 시작했고, 맨발조깅도 했습니다. 그러나 당시에는 부끄럽게도 '접지 효과'를 전혀 몰랐기에 공원의 우레탄 길을 맨발로 달렸습니다.

신발은 벗었지만 여전히 땅과의 접지가 차단된 상태의 단순운동이었기 때문에 별 효과를 느끼지 못하였고 이 놀라운 맨발걷기를 어머니의 알츠하이머 치료에 적용할 생각 또한 하지 못 했습니다. 이후 어머니는 고관절 골절사고로 수술 후 치매증상도 급격히 나빠졌습니다. 결국 어머니의 상태는 악화되어 요양원으로 모시게 되었습니다.

뒤늦은 후회지만 만약 그때 맨발걷기를 바르게 알고 어머니와 함께 맨발로 걸었더라면, 골절사고와 치매 악화를 막을 수 있었을지도 모릅니다. 통한의 후회를 하며 늦게나마 올바른 맨발걷기의 중요성을 깊이 깨닫게 되었습니다.

그 후 저는 어머니에 대한 속죄의 의미로 동네에 맨발길을 만들기로 했습니다. 이전부터 시청에 여러차례 맨발길 조성을 요청했으나 계속 불가하다는 답변만 받아온 터라, 목마른 자가 우물을 파기로 했습니다.

집 앞 서독산을 둘러보니 조금만 노력하면 혼자서도 가능하다는 판단에 예전에 약초를 캐러 다닐 때 사용하던 곡괭이와 작업도구 몇 가지를 챙겨들었습니다. 돌부리와 나뭇가지 등 장애물들을 제거하고 부서진 계단을 수리하며 조금씩 길을 정비해 나갔습니다. 그렇게 6개월이 지나니 3.2km의 자연 맨발숲길이 완성되었고 스스로 대견하다는 느낌이 들었습니다. 그러나 어찌 보면 이 길은 어머니께서 만드신 길이기도 합니다.

이후 맨발걷기국민운동본부 지회장으로 위촉되어 맨발걷기 전도사로 일상을 온전히 맨발로 살고 있습니다. 지난 3년간 365일 하루도 빠짐없이 맨발길을 지키며 찾아 오시는 이들을 어머님 모시듯이 맞이하였습니다.

그동안 말기암을 비롯한 온갖 현대병으로 고통받던 이들이 맨발걷기로 치유되고, 새로운 삶을 시작하는 모습을 보면서 저 역시 새 인생을 살고 있습니다.

지금은 전국에 맨발길이 많이 생겨서 굳이 직접 만들 필요가 없겠지만, 혹시 주변에 마땅한 맨발길이 없다면, 직접 한번 만들어 보시기 바랍니다. 보람도 있고 인생공부에도 참 좋습니다.

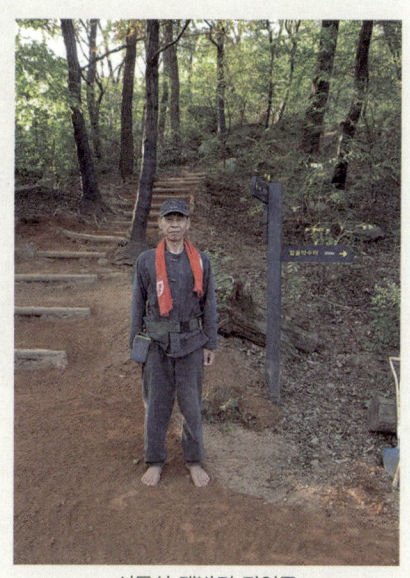

서독산 맨발길 작업중

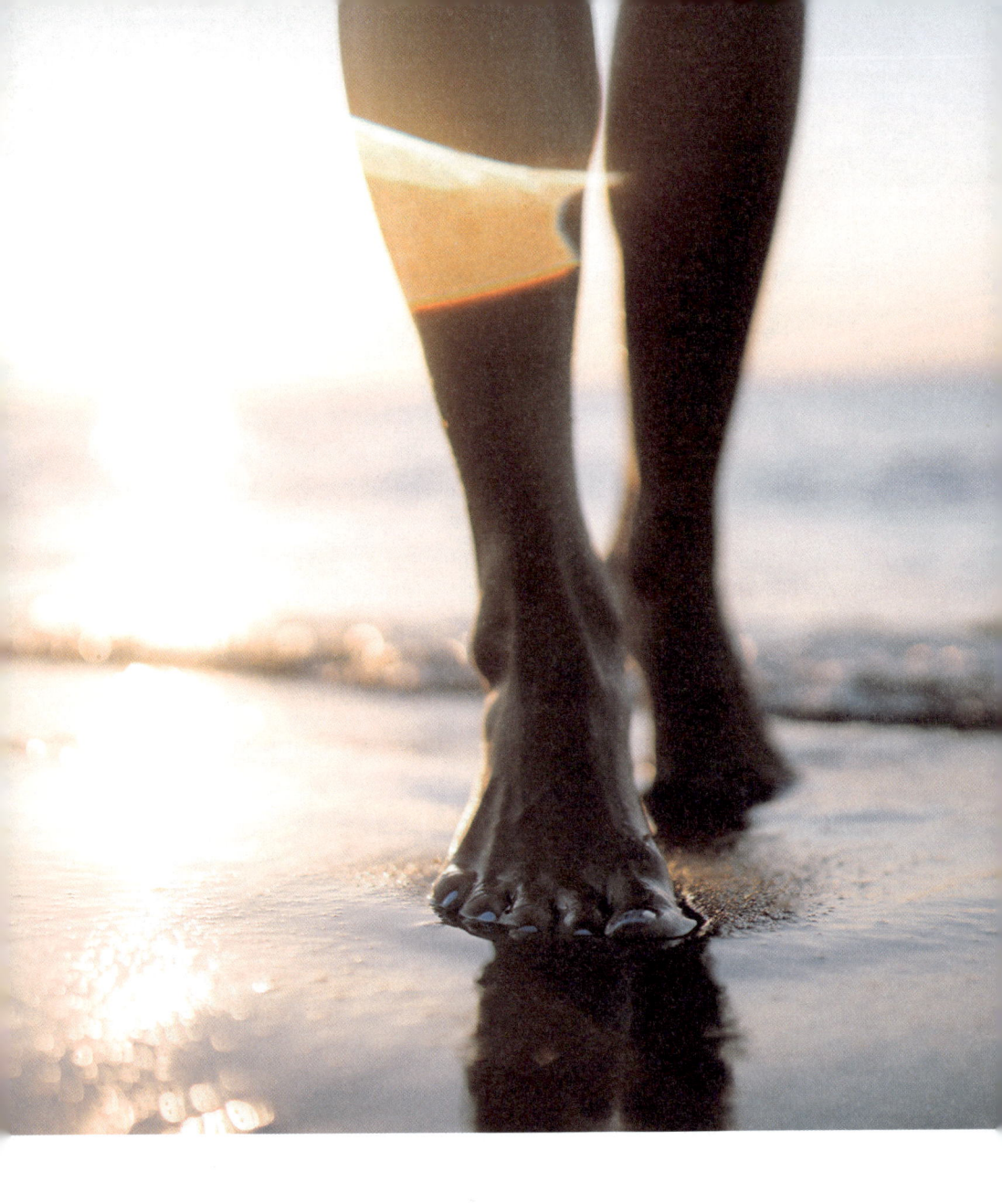

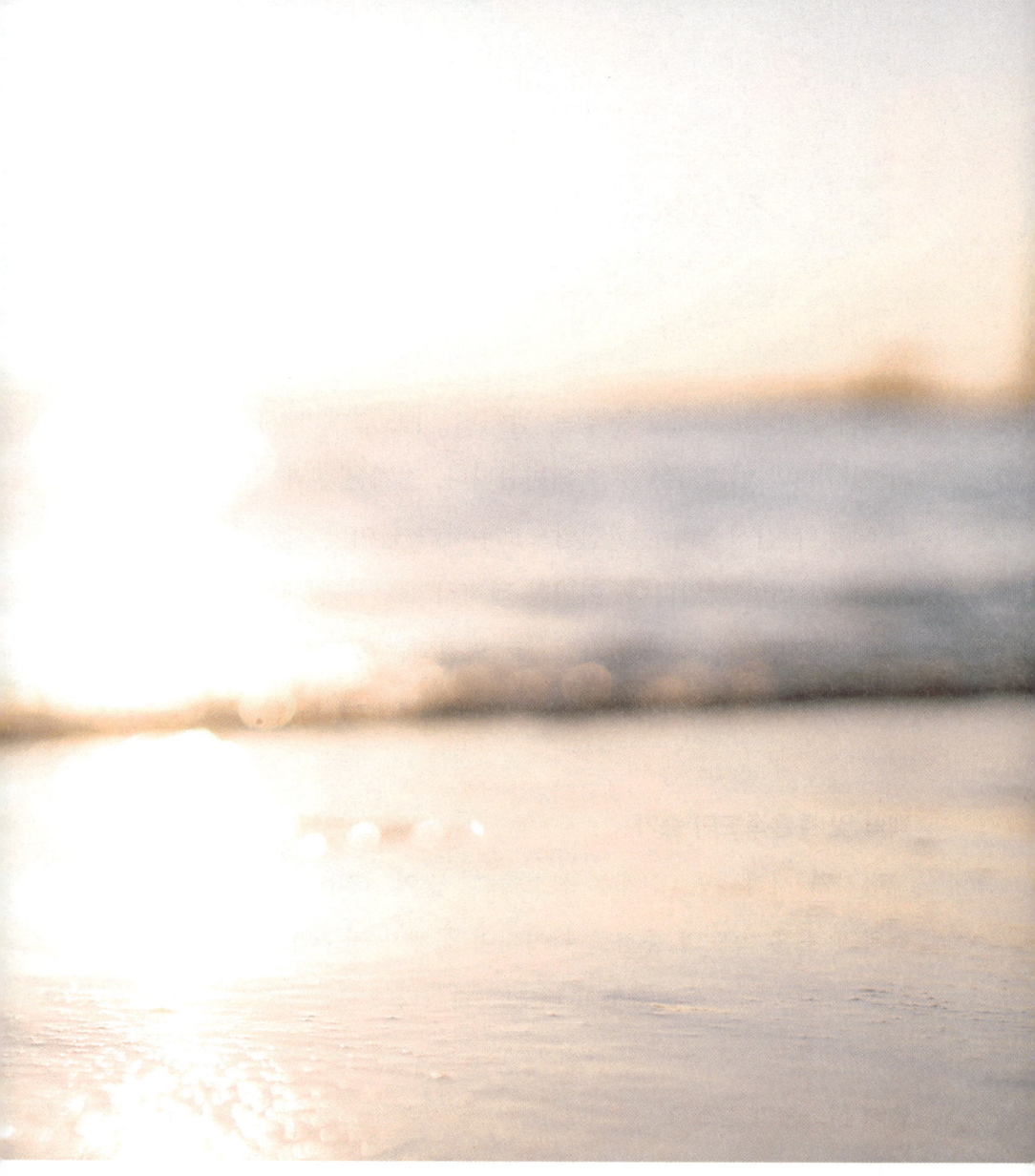

4장

깊이 알면 더 좋은
접지정보

1
접지(接地: Earthing)의 기본개념

접지와 어싱(Earthing)은 같은 말이며 이는 물체가 지구의 전기적 전하(-)와 연결되는 것을 의미합니다. 접지는 본래 전기회로에서 낙뢰나 갑작스러운 고전압으로부터 건물이나 사람과 장비를 보호하기 위한 것입니다. 이러한 접지의 개념을 인체에 적용시켜 손발 또는 맨살이 땅과 전기적으로 연결되는 것이 접지의 기본 원리이며 인체를 접지시키면 다음과 같은 변화가 생깁니다.

맥박 및 호흡속도의 증가

접지가 시작되면, 신체는 산소를 더 많이 소비하게 되고, 이는 맥박과 호흡 속도의 증가로 이어지며 신체가 지구의 전기적 전하와 연결됨으로써 생리활동이 더 활성화됩니다.

혈액 산소량의 감소

혈액 내 산소량이 감소한다는 것은 신체가 산소를 더 많이 사용하고 있다는 신호이며, 이는 신체가 접지를 통해 땅으로부터 얻은 에너지와 산소를 활용하는 신진대사작용이 촉진되는 것입니다.

전하저장소 충전

접지를 통해 지구로부터 자유전자를 받아들여 핸드폰을 충전하듯이 인체의 세포 내 전하저장소에 충전시킵니다. 충전된 전자들은 인체의 반도체성 물질인 콜라겐 매트릭스를 통해 전달되고, 신체 각부 세포의 전기적, 생리화학적 균형을 회복합니다.

매일 접지를 해야 하는 이유

원래 활성산소는 체내에서 세균이나 바이러스 같은 유해 물질을 제거하는 데 중요한 역할을 하는 존재이지만, 과다하면 스트레스와 노화, 질병을 초래하는 필요악이기도 합니다. 살아있는 생명체는 매일 활성산소를 생성합니다. 이는 자동차가 시동이 걸리면 배기가스를 생성하는 것과 유사합니다. 우리 몸은 가만히 숨을 쉬는 것만으로도 활성산소가 계속 만들어집니다. 이 때문에 몸이 지치거나 스트레스를 받으면 면역력이 약해져 병에 걸리기 쉬워집니다.

매일 휴대폰 배터리를 충전하는 것은 휴대폰이 방전되면 작동하지 않기 때문이며. 우리 몸도 균형과 기능을 유지하려면 지속적인 '충전'이 필요합니다. 접지를 과일에 비유하면, 나무에 달린 과일은 지속적으로 영양을 공급받아 신선함을 유지하지만, 떨어진 과일은 무르거나 썩게 됩니다. 사람도 땅과 차단된 채 스트레스에 노출되면 활성산소가 더 많이 쌓이게 됩니다.

정상작동을 위하여 배터리를 충전하거나 신선도를 유지하기 위해 과일에 영양을 공급하듯이 접지를 통해 지구의 자유전자를 흡수하는 것은 우리 몸의 균형을 유지하고 자연치유력을 회복하여 건강을 지키는 최상의 방법입니다. 이것이 우리가 매일 접지를 해야 하는 이유입니다.

맨발걷기 기본시간 40분의 의미

맨발걷기를 몇 시간 하는 게 좋으냐는 질문에 보통 40분 이상 하라고 말합니다. 이에 대해서 일부에서는 전자의 속도가 느려서 발바닥에서 머리까지 도달하는 데 40분이 걸린다고 주장하지만, 이는 정확한 설명이 아닙니다. 실제로 전자는 빛의 속도와 비슷하게 1초에 30만 km를 이동합니다. 또한 전자는 도체 내에서 자유전자들이 한 칸씩 밀리는 순간이동 방식으로 전달되기 때문에, 이러한 주장은 맞지 않습니다.

기본시간 40분의 의미는 신체의 전하저장소가 충전되는 시간과 관련이 있습니다. 전하저장소는 콜라겐으로 구성된 신체의 기저물질로, 전자를 저장하고 생체 매트릭스와 연결되어 자유전자를 필요한 곳으로 전달하는 네트워크를 형성합니다. 인체는 모든 전하저장소가 자유전자로 충전되면 안정적인 염증대비 상태가 됩니다. 전하저장소는 신체 전체에 고르게 분포되어 있기 때문에, 이들을 충분히 채우는 데 약 40분이 걸린다는 이야기입니다.

활성산소와 외부 유도전압

인체의 노화와 질병에 가장 큰 영향을 미치는 주범인 활성산소는 몸 안에서 쉬지 않고 생성됩니다. 또한 활성산소 이외의 교류전원과 전자파의 유도전기 그리고 직류인 정전기 등은 모두 땅을 기준으로 같은 플러스(+)전기이므로 결합이나 간섭 등 상호작용이 존재할 것이라고 추정되므로 이에 대한 심도 있는 연구가 필요한 부분입니다. 다행스럽게도 이들은 땅속에 무한대로 저장된 자유전자와 만나면 일거에 모두 중화됩니다.

활성산소 (Reactive Oxygen Species, ROS)

활성산소는 정확하게는 활성산소종(種)이며 이는 신체의 정상적인 대사과정에서 생성되는 산소기반의 화합물입니다. 세포를 이루는 원자가 자신의 임무를 수행하며 전자의 짝을 잃고 전기적으로 양(+)전하를 띠는 것입니다. 적절한 수준에서는 세포 신호 전달 및 면역 기능에 필수적이지만, 과도할 경우 산화 스트레스로 세포 손상, 노화 및 다양한 질병의 원인이 됩니다. 세포의 DNA, 단백질, 지방산 등의 구조와 기능을 변경시켜 암, 심장병, 당뇨병, 신경퇴행성 질환 등을 유발할 수 있습니다.

기타 외부 유도전압

· **정전기** (Static Electricity)

흔히들 활성산소를 몸속 정전기라고 표현하지만 정확한 말이 아닙니다. 정전기는 전기가 잘 통하지 않는 부도체끼리 마찰이나 접촉 등의 물리적 작용으로 인해 발생합니다. 이렇게 만들어진 전기는 시간이 지나도 움직이지 않고 그대로 있기 때문에 정전기라고 부릅니다. 특징은 전압이 높고 전하량이 적은 직류전압이므로 방전될 때 작은 전기충격이 생길 수 있지만, 일반적으로 인체에 큰 영향을 미치지 않습니다. 그러나 민감한 전자기기나 화약 등의 폭발성 물질에서는 위험 요소가 될 수 있습니다.

· **교류전원에서 유도되는 전압**

교류전원(60Hz)에서 유도되는 유도전압은 주로 교류전류가 흐르는 도체 주위에 형성된 자기장이 다른 도체에 전압을 유도하는 현상입니다. 이는 전자기기나 전기회로에서 직접적인 간섭을 일으킬 수 있으며, 장기간 노출 시 체온상승, 세포조직의 기능에 영향을 미칩니다. 가끔 고압선이 지나는 일부 지역의 주민들이 집단적으로 백혈병, 뇌종양 같은 난치성 질환에 걸린 사례가 보도되기도 합니다.

· **휴대폰과 공중의 전자파**

휴대폰이나 방송전파 등 공중으로 전파되는 전자파는 전자기 유도현상으로 도체에 전하를 생성시킵니다. 다양한 주파수를 가지며, 휴대폰 전파는 MHz 또는 GHz 대역입니다. 정밀통신기기 같은 전자장비에 간접적인 간섭을 일으킬 수 있으며, 장기간 노출시 인체에도 영향을 미칠 수 있습니다. 전자파에 의한 영향은 명확하지 않지만 장기간 노출되면 두통, 피로, 수면 장애 등의 증상이 나타날 수 있다고 추정합니다. 그러므로 국제암연구소(IARC)는 전자파를 발암 가능물질(Group 2B)로 분류하고 있습니다.

구분	종류별 차이점
활성산소	특별한 항산화제 복용이나 접지 등의 행위가 없으면 계속 축적됨
정전기	전하량이 적은 직류이므로 다른 물체와 접촉하면 순간적으로 방전
교류유도전압	인체접지 측정시 나타나는 대부분의 전압이며 고압선 근처에서는 직접적으로 큰 영향을 받을 수 있음
전자파유도전압	전계강도가 약하며, 인체에는 간접적인 영향이 있을 것으로 추정

맨발접지와 항산화제의 차이

활성산소는 세포 내에서 다양한 생물학적 과정에 영향을 미치는 물질로, 외부에서 침입한 병원균을 사멸시키는 면역작용과 세포신호 전달 같은 중요한 역할을 합니다. 그러나 활성산소가 과도하게 존재하면 세포손상, 염증반응, 심지어 암과 같은 질병을 유발할 수 있습니다. 활성산소는 우리가 매일 숨을 쉬는 것만으로도 생성되고 있습니다.

활성산소의 작용을 쉽게 설명하면 이렇습니다. 사과를 깎아 놓으면 처음에는 하얗지만, 시간이 지나면서 갈변이 일어나는 산화과정이 일어납니다. 이를 막으려면 항산화제가 필요하며, 비타민 C와 같은 항산화제로 전자를 보충해주면 갈변이 지연됩니다. 인체도 항산화제를 섭취하면 활성산소를 줄일 수 있지만, 몸속에서 계속 생성되는 활성산소를 모두 제거하기에는 턱없이 부족합니다.

맨발로 땅에 접지하면 발바닥을 통해 지구 표면에 무한대로 충전되어 있는 자유전자가 양전하를 띤 활성산소와 결합하여 빠르게 중화를 시킵니다. 이것이 우리가 어떠한 종류의 항산화제 섭취보다 맨발걷기를 우선 해야 하는 절대적 이유입니다.

항목별	맨발걷기와 접지	항산화제 섭취
자유전자 공급방식	자연(땅)에서 무한공급 가능	음식이나 영양제로 섭취
활성산소 중화 속도	매우 빠름 (접지 즉시 시작)	느림 (소화흡수 시간 소요)
효과와 지속시간	지속적, 접지로 무한 가능	일시적, 섭취 후 제한된 시간
염증반응 완화 효과	빠르고 좋음 (국소에 직접 작용)	느리고 매우 낮음
지속적 적용 가능성	일상생활에서 상시 가능	제한적 (지속섭취 불가)
부작용 여부	없음 (초자연적인 방식)	있음 (과다섭취 또는 불요성분)
지불비용	맨발걷기는 무비용	식품 영양제 구매 시 비용 지출

2
실내접지 기본상식

전자제품을 사용하려면 반드시 전원이 필요하듯이 실내접지용품도 접지선을 연결할 접지원이 반드시 필요합니다. 원래 접지는 감전이나 화재 위험 등을 방지하기 위해 이상 전압이 바로 땅으로 흘러가게 하는 안전장치입니다.

이를 인체에 적용하여 몸속의 양(+)전하를 띤 활성산소를 땅속의 음(-)전하를 띤 전자와 도선으로 연결하여 중화시켜주는 것이 실내접지입니다. 실내용 접지원은 3가지가 있습니다.

전원 콘센트

모든 건물의 실내에 들어와 있는 220V용 교류전기 콘센트에 꽂기만 하면 접지선과 연결되는 방법으로 가장 간편한 실내 접지원입니다. 단, 2002년 이전에 지어진 건물은 콘센트에 접지단자가 없으므로 수도배관을 이용하거나, 개별적으로 접지시공을 해야 합니다.

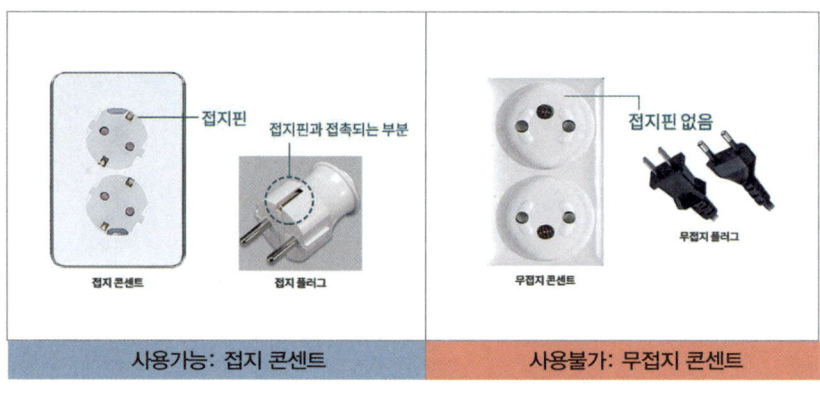

빨간색 – L상(Live)	전기가 흐르는 선으로 빨간색이나 갈색 전선이며, 손으로 만지면 감전될 수 있어 주의해야 함
검정색 – N상(Neutral)	중성선으로 검정색이나 청색 전선이며, 전기가 거의 흐르지 않으므로 상대적으로 안전함
녹색 – 접지(Ground)	안전을 목적으로 넣은 선으로 실내접지 시 접지원으로 사용하는 선

수도, 보일러 배관

수도와 보일러관은 땅과 연결이 되어 접지가 됩니다. 배관에 선을 연결하는 방법은 전원 콘센트가 없는 경우에 사용할 수 있습니다. 간혹 플라스틱 배관이 설치된 건물은 접지가 안 된다고 하지만, 배관 속에 물이 있어 접지가 됩니다.

개별 접지 시공

구리로 만든 동판이나 동봉을 땅속에 묻고 전선으로 실내로 끌고 들어와 접지용품에 연결하는 방식으로 시간과 비용이 많이 들며, 아파트나 공동주택의 경우 시공이 매우 어렵습니다.

접지 테스트 방법

접지테스트의 기본 원리는 접지 전후의 인체전압을 비교하여 접지 여부를 확인하는 것이며, 일반적으로 전기회로 시험용으로 사용하는 테스터라 불리는 전압계를 이용한 측정방법과 맨발걷기 전용인 접지확인기를 이용한 방법이 사용됩니다.

1. 테스터를 이용한 방법

· 준비물: 테스터, 접지 연결선

① 검은색 선(단자)을 땅(흙)에 꽂거나 실내 콘센트의 접지 단자에 연결 → ② 빨간색 선(단자)을 손으로 잡고 → ③ 테스터를 교류(AC) 전압 모드로 설정 → ④ 디스플레이 창에 나타나는 전압 수치 확인 → ⑤ 결과확인: 인체 전압이 접지 전 수 mV~수V에서 접지 후 대폭 감소하거나 0이 됨

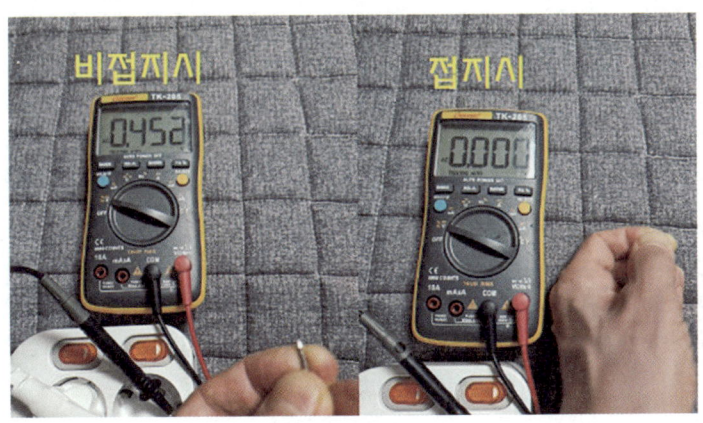

2. 접지확인기를 이용한 방법

· 준비물: 접지확인기

① 접지확인기의 코드를 전원 콘센트에 꽂는다. → ② 확인기 몸체에 달린 선이나 접촉 단자에 손가락을 댄다. → ③ 램프의 색상 변화를 확인한다 → ④ 결과확인: 접지 전에는 빨간색에서 접지 후 초록색으로 바뀜

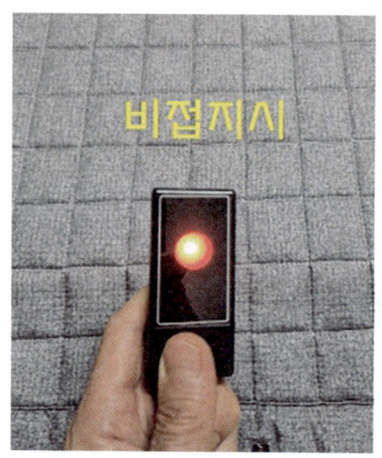
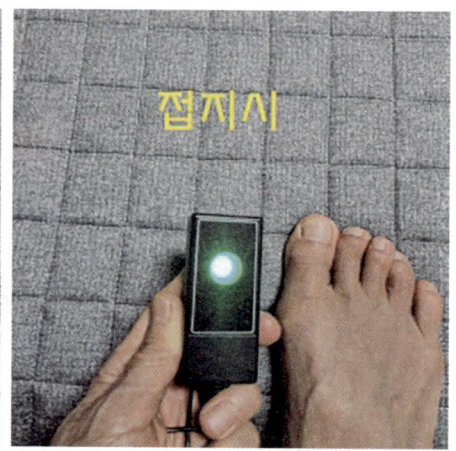

측정 시 유의사항

접지선이 제대로 연결되지 않으면 잘못된 결과가 나올 수 있으므로, 선의 연결이 정확한지 확인한다. 또한 주변에 강한 전기장(전자제품, 전원콘센트 등)이 있는 경우 측정치가 다르게 나타날 수 있다.

일반적으로 거의 모든 맨발길은 접지가 된다고 생각하면 된다. 그러므로 길에서 굳이 접지를 테스트할 필요는 없으며, 실내 접지용품 설치 시 또는 사용 중 접지선이 분리되지 않았는지를 확인할 경우에 필요하다.

접지테스트방법

콘센트 접지는 위험한가?

전기 콘센트를 이용한 접지에 대한 우려는 주로 공동주택에서 접지선을 공유하기 때문에 다른 세대의 누전이나 낙뢰로 인해 고전압이 유입될 수 있다는 걱정에서 비롯됩니다. 그러나 이러한 우려에는 몇 가지 오해가 있습니다.

1. 전류는 전위차가 있는 두 지점 사이에 회로(Circuit)가 구성되어야만 흐릅니다. 즉, 단순히 접지선에 고전압이 유기되었다고 해도, 인체가 그 접지선과 다른 별개의 접지에 동시에 접촉하지 않는 한, 전류가 흐를 수 있는 회로가 구성되지 않으므로 감전의 위험은 거의 없습니다. 이는 새들이 한쪽 전선 위에 앉아도 감전되지 않는 원리와 같습니다.

2. 적절하게 설계되고 시공된 접지 시스템은 전자기기와 사용자의 안전을 보장합니다. 만약 접지선에 고전압이 유입되더라도, 이 전압은 접지선을 따라 땅속에 매설된 접지봉을 통해 안전하게 대지로 방출됩니다. 따라서 올바르게 시공된 접지 시스템에서는 다른 세대의 누전으로 인해 우리 집으로 고전압이 역류할 가능성은 거의 없습니다.

3. 미국에서는 오래 전부터 콘센트 접지를 활용한 접지용품이 판매되고 사용되어 왔습니다. 그러나 권위있는 미국접지연구소는 콘센트 접지의 위험성에 대해 언급한 바가 없으며, 만약 콘센트 접지가 위험했다면 온갖 미디어 매체를 통해 관련 사고 사례

가 보도되었을 것인데, 현재까지 이러한 사고는 없었습니다.

4. 땅속에서 낙뢰가 접지선을 통해 실내로 유입된다는 우려는 과도한 걱정입니다. 대지는 음(-)전하가 무한히 축적된 상태로, 전류가 자연스럽게 대지로 흘러가도록 설계되어 있습니다. 따라서 낙뢰로 인한 전류가 접지선을 타고 실내로 들어올 가능성은 매우 희박합니다.

> 실제로, 낙뢰로 인한 사망 확률은 약 0.000035%로 복권에 당첨될 확률보다도 낮은 수준이다. 그래도 걱정이 된다면 추가적으로, 1kΩ 저항이 삽입된 연결 코드를 사용하는 방법도 있다. 그러나 이는 접지 효율을 저하시키므로 신중한 고려가 필요하다.

결론적으로, 올바르게 설계되고 시공된 시설을 사용하는 한, 전기 콘센트를 이용한 접지는 안전하며, 감전 등의 사고 위험이 거의 없습니다.

온열매트를 함께 사용해도 되는가?

온열매트를 접지용품과 함께 사용 시, 접지된 인체는 전자기기로부터 나오는 전자파를 흡수하는 안테나 역할을 하므로 지속적으로 전류가 흐를 수 있습니다. 이는 수면의 질에도 심각한 영향을 줄 수 있습니다. 부득이 온열매트를 사용 할 때는 접지베개나

밴드보다는 충분한 크기의 접지매트로 온열매트를 완전히 덮어서 그로부터 방출되는 전자기장을 완전히 차단해야만 합니다. 다양한 종류의 침대용 접지매트가 판매되고 있으니 전자기장과 전자파를 완전히 차단할 수 있는 제품인지 확인하고 구매하면 됩니다.

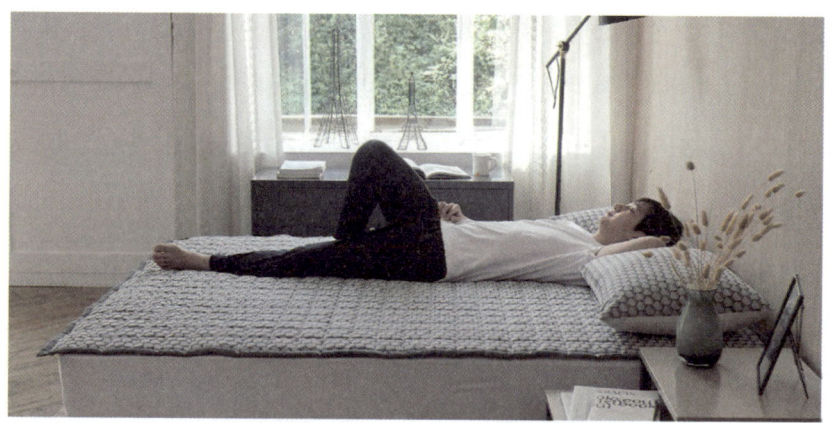

온열매트를 완전히 덮은 접지매트 사용 예

> 연구에 따르면 높은 온도에서 자는 것은 수면의 질을 저하시키고, 체온조절이 어려워지며, 낮은 온도에서 자는 것이 체온을 적절히 낮추어 깊은 수면을 촉진한다고 한다. 보통 이상적인 침실온도는 16~18℃ 정도로 알려져 있다. 가급적 전기온열기 사용을 지양하는 것이 좋다.

3
접지베개 사용 시 따끔거림의 원인과 해결법

일부 사용자들은 접지베개를 벨 때 목 피부의 따끔거림을 호소합니다. 이러한 현상은 몸 속에 축적된 정전기나 교류전원, 전자파에서 유도된 전기(전하)가 접지와 접촉하면서 순간적으로 발생하는 방전현상입니다. 이는 일시적이고 자연스러운 과정이며, 대개는 큰 불편함을 느끼지 않지만, 민감한 사람에게는 다소 신경이 쓰일 수 있습니다.

일부에서는 이 현상을 전기콘센트 접지선에서 유입되는 미세전류나 누설전류 탓으로 돌리며 전기 콘센트 접지의 안전성을 의심합니다. 어떤 이는 수도꼭지에 연결하니 괜찮더라는 개인적인 경험으로 콘센트 접지선에 미세전류가 흘러서 위험하다고 합니다. 그러나 이는 사실과 전혀 다릅니다.

실제로 미세전류는 의료기기에서 흔히 사용되고 있으며, 물리치료기나 가정용 저주파 마사지기와 같은 제품들은 신체에 미세전류를 흘려서 긍정적인 효과를 줍니다. 그러므로 미세전류 자체는 해로운 것이 아닙니다. 또한 외부에서 유입되는 누설전류 때문이라고 하는 것은 전기적 이해가 부족한 것입니다. 감전은 반드시 전류가 흐를 수 있는 회로가 구성되어야만 발생하는데, 모든 바닥재가 절연체인 집 안에서 접지선 접촉만으로 유입전류에 감전될 가능성은 거의 없습니다.

  이 문제를 해결하려면 먼저, 침실에서 컴퓨터나 TV 같이 전자파가 많이 발생하는 전자제품을 치우거나 아예 전원을 차단하는 방법이 있습니다. 경우에 따라서는 벽 속에 매설된 전기배선 때문일 수도 있으므로 침대 위치를 바꿔보는 것도 좋습니다.
  또한, 건조한 환경에서는 정전기가 더 쉽게 발생할 수 있으므로 수분 크림을 사용해 피부 보습을 유지하거나 .가습기를 사용하여 실내 습도를 40~70%로 유지하면 정전기 발생이 줄어들어 따끔거림 완화에 도움이 됩니다.

  그래도 해결되지 않는다면 1kΩ 정도의 저항을 삽입한 접지 연결 코드를 사용하면 됩니다. 그러나 이 방법은 저항이 접지효율을 현저히 떨어뜨릴 수 있으므로 상황에 따라 신중한 판단이 필요합니다.

  결론적으로, 접지제품 사용 시 발생하는 따끔거림은 자연스러운 현상이며 콘센트접지선에 이상이 있어서 그런 것은 아니니 걱정할 필요가 없습니다. 다만 민감한 체질이라 너무 불편하다면 앞의 세 가지 방법을 순서적으로 적용해가며 해결할 수 있을 것입니다.

4
생활 속 접지로 치유효과 극대화

　맨발걷기와 접지는 부작용이 없으므로 다다익선이며 꾸준한 실천이 답입니다. 맨발걷기와 함께 24시간 생활접지를 실천하면, DNA까지도 바뀔 것입니다. 언제 어디서나 접지를 실천할 수 있도록 일상의 장소와 상황별 접지방법을 정리했습니다. 이것들 외에도 접지를 생활화한다는 마음만 있으면 언제 어디서든지 다양한 방법을 찾을 수 있습니다.

화장실에서
- 아침 저녁으로 세수할 때 세면대나 대야에 수돗물을 끊기지 않을 정도로 틀어놓고 얼굴과 손을 담그며 씻습니다.
- 샤워 시 샤워헤드를 몸에서 5cm 이내로 근접합니다. 그렇지 않으면 물이 방울방울 끊기는 현상으로 접지 불량이 될 수 있습니다. 이때 샤워호스의 금속 부분을 잡으면 확실히 접지됩니다.
- 용변 시에도 대부분의 화장실에는 변기 옆에 세면대가 있으므로 수도꼭지를 손으로 움켜쥡니다. 꼭지 윗부분 손잡이는 접지가 안 되니 밑부분을 잡습니다.

· 반신욕 때는 욕조에 물을 받고 샤워헤드나 접지 코드의 한쪽을 물에 담근 채 입욕하면 됩니다. 어린아이들 목욕시킬 때도 같은 요령으로 합니다.

주방에서

수도관이나 싱크볼은 기본적으로 접지가 되므로 고무장갑 없이 설거지하면 됩니다. 주방 바닥에 접지 매트를 깔아 그 위에서 요리나 설거지를 하면 좋습니다. 빌 게이츠도 설거지를 한다고 합니다. 설거지가 즐거운 이유가 땅속의 자유전자 때문이라는 것을 세계 최고의 부자도 직감적으로 아는 것일까요?

거실, 서재 등

일상에서 주로 머무는 거실의 소파나 서재, 사무실 등의 책상 밑에 매트를 깔아 사용합니다. 컴퓨터 작업이 많은 사람은 접지용 마우스패드나 손목 밴드를 사용합니다.

실외에서

당연히 맨발걷기가 최상입니다. 그러나 맨발로 걷기 힘든 경우, 주변에 싱싱한 물이나 나무의 마르지 않은 푸른 잎을 맨손으로 잡으면 접지됩니다. 냇가나 바닷가에서는 물속에서 접지 상태로 아이를 안고 아이의 맨살과 피부접촉하면 됩니다.

장거리 운전 시

장시간 운전으로 피곤을 느낄 때 휴게소나 졸음쉼터에서 화단의 흙이나 파란 잔디를 밟습니다. 휴게소 화장실 세면대에서 물을 틀어놓고 세수하는 것도 좋은 방법입니다.

전철과 KTX 열차 안에서

전철이나 기차를 타고 여행을 하면서도 접지를 할 수 있습니다. 모든 철로는 기본적으로 땅에 깔려 있으며 레일과 쇠바퀴를 통해 자동적으로 접지가 됩니다. 따라서 차체에 부착된 금속 손잡이는 좋은 접지도구입니다. 그러므로 전철이나 기차 안에서 차체와 연결된 금속손잡이를 손으로 잡으면 편리하게 여행 중 활성산소의 축적을 막을 수 있습니다.

> **접지를 응용할 수 있는 사업장**
> 실내 바닥재(장판, 마루), 사우나, 찜질방, 놀이터, 키즈카페, 커피숍, 제과점, 안마의자, 미용실 의자, 접지 휴게소 등

편리한 수도꼭지 활용법

집에서 손이나 얼굴 부위를 접지하려면 특별한 준비 없이 화장실 세면대나 욕조를 사용할 수 있습니다. 그러나 물을 받는 시간이 오래 걸리는 욕조보다는 세면대를 이용하는 것이 편리합니다.

관절형 또는 자바라 수도꼭지를 설치하면 더 편리하게 접지를 이용할 수 있습니다. 이 방법은 특히 비염관리를 위한 코 마사지와 잇몸병 관리 마사지에 편리합니다. 이 방법은 물의 양을 조절하는 요령을 손에 익히는 연습이 필요하며 사용이 익숙해질 때까지는 물벼락을 조심해야 합니다.

① 수도꼭지를 틀어서 물이 꼭지에서 3~5cm 높이로 솟아오르며 다른 곳으로 튀지 않게 조절한다.
② 물에 얼굴을 대고 접지 상태로 적절한 마사지를 한다.

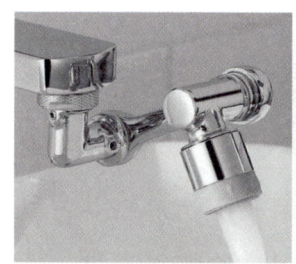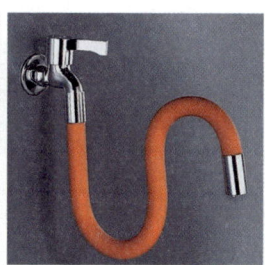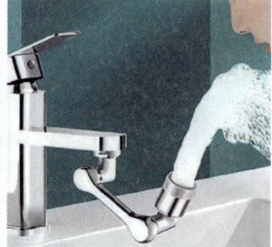

접지하기 편리한 수도꼭지 종류

5
다양한 접지 방법

접지효과를 극대화하기 위한 다양한 접지방법들이 있습니다. 이는 자연의 에너지를 최대한 활용해 몸과 마음을 치유하는 데 큰 도움이 될 수 있습니다.

땅속에 눕기

깊숙이 땅을 파고 그 안에 들어가 누워서 접지하는 방법입니다. 병증이 심한 암 환자들이 사용하는 방법으로 텃밭이나 숲 속의 적당한 장소를 찾아서 1m쯤 깊이로 사람이 들어가 누울 수 있는 크기로 파고 그 안에 누워서 접지를 합니다. 이때 수면을 취해도 좋고 명상을 해도 좋습니다. 옷은 살을 가리는 부분이 최소화되는 것을 입습니다. 이 방법은 몸을 땅과 최대한 접촉하여 치유 효과를 극대화하는 것입니다.

맨땅에 눕기

땅을 파기 어려운 경우에 대신할 수 있는 간편하고 쉬운 방법입니다. 적당히 한적한 장소를 골라 바닥을 잘 고르고 누워 접지를 합니다. 가능한 많은 신체 부위가 바닥에 닿을 수 있는 옷을 입는 것이 좋습니다. 여름 숲은 모기와 개미가 많으니 모기장을 치거나 벌레에 적절한 대비를 해야 합니다. 맨발걷기를 하다가 적당한 장소를 찾으면 잠깐 누워서 즐기는 것도 재미가 있습니다.

텐트 접지

남들의 시선과 벌레 등에서 좀 더 자유롭게 하려면 텐트를 치고 하는 방법이 있습니다. 적당한 장소에 바닥을 깨끗이 고르고 텐트를 칩니다. 일반적인 텐트 바닥은 부도체의 방수천이라 접지가 안 되므로 누울 자리만큼 구멍을 뚫어 땅과 몸이 접촉할 수 있게 만들고 그 자리에 누워 접지를 합니다.

해변 모래찜질

힘들게 땅을 파는 수고가 필요 없고 접지와 모래찜질을 겸할 수 있으므로 바닷가 모래사장은 최고의 접지 명당이 될 수 있습니다. 이때 마른 모래보다는 젖은 모래가 있는 곳을 선택해야 접지 효과가 더욱 좋습니다. 몸을 파묻고 찜질을 하는 동안 더욱 깊은 치유를 경험할 수 있습니다. 가급적 햇볕이 좋은 날 하면 태양에너지와 함께 상승효과가 있어 더 좋습니다.

물가 의자 접지

바닷가 해변이나 호수, 계곡물 등에서 종아리가 잠길 만큼 의자를 놓고 앉아서 접지를 합니다. 그런데 앉은 자세는 인체에 좋지 않으므로 10분에 한 번 정도는 일어나 몸을 풀고 다시 앉기를 권합니다. 체온 조절이 필수이며 겨울에는 감기 걸리기 쉬우므로 하지 않는 것이 좋습니다.

맨발로 걷다 계곡물에 발을 담글 때는 5~10분 정도가 좋습니다. 날씨와 개인의 몸 상태에 따라 다르지만 냉기가 느껴지면 바로 나옵니다. 앉아 있으면 체온이 식으므로 몸이 냉한 분은 시간을 최소화하는 것이 좋습니다. 추가 팁으로 물속 접지하는 어른이 아이를 안고 맨살을 접촉하면 아이도 접지가 됩니다.

상처나 염증부위 국소접지

부상 또는 모기물림 등의 원인으로 생긴 상처나 염증부위의 활성산소를 제거하고 회복을 앞당길 수 있는 방법입니다. 해당 상처부위를 직접 접지시키는 방법으로 흐르는 물에 담그고 마사지를 하거나 황토탕 같은 곳에 해당부위를 파묻고 10분 이상 기다리는 방법입니다. 실제 신장 질환과 발목부상 등으로 발이 부은 분이 황토구덩이를 파고 물과 황토를 적당히 반죽한 후 접지를 하여 빠르게 붓기가 빠지고 회복된 사례가 있습니다.

비 맞으며 슈퍼접지

온몸으로 비를 맞는 접지방법입니다. 일단 몸이 흠뻑 젖고 나면 가슴이 후련하며 큰 해방감을 느낄 수 있습니다. 처음에는 비를 맞는 것이 어색하고 불편하지만, 한 번 경험하고 나면 다음부터는 별로 어렵지 않습니다. 비를 맞으며 느끼는 쾌감으로 몸과 마음의 피로를 깨끗하게 씻어내는 것과 같은 카타르시스를 맛볼 수 있습니다. 빗속의 접지는 심신의 정화를 돕고, 새로운 활력을 불어 넣을 수 있습니다. 이때 체온이 식어 감기 위험이 있으니 10분 내외로 하고, 비를 피할 수 있는 장소에서 신속히 몸을 말리고 옷을 갈아입어야 합니다. 산성비 위험이 적은 장마철에 한 번쯤 해볼 만한 이벤트로 비교적 건강한 분들에게 추천합니다.

> 천둥 번개가 심한 날은 낙뢰의 위험으로 야외 맨발걷기, 특히 벌판이나 나무 밑 해변가는 낙뢰 확률이 매우 높으니 절대 금지다. 혹시 맨발걷기 도중에 이런 상황을 맞으면 즉시 철수한다.

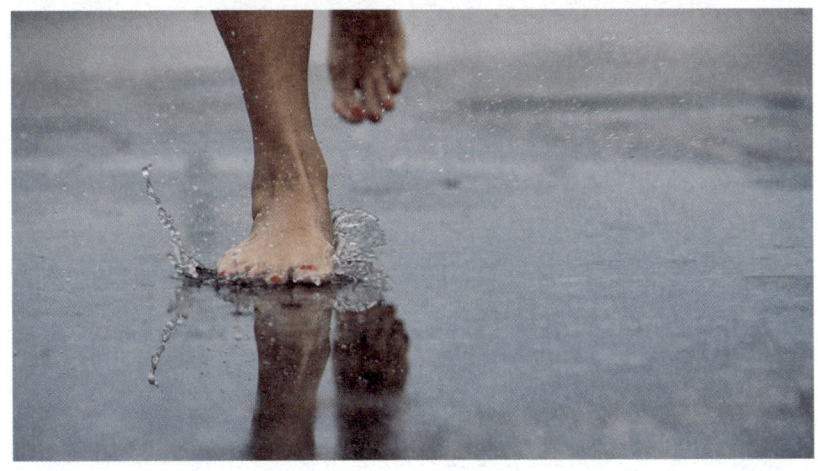

6
접지에 과몰입은 지양

맨발걷기힐링스쿨에서는 매주말마다 대모산을 비롯해 전국 지역별로 정모 겸 맨발교실을 열고 맨발걷기 이론공부와 정보를 나누며 함께 걷습니다. 이를 통해 소속감과 함께라는 유대감으로 실천의지를 강화하며 이타행과 우분투정신을 함양하고 있습니다. 처음 참석하거나 원하는 분들에게 인체접지 테스트를 해주는 이벤트도 있습니다. 이때 무엇을 측정하는지와 그 의미는 무엇인지를 알아보겠습니다.

접지 테스트와 인체전압 측정

측정 대상은 활성산소와 외부요인들로 인해 몸에 유기되는 전압입니다. 그러나 실제 활성산소와 전자파에 의한 전압은 매우 작은 크기이며, 테스터로 측정되는 전압은 대부분 교류전원의 전자기장으로부터 유기되는 전압입니다. 그러므로 실내에서 전압을 재면 교류전원이 가깝게 있기 때문에 실외보다는 인체 전압이 더 높게 나옵니다.

그런데 숲이 우거진 산속에서는 접지를 하지 않아도 인체전압이 0V가 나오는 경우가 많습니다. 이는 노벨상 수상자인 리차드 파인만의 '우산효과'로 설명될 수 있습니다. 접지된 물체는 지구의 거대한 전기 시스템의 일부가 되어 전기장을 상쇄하거나 감소시키는 역할을 합니다. 접지된 신체는 지구의 전위와 같아지고, 교류전원이 형성하는 전자기장의 영향을 차단하기 때문에 몸에 유도된 전압이 없는 것입니다.

측정전압 수치의 의미

그러나 도심에서 가까운 산속에는 교류전원 전자기장과 각종 전자파의 영향이 미치며 그것들로 인해 유도되는 전압이 측정됩니다. 그러므로 접지테스트의 의미는 접지 전과 후의 유도전압 변화로 접지가 어떤 것인지를 눈으로 보여주기 위한 것입니다. 이는 사람들이 정보를 받아들일 때 보이는 것을 더 믿는 경향이 있기 때문에 접지가 어떤 것인지 눈으로 확인하고 싶은 사람들에게 일종의 시연 서비스라고 할 수 있습니다.

이때 몸이 안 좋으면 전압이 높으냐, 얼마가 정상이냐고 질문하는 분들이 있습니다. 그에 대한 답은 "전혀 상관이 없다"입니다. 그 이유는 측정치가 대부분 교류전원에서 유도되는 것이므로 크기에 큰 의미가 없습니다. 또한 사람마다 몸의 수분이나 휴대폰 등 전자기기 소지여부 등 여러 조건에 따라서 차이가 날 수 있습니다. 측정하는 장소에 따라 다르며 전자제품이 많은 실내에서는 더 높아집니다.

결과적으로 전기 테스터로 몸의 상태를 진단한다는 것은 어불성설입니다. 전압 측정값의 크고 작음은 의미가 없습니다.

활성산소의 양전하와 전자기장과 전자파로부터 유도되는 전압은 전혀 다른 성질입니다. 그리고 마찰에 의한 직류 정전기는 또 다른 성분입니다. 그러나 전기적으로 각 성분 간 간섭이나 결합 같은 상호작용도 있을 것으로 추정됩니다. 이는 단순 전압측정기로 밝혀낼 수 있는 일이 아니므로 앞으로 전문가들의 심도 깊은 연구가 있어야 할 것입니다. 그러나 땅과의 접지로 이것들 모두를 일거에 중화시킬 수 있음은 확실합니다.

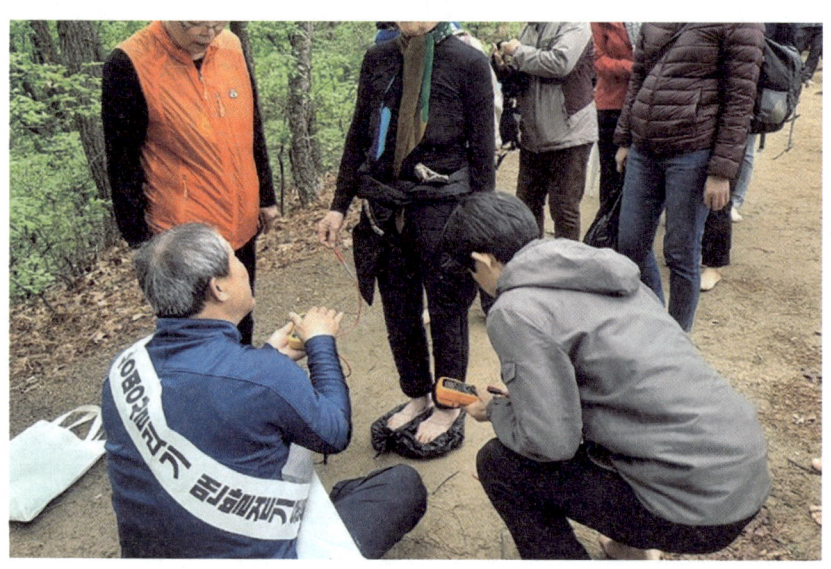

7
바다어싱이 최상인가?

바닷물의 염분은 전자를 잘 흐르게 해줍니다. 그러므로 바다어싱은 뛰어난 접지효과로 최상의 접지방법입니다. 이 때문에 '슈퍼 어싱'이라며 바닷가를 찾는 이들이 점점 늘어나고 있습니다. 온종일 물속에서 의자에 앉아 있거나, 아예 바다에서 살다시피 하는 경우도 많습니다. 그러나 열광하는 만큼 치유효과도 좋은 것인지 짚어볼 필요가 있습니다.

우리 몸의 혈류는 심장에서 출발하여 동맥과 세동맥을 거쳐 말초혈관을 통해 세포에 도달하고, 다시 세정맥과 대정맥을 거쳐서 심장으로 돌아옵니다. 혈액이 맑고 밀어주는 힘이 강하면 순환이 좋아지게 됩니다. 그러므로 혈액을 맑게 해주는 접지 효과는 혈액순환의 필수조건입니다. 그러나 충분조건이 되기 위해서는 피를 밀어주는 펌핑작용도 좋아야 합니다.

심장의 박동으로 모세혈관까지 간 혈액은 다시 돌아올 때는 어디선가 펌핑을 해줘야 합니다. 특히 발에서 올라올 때는 중력의 저항을 받습니다. 그래서 동맥과 달리 정맥 속에는 혈액의 역류를 막는 판막이 있습니다. 그러므로 발의 펌핑 작용으로 중력을 이기고 정맥을 통해 심장으로 돌아올 수 있습니다. 그래서 발은 제2의 심장이라고 부릅니다.

그런데 물속의 모래와 갯벌의 바다 조건이 불안정하고 물의 부력까지 작용하여 단단한 땅보다는 발바닥 아치의 운동이 원활하지 못합니다. 결국 바다접지는 슈퍼어싱이라는 장점에도 불구하고 펌핑 작용이 부족하여 혈액순환 속도가 떨어질 수 있습니다.

또 다른 문제는 집이 바닷가와 가깝지 않으면 차로 왕복 몇 시간을 이동해야만 합니다. 그러면 바다에서 슈퍼어싱으로 활성산소를 100% 제거했어도 돌아오는 차 안에서 땅과 차단되어 몇 시간 동안 몸 안에 활성산소를 다시 쌓는 결과가 생깁니다. 이는 '빠진 독에 물 붓기' 또는 '물 위에 글쓰기'와 같은 이치입니다.

한편으로는 일상적인 보행이 힘든 중증 질환자나 근골격계 이상으로 정상보행이 어려운 분들은 걷기가 힘들어 오롯이 접지에 집중해야 합니다. 이 경우는 당연히 슈퍼어싱 장소인 바닷가가 좋습니다. 그러나 발을 안정적으로 받쳐주지 못하는 갯벌이나 모래사장 걷기는 균형감각이 무너질 수 있는 점을 유의해야 합니다.

그럼에도 바다는 그 자체로 마음의 평화와 안정을 주는 힘이 있으며, 바닷물에 발을 담그는 것만으로도 긍정적인 효과가 있습니다. 바다어싱은 스트레스가 쌓이고 일상이 지루할 때 바람 쐬러 간다는 마음으로 즐기는 것이 좋습니다.

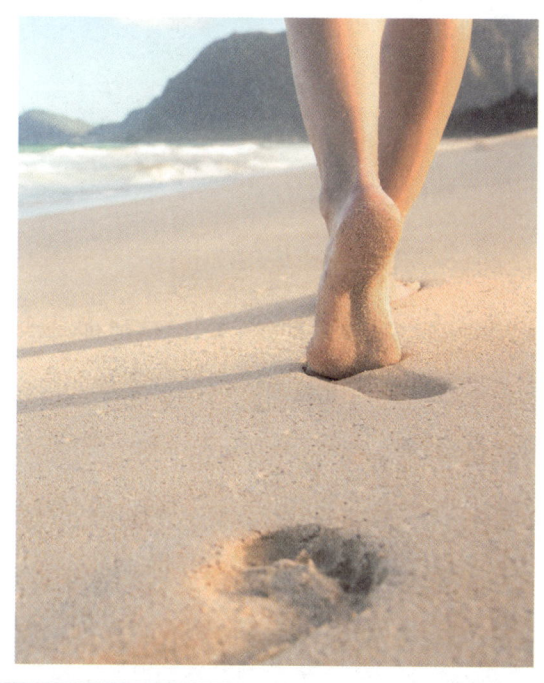

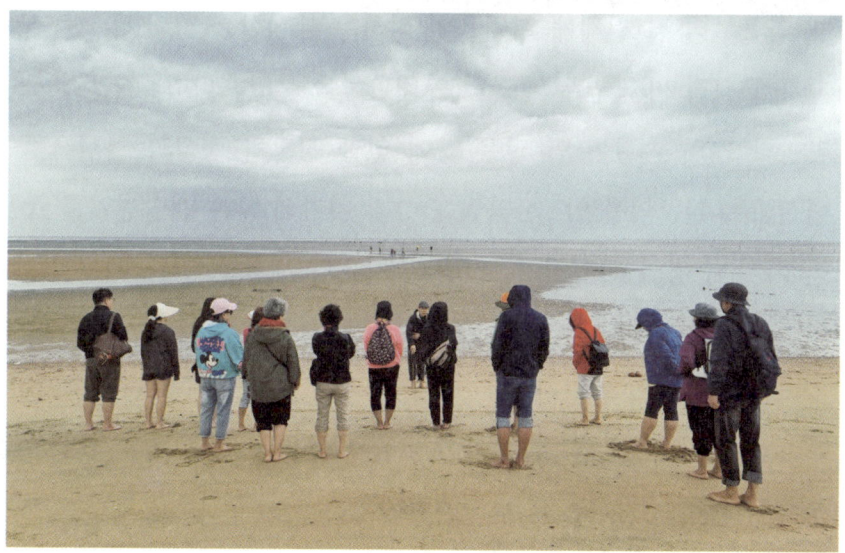

추천사 2

저자는 남다른 열정으로 이타행과 우분투를 실천하는 지도자입니다. 또한 맨발걷기국민운동본부 카페에서 애매하거나 논란이 될 만한 질문이 올라올 때마다 적극적으로 나서서 논리적이고 설득력 있는 답변을 제시하고, 맨발길 현장의 오해와 왜곡된 정보를 바로 잡으며 맨발인들의 신뢰를 쌓아왔습니다.

작년 봄, '찾아가는 맨발강의'로 서독산 맨발숲길을 방문하였을 때 입구부터 길 전체에 회원을 배려하는 세심한 작업의 흔적들과 저자가 직접 써서 만든 수작업 안내판들을 보았습니다. 맨발길 곳곳마다 그의 손길이 안 닿은 곳이 없을 정도로 정성과 열정으로 헌신하는 일꾼임을 알 수 있었습니다. 저자의 삶은 맨발걷기를 통한 자기 수행의 과정이자, 건강과 치유의 새로운 길을 제시하는 여정이며, 맨발걷기와 함께 하루도 거르지 않고 실천하는 계곡 냉수마찰은 도인의 경지까지 느끼게 합니다.

그가 몸소 보여주는 헌신적인 모습은 모든 이에게 깊은 영감을 주고 있습니다. 또한 저자는 맨발걷기국민운동본부 내에서도 실력 인정을 받은 지도자입니다. 타 지역에서도 판단하기 애매한 문제가 생기면 자문을 구할 만큼 이 책의 집필 역시 실력과 헌신적인 봉사의 연장선에서 이루어진 것입니다. 이렇듯 예비된 일꾼을 세워주신 하나님께 감사드립니다.

  이 책은 저자의 실천적 지혜와 경험이 응축된 결과물로, 독자들에게 단순한 건강법 이상의 통찰과 깨달음을 선사하는 훌륭한 안내서가 될 것입니다. 그동안 맨발걷기를 오래 해왔더라도 이 책을 읽기 전과 읽고 난 후의 맨발걷기의 질은 명확하게 달라질 것이라고 생각합니다. 이 책을 통해 맨발걷기를 보다 효과적으로 실천하여 여러분의 건강계좌를 두둑하게 불릴 수 있음은 물론이고, 소중한 지인들께 이 책을 선물한다면 귀한 선물을 받았다는 감사의 말을 들을 수 있을 것입니다.

맨발걷기국민운동본부 부회장
이소명

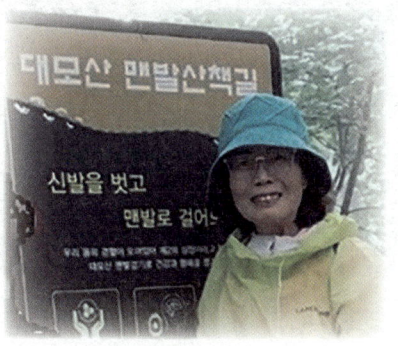

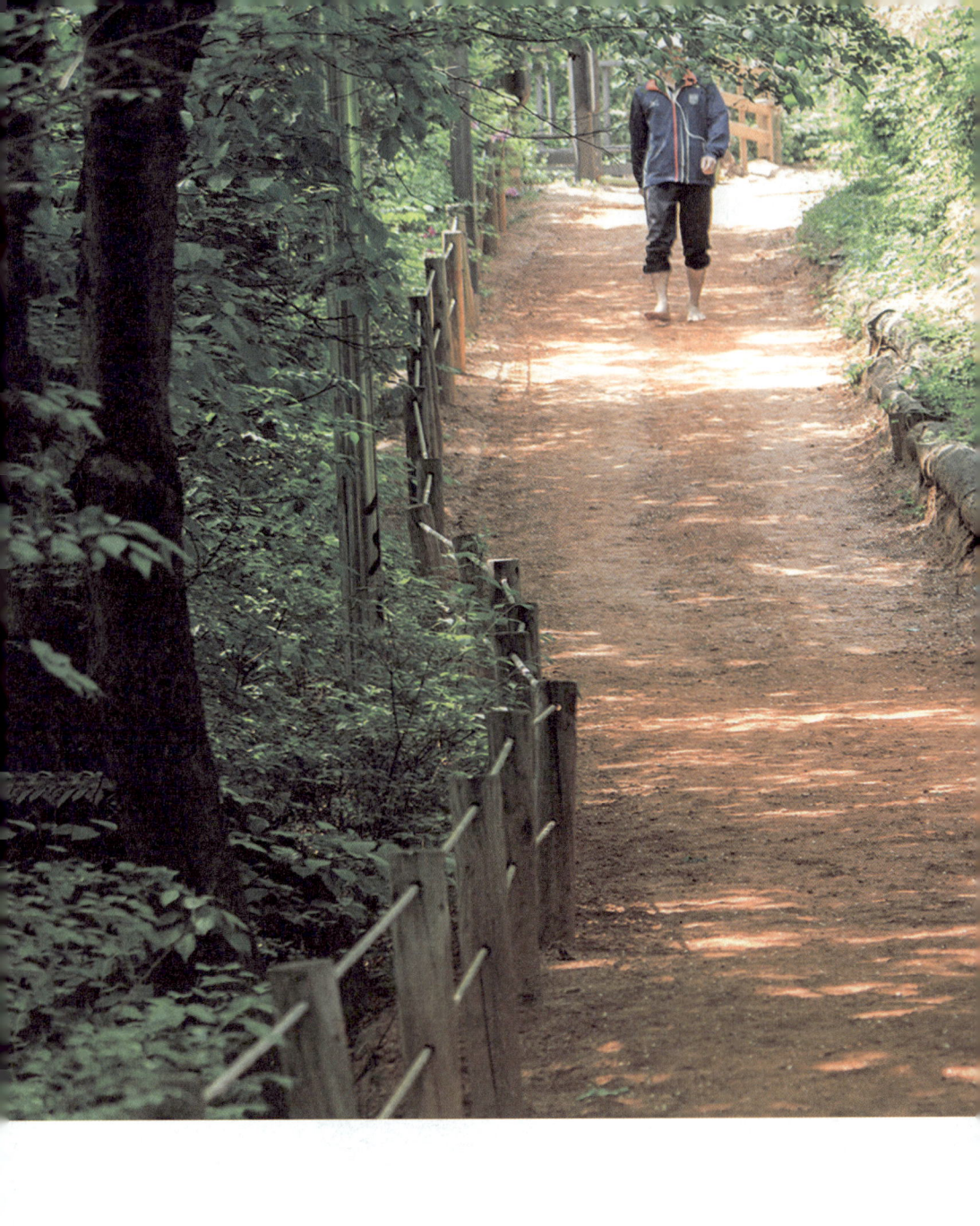

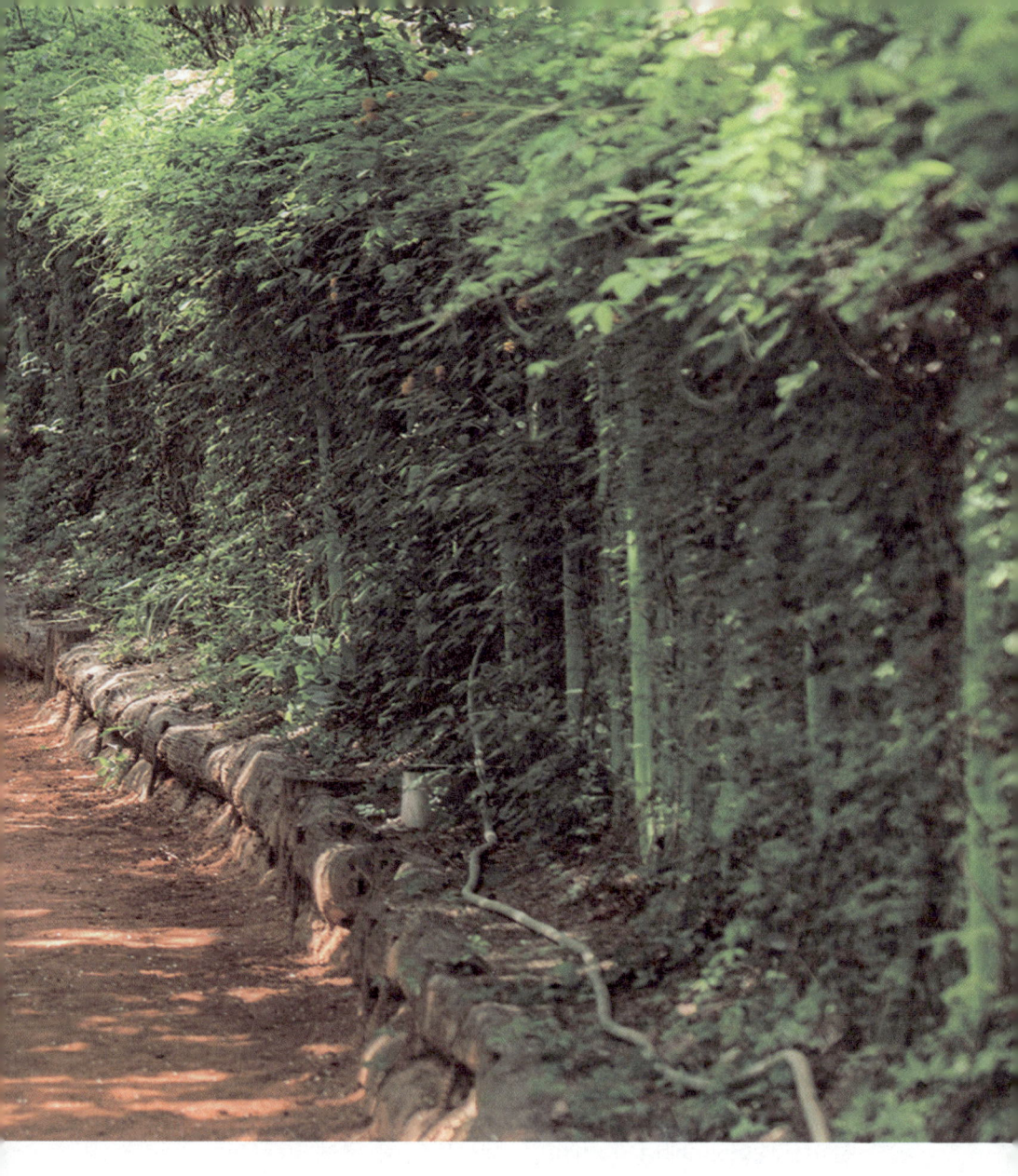

5장

맨발걷기의 오해와 진실

1
맨발걷기 관련 오류정보와 오답노트

맨발걷기가 널리 확산되면서 사람들의 다양한 이해관계 속에서 잘못된 정보들도 생산되어 함께 퍼져가고 있습니다. 그로 인해 많은 이들이 혼란을 겪거나, 잘못된 방법을 따라 하여 효과를 보지 못하고 중도에 포기하는 경우도 발생하고 있습니다. 이러한 혼란에 휩쓸리지 않으려면 잘못된 정보를 정확히 파악하고, 올바른 정보와 구분할 수 있는 안목을 갖출 필요가 있습니다.

아직은 맨발걷기 실천역사가 일천하고 전문적인 연구가 없다 보니 기존의 신발문화에서 비롯된 고정관념으로 잘못된 맨발걷기 상식도 많습니다. 이를테면, 발을 보호하는 안전한 신발을 벗고 걷는 맨발걷기는 위험하다는 생각입니다. 그러나 실제로는 가벼운 찰과상 타박상을 제외한 발목, 무릎, 허리 관련 큰 부상에 대해서는 맨발걷기가 신발걷기보다 훨씬 안전합니다.

하버드대학교 대니얼 리버만 박사팀의 연구에 따르면, 운동화를 신고 달릴 경우 대부분의 사람들이 뒤꿈치부터 착지하는 반면, 맨발로 달릴 때는 발바닥 전체로 착지하여 충격을 흡수한다고 합니다. 맨발그룹은 발바닥의 완충작용 덕분에 발목과 무릎이 유연해지며, 몸무게의 0.5~0.7배의 충격을 받지만, 신발그룹은 몸무게의 1.5~2배에 해당하는 충격을 받는 것으로 나타났습니다. 이는 맨발로 달리는 것이 더 안전하다는 것을 입증하는 것입니다.

이런 오해를 바로잡을 수 있는 과학적 기준이나 실험자료 등이 부족하다 보니 오류정보로 논란과 시비가 발생하면 이를 확인하기 쉽지 않습니다.

그러나 기본적인 상식의 바탕에서 모든 생명체의 근원은 자연치유라는 맨발걷기의 본질을 문제해결의 확고한 중심틀로 삼으면 문제는 간단합니다. 그 틀에서 맨발걷기를 실천하며 얻은 경험과 교훈들을 추가 기준으로 대다수 맨발인들이 공감하고 수긍할 수 있는 답을 찾아 보았습니다.

제시된 답안이 완벽한 정답이 아닐 수도 있습니다. 또한 모든 경우의 수를 다루지 못했지만 그간 맨발길 현장과 온라인상에서 자주 발생한 오류적 쟁점들을 사안별로 오답노트 형식을 빌어 단답식으로 정리했습니다. 부족하나마 맨발걷기에 관한 궁금증과 각종 오해와 진실 규명에 도움이 될 것입니다. 또한 다뤄진 내용을 정확히 이해하면 앞으로 발생될 유사 의문점이나 왜곡된 정보에 대해서도 스스로 판단할 수 있는 안목을 갖출 수 있을 것입니다.

맨발걷기 오답노트

1	X	**맨발길은 황토가 최상이다**
	O	황토가 무조건 좋은 것은 아니다 황토는 밟을 때의 감촉과 시각적인 효과 때문에 많이 선호되지만 흙마다 고유의 미네랄과 다양한 미생물을 함유하고 있으므로 각각의 장단점이 있음. 황토 성분만 특별히 효과가 더 좋다는 근거는 없다. 접지는 흙의 종류보다 수분 함유량에 더 크게 좌우되므로, 수분유지가 잘되는 자연숲길이 더 좋다
2	X	**운동장 마사토는 라돈 때문에 위험하다**
	O	운동장은 훌륭한 맨발걷기 장소이다 운동장은 개방된 야외공간이므로 라돈 수치는 실내보다 훨씬 낮고 기준치 이하로 안전하다 마사토도 수분만 있으면 접지가 잘 되며 이는 황토도 마찬가지이며 운동장은 접근성이 뛰어난 훌륭한 맨발걷기 장소다
3	X	**적토에서는 맨발걷기를 하면 해롭다**
	O	적토도 맨발걷기에 아무 문제가 없다 적토는 산화철 성분이 많아 몸에 좋지 않고 전도성이 떨어진다는 주장이나 이는 과도한 우려다. 발바닥 피부는 충분히 두꺼워서 산화철이 몸속으로 흡수되지 않으며, 접지효과도 흙의 성분보다는 수분 함유량에 따라 좌우되므로 특별히 문제될 것이 없다
4	X	**지하 주차장 위의 아파트 정원은 접지가 안 된다**
	O	지하 주차장 위의 아파트 정원도 접지가 된다 접지는 지표면의 흙과 연결되는 것이 중요한데, 지하에 주차장이 있어도 그 위의 흙은 주변의 흙과 연결되어 접지가 가능하다. 실제로 전도성 측정을 해보면, 흙이 덮인 아파트 정원에서도 접지 효과가 나타나는 것을 확인할 수 있다

5	X	**겨울철 언 땅은 접지가 안 된다**
	O	언 땅에서도 접지가 가능하다 물은 얼음이 얼면 고체 상태로 전기 전도성이 거의 없으나, 언 땅은 흙과 물 분자가 섞여 일정 도전성을 유지하여 접지가 된다. 실제 언 땅에서 테스터로 측정 결과 몸 속 전압이 0V로 떨어지는 것을 확인하였으며, 한겨울에도 맨발 걷기를 통해 치유 효과를 본 사례가 셀 수 없이 많다
6	X	**플라스틱 배관을 사용한 건물은 수도관 접지가 안된다**
	O	부도체 배관이라도 접지에 문제 없다 건물 내 수도관이 부도체 플라스틱 배관이더라도 수도관 내부에는 전도성이 좋은 수돗물이 차 있으므로 전기적 연결이 되어 땅과의 접속은 유지된다 그러므로 접지가 된다
7	X	**물속 접지는 슈퍼접지라서 오래 할수록 좋다**
	O	물속에서는 발의 운동효과 부족으로 적당한 시간만 해야 한다 물속에서는 지압, 펌핑, 균형 등의 효과가 부족하고 체온유지에 많은 에너지가 소모되어 온전히 치유에 써야 할 에너지를 나누어 사용하느라 치유효과가 떨어질 수 있다 그러므로 물속 접지도 적당히 하는 것이 좋다
8	X	**여럿이 이용하는 황토족탕은 오염되어 위험하다**
	O	황토의 자정작용으로 문제가 없다 황토에는 여러가지 미네랄과 이로운 미생물이 존재하여 병원성 세균을 죽이는 자정작용이 뛰어나다. 그러므로 황토족탕에 무좀균이나 각종 질환의 세균이 득실거린다는 말은 맞지 않으며, 주기적인 관리로 청결을 유지하며 사용하는 것이 바람직하다
9	X	**황토구덩이에 소금을 뿌리면 효과가 좋다**
	O	소금을 뿌리는 것은 바람직 하지않다 소금은 염분과 전해질이 있어 전자의 이동을 촉진할 수 있다. 그러나 소금이 황토의 유익한 미생물을 죽이고 주변 나무의 성장을 방해할 수 있다. 또한, 소금을 뿌린 구덩이에서는 삼투압 작용으로 발을 통해 몸의 수분이 빠져나가는 역효과를 일으킬 수 있다

10	X	**야자매트는 접지가 전혀 안 된다**
	O	특정 조건에서 접지될 수도 있다 비가 내려 야자매트가 흠뻑 젖거나 오래된 야자매트에 흙이 배기면 접지가 된다. 다만 포설 초기의 야자매트는 완전 부도체라서 접지가 안 되며, 눈이 올 때 보행이 불편하고 위험하기도 하다. 그러므로 예산을 낭비까지 하면서 야자매트를 설치할 필요가 없다
11	X	**실내접지가 맨발 걷기보다 더 효과적이다**
	O	실내접지는 맨발걷기의 보충이나 대안일 뿐이다 맨발걷기는 단순 접지효과만이 아니라 지압, 펌핑, 균형 등 다양한 운동효과와 승수결합으로 경이로운 시너지효과를 만들어낸다. 그러므로 실내접지와는 비교할 이유가 없고 실내접지는 접지시간 보충이나, 맨발로 걷기 힘든 경우에 대안으로 하는 것이다
12	X	**가만히 서있거나 느린 걸음이 치유효과가 더 좋다**
	O	서있기와 제자리 걸음이 효과를 떨어뜨릴 수 있다 빨리 걸으면 발이 지면과 닿는 시간이 짧아서 접지효과가 나쁘다는 말인데, 어떤 걸음도 한 발은 항상 땅과 접촉되어 접지에 별 차이가 없다. 맨발걷기는 접지효과에 지압, 펌핑, 균형 등의 효과를 합친 시너지를 만들어낸다. 서있기, 제자리걸음으로는 충분하지 못하다
13	X	**노르딕 워킹으로 맨발걷기를 하면 효과가 더 좋다**
	O	스틱은 몸이 불편한 경우만 사용하는 것이 좋다 신발걷기의 장르인 노르딕워킹은 스틱이라는 도구를 들고 팔과 어깨를 사용하므로 발에서부터 전해지는 근골격계의 자연스런 진동 전달을 방해할 수 있다. 스틱은 특별히 걷기가 어려운 경우의 보조용구로 사용하는 것이 바람직하다
14	X	**맨발걷기는 발의 피로를 증가시킨다**
	O	ATP 생성 촉진으로 발의 피로를 덜어준다 신발을 신었을 때와 달리 맨발로 걸으면 발 근육이 자연스럽게 작동하며 땅에서 올라온 자유전자가 ATP 생성을 촉진시켜 에너지를 공급하여 오히려 피로를 덜 느끼게 된다. 실제로 장시간 신발을 신고 등산하면 피곤하지만 맨발로 등산하면 피곤하지 않다

15	X	접지신발을 신으면 맨발과 똑같은 효과가 있다
	O	어떠한 신발도 발을 압박하여 치유효과를 떨어뜨린다 마무리 크고 좋은 신발이라도 그 자체는 발을 억압하는 문제를 벗어날 수 없다. 접지기능이 있는 신발도 발의 자연스런 움직임을 제한하여 지압, 펌핑, 균형 등의 효과를 감소시킨다
16	X	양말을 신어도 접지가 되므로 맨발과 차이가 없다
	O	양말도 발가락 움직임을 제한하며, 접지효과도 떨어진다 양말도 발가락의 자유로운 움직임을 제한하고 땀이나 물에 젖어야 접지가 된다. 발이 너무 아프면 일시적으로 양말을 신되, 가급적 발목을 조이지 않는 당뇨양말이나 사이즈가 넉넉한 양말을 바닥에 구멍을 뚫어 사용한다
17	X	맨발로 다니면 감기에 잘 걸린다
	O	감기와 맨발은 직접 관련이 없다 감기는 바이러스 감염으로 인한 것이지만, 피로와 스트레스 등으로 매우 약해진 상태에서 발병한다. 그러므로 맨발로 걷는 것과는 직접 관련이 없다. 그러나 이미 감기에 걸렸다면 오히려 맨발걷기로 면역력을 키워 감기를 물리칠 수 있다. 이때 체온조절에 유의한다
18	X	맨발걷기를 해서 족저근막염이 생겼다
	O	족저근막염은 신발이 근본원인이다. 맨발걷기를 해서 생긴 것이 아니고 신발로 발바닥 근육이 약화되어 숨어있던 것이 맨발로 걸으며 압력을 받아 견디지 못하고 나타나는 잠복통증이다. 이는 맨발걷기로 쉽게 낫기도 하며, 통증이 심하면 맨발걷기의 강도조절과 적절한 요법으로 관리를 통해 치유될 수 있다
19	X	맨발로 걸어서 발바닥에 물집이 생겼다
	O	맨발이 아닌 잘못된 걸음이 원인이다 팔자걸음 같은 잘못된 걸음으로 2,3,4번 발가락 밑에 물집이 생기는 경우가 많다. 걸음을 교정하면 쉽게 고칠 수 있다. 11자 걸음으로 걸으며, 발을 내딛을 때 뒤꿈치가 닿은 다음 엄지와 검지 발가락이 땅에 먼저 닿도록 걸으면 된다

5장 맨발걷기의 오해와 진실

20	X	맨발걷기는 발목과 무릎에 충격을 준다
	O	맨발은 발목과 무릎을 유연하게 강화한다 오히려 신발의 쿠션이 발의 자연스러운 운동을 방해하여 관절에 안 좋다. 맨발걷기는 발의 자연스러운 보행 메커니즘을 활성화시켜 관절과 힘줄을 보호하며 강화시킨다. 실제로 맨발걷기로 관절염 등 각종 근골격계 질환이 치유되는 사례는 수없이 많다
21	X	퇴행성 관절염이 있는 사람은 안 된다
	O	퇴행성 관절염도 맨발걷기를 해야만 낫는다 퇴행성 관절염은 현행 어떤 치료법도 근원적 치유가 불가능하다 하지만, 맨발걷기는 혈액순환을 개선하고 염증을 줄이는 효과가 있어 류머티즘성 관절염도 치유할 수 있다. 평탄한 지면에서 균형 있는 자세로 천천히 적응해가면 근원적 치유가 가능하다
22	X	당뇨환자는 절대로 맨발걷기를 하면 안 된다
	O	당뇨환자일수록 맨발걷기를 권한다 당뇨환자는 상처가 아물지 않고 괴사할 수 있으므로 맨발걷기를 절대 하지 말라는 말은 가장 큰 오류이다. 접지효과로 염증이 줄어들고 혈액순환이 개선되면 치유된다. 심지어 맨발걷기 도중 발에 난 상처가 쉽게 아물고 당뇨도 치유된 사례가 있다
23	X	중장년층과 고령자들은 맨발걷기가 위험하다
	O	고령자일수록 맨발걷기를 해야한다 맨발걷기는 가장 좋은 장수건강 비결이다. 나이와 상관없이 걸을 수만 있다면 맨발로 땅을 밟아야만 건강하게 살 수 있다. 그러니 이제부터는 병원이 가까운 도시보다 자연과 접하고 맨발걷기에 쉬운 전원의 삶으로 돌아가기를 권한다
24	X	발이 아파서 맨발걷기를 할 수 없다
	O	발이 아픈 사람일수록 맨발걷기를 해야 한다 발은 우리 몸의 모든 장기와 연결되어 있으므로, 발이 많이 아프다면 이는 신체가 이미 많이 망가졌다는 신호다. 초기에는 불편할 수 있지만, 점차 몸이 회복되면서 통증도 줄어들 것이므로 반드시 맨발 걷기를 해야 한다

25	X	평발이나 무지외반증에는 맨발걷기가 위험하다
	O	평발과 무지외반증은 맨발걷기로 개선된다 평발이나 무지외반증은 오랫동안 신발의 압박으로 변형되어 생긴 것으로 맨발 걷기는 발의 자연스러운 구조와 기능을 회복시켜 이를 예방하고 개선하는 방법이다 ※ 특수신발이나 깔창으로 임시로 균형을 잡는 것은 오히려 균형감각을 퇴화시킨다
26	X	추운 날은 발의 혈관을 수축시켜 동상에 걸린다
	O	가만히 서있지만 않으면 동상위험은 없다 맨발걷기는 발의 혈액순환을 활성화하고, 혈관을 자극해 몸 전체의 온도를 조절하는 데 도움을 준다. 실제로 수족냉증 개선에 겨울 맨발걷기가 더 효과적이다. 다만, 1분 이상 제자리에 서있거나 장시간 무리한 맨발걷기는 지양한다
27	X	추울때 등산화에 접지스트랩을 착용하면 맨발과 똑같다
	O	어떠한 경우라도 신발은 해롭다 아무리 좋은 등산화라도 발을 가둔다. 접지봉을 박거나 접지스트랩을 장착해도 발을 옥죄는 신발의 본질은 변함이 없다 그러므로 지압, 펌핑, 균형감각 등 모든 면에서 손해이다
28	X	이명과 난청은 치료하지 못한다
	O	이명과 난청 개선에도 도움이 된다 이명과 난청은 단순히 귀만의 문제라기보다는, 신장 등 관련 장기가 안 좋은 경우가 많다. 경미한 경우 쉽게 나은 사례도 있지만, 복합적 원인과 증세가 심한 경우엔 시간이 걸린다. 그러므로 건강이 개선되면 이명과 난청도 개선된다는 생각으로 꾸준한 실천이 필요하다
29	X	백내장 녹내장은 수술밖에 방법이 없다
	O	백내장, 녹내장, 안구건조증 등 안구 질환도 치유될 수 있다 맨발걷기의 혈액순환 개선으로 안구질환도 치유되는 것이 확인되고 있다. 비문증 정도의 경미한 질환은 쉽게 나은 사례가 많으며 백내장이나 녹내장 같은 질환도 개선된 사례가 나오고 있다 이 역시 눈 자체만의 문제가 아니므로 꾸준한 실천이 중요하다

5장 맨발걷기의 오해와 진실

30	X	비염과 아토피 같은 자가면역질환은 낫기 힘들다
	O	비염과 아토피 같은 자가면역질환도 개선된다 맨발걷기는 몸의 면역시스템 강화는 물론 예민해진 면역반응을 개선하여 자가면역질환을 치유한다. 비염과 아토피의 치유사례도 많다. 특별한 항원에 의한 알러지성 만성비염의 경우는 치유에 시간이 걸리는 편으로 항원을 피하는 회피요법과 꾸준한 맨발걷기를 권한다
31	X	탈모와 흰머리 치료는 어렵다
	O	맨발걷기로 탈모와 흰머리도 개선된다 맨발걷기의 혈액정화 및 순환 촉진기능으로 두피와 모발의 건강에 도움을 준다. 솜털 수준의 발모는 흔한 사례이다. 흰머리는 개인차가 많지만 검은 머리로 바뀐 사례도 적지 않다
32	X	발을 보호하려면 신발은 반드시 필요하다
	O	신발이 오히려 발을 망친다 맨발이 답이다 반대로 신발이 발을 약화시키고 자연스러운 보행을 방해한다. 발은 인위적인 지지 없이도 건강하게 기능할 수 있으며, 오히려 맨발이 겹질림이나 발목골절 사고에 더 안전하다
33	X	신발을 신어야 아킬레스건염이나 종아리 통증을 예방한다
	O	신발을 신어서 아킬레스건염이나 종아리 통증이 발생한다 이는 신발을 장시간 착용한 사람들에게 자주 발생한다. 뒷꿈치가 높고 아치를 받쳐주는 신발이 발의 자연스러운 아치기능을 방해하고, 근육구조를 변형시켜 통증을 유발하게 된다. 신발을 벗고 맨발로 걸어야만 이러한 질환을 근본석으로 치유할 수 있다
34	X	교정용 특수 깔창을 사용하면 좋다
	O	깔창 사용이 발을 더 망친다 깔창의 원리는 아치를 받쳐주며 아치의 본연의 기능을 깔창이 대신하는 것으로, 일시적으로 발의 통증을 줄일 수 있지만, 계속 사용하면 아치 본연의 운동을 막아 발근육이 약화된다

35	X	맨발은 세균오염으로 무좀이 생길 수 있다
	O	무좀의 원인은 신발 때문이다 무좀은 곰팡이가 번성하기 좋은 환경인 습한 신발 속에서 발생한다 신발을 신는 것이 무좀의 원인이다. 실제로 맨발로 걸은 수많은 이들이 무좀을 쉽게 치료하고 있다
36	X	맨발걷기는 파상풍 위험이 높다
	O	맨발걷기는 파상풍 위험이 거의 없다 파상풍은 주로 녹슨 쇳조각 등에 생긴 상처로 발생한다. 쇠붙이가 없는 맨발길에서 파상풍에 걸릴 가능성이 매우 낮으며 아직까지 맨발걷기 중 파상풍이 걸렸다는 사례는 없다. 그러나 일부 걱정이 많은 사람들을 위해 파상풍 백신을 권한다
37	X	맨발로 걸으면 십이지장충 같은 기생충에 감염된다
	O	맨발길에서는 기생충 감염 위험이 거의 없다 십이지장충은 오염된 토양에서 감염되지만 과거 위생환경이 열악하던 시대와 달리 현대식 위생관리가 이루어지는 지역에서는 십이지장충에 걸릴 가능성이 거의 없다
38	X	맨발을 하면 발바닥을 통해 오염물질이 흡수된다
	O	발바닥은 독성 물질을 흡수할 가능성이 매우 낮다 발바닥 피부는 매우 두껍고 단단해 대부분의 오염물질을 차단하므로 일반적이 독성물질이 발바닥을 통해 흡수되기 어렵다. 다만 강독성 물질이나 특정 알레르기 물질은 주의해야 한다
39	X	맨발걷기는 발에 한포진을 유발한다
	O	맨발걷기는 한포진을 치유한다 한포진은 주로 내부적인 면역 문제로 발생하는 것으로 맨발걷기를 통해 몸의 면역계를 강화시키면 이미 걸린 한포진도 근본적인 치유가 가능하다

40	X	맨발걷기는 굳은살이 생겨 발의 감각이 무뎌진다
	O	발의 균형을 유지하는 능력을 강화시킨다 발바닥 고유수용성감각(proprioception)이 살아나서 직접 지면과 접촉할 때 땅의 미세한 변화에 빠르게 반응할 수 있기 때문에 감각이 살아나 균형유지 능력이 좋아진다
41	X	맨발로 걸으면 발의 아치가 무너진다
	O	맨발걷기는 발의 아치를 살려 평발을 치유한다 맨발걷기는 신발을 신어서 퇴화된 발의 아치를 자연스럽게 회복하고 고유의 완충기능과 펌핑기능을 활성화한다. 발의 아치를 무너뜨리는 것이 아니라 오히려 살려준다
42	X	무릎과 척추 관절에 무리가 되어 해롭다
	O	뼈와 관절이 더 튼튼해진다 맨발걷기는 발의 자연스러운 완충작용과 움직임을 통해 신발로 인해 약화되고 퇴화되었던 뼈와 관절의 신진대사를 촉진하여 오히려 골다공증 예방 등 뼈와 관절을 강화하는 효과가 있다
43	X	발바닥에 굳은살이 생기고 두꺼워진다
	O	질기고 단단하면서도 부드러운 발바닥이 된다 실제로 딱딱한 굳은살보다는 부드러우면서 찰고무 같이 질긴 발바닥을 만들어준다. 이로 인해 발바닥의 신경이 살아나서 바닥의 감각을 더 예민하게 느낄 수 있다
44	X	맨발걷기는 발의 근육과 피부를 약화시킨다
	O	맨발 걷기는 피부와 발의 근육을 강화한다 발 근육을 직접 사용하므로써 발의 내재근과 외재근이 강화된다. 발 피부도 외부 자극으로부터 스스로 보호하려고 단단하게 만든다. 오히려 신발을 신으면 근육과 피부가 약해지게 된다

45	X	맨발로 사는 아프리카 부족은 단명한다
	O	실제 기록이 아닌 잘못된 추측일 뿐이다 아프리카 맨발족이 단명한다는 기록은 없으며, 볼리비아 치마네 이 부족의 무병장수 사례가 있다. 그들에게 현대문화병이 전혀 없다. 오히려 신발이 땅과의 접촉을 차단하여 질병을 유발한다. 실제로 부도체 신발의 증가와 정비례로 당뇨병이 증가하였다는 통계가 있다
46	X	맨발걷기하면 안 되는 체질이 있다
	O	맨발걷기는 사람을 가리지 않는다 후생유전학은 선천적(유전자) 요소보다 후천적(환경과 생활습관) 요소가 더 중요함을 밝혀주고 있다. 그러므로 타고난 몇 개의 체질로 누구는 맨발걷기를 해도 되고 누구는 안 된다는 체질론으로 운명을 고착시켜 종속적인 삶을 권하는 것은 옳지 않다 적절한 방법으로 꾸준히 실천하면 누구나 효과를 볼 수 있다

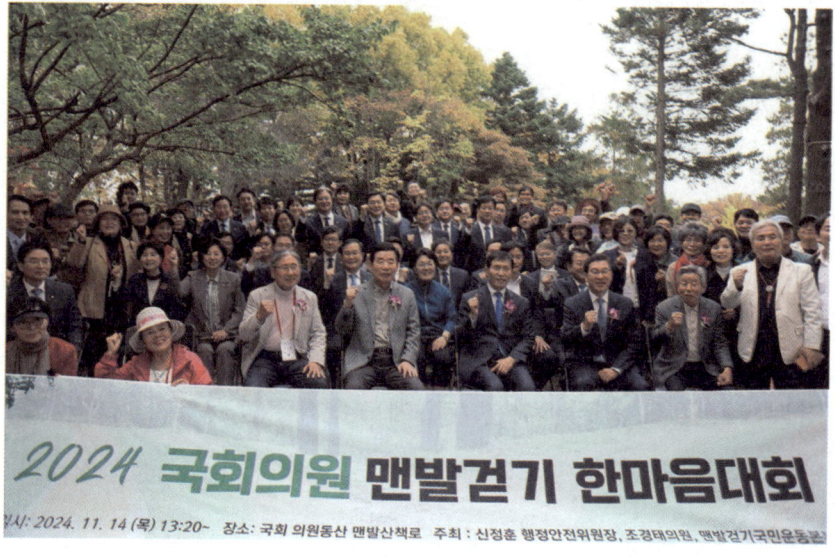

국회의원한마음맨발걷기

5장 맨발걷기의 오해와 진실

2
황토탕의 인기와 문제점

  황토탕은 바닥이 부드러워서 촉감도 좋고 접지효율도 좋습니다. 그래서 맨발인들 사에에서 가장 인기가 좋은 장소로 꼽힙니다. 그러나 맨발걷기에는 접지효과만 있는 것이 아니고, 지압효과와 펌핑효과 균형잡기효과 등 물리적 운동효과가 있습니다. 이것들이 함께 더해져 상호작용으로 맨발걷기의 치유효과를 최대치로 끌어올려주므로 이들의 적절한 조합이 필수입니다.

  인체는 발바닥부터 발목, 무릎, 고관절, 척추, 경추까지 중력에 대응하며 균형을 유지해야 합니다. 각 연결 부위인 관절마다 유연성과 적절한 운동반경이 유지되야 문제없이 활동하며 살 수 있습니다. 발끝에서 머리까지 하나로 연결되어 있는 인체의 신비로움은 균형과 조화가 핵심입니다. 만약 그중 하나라도 문제가 발생하면, 유기적으로 연결된 다른 부위에도 연쇄적인 문제가 나타날 수 있습니다.

  그중에서도 가장 중요하다고 할 수 있는 부분은 발입니다. 발은 집으로 치면 가장 밑에서 집 전체를 떠받치는 주춧돌과 같습니다. 주춧돌이 한쪽이라도 기울거나 부서지면 당장은 큰 문제가 없더라도, 시간이 지나면 결국 그 집은 붕괴되기 쉽습니다. 발의 중요성은 인체의 균형과 기능적 조화를 유지하는 데 필수적이며, 다른 모든 부위에도 직접적인 영향을 미치는 부분입니다.

인체는 발부터 경추까지의 모든 관절이 하나로 연결된 스프링처럼 운동에너지를 공유합니다. 걸을 때는 발을 디디는 지면의 상태에 따라 에너지 소모가 달라지게 됩니다. 이는 공을 바닥에 튀기는 것과 유사합니다. 단단한 바닥에서는 물렁한 바닥보다 적은 힘으로도 공이 잘 튀어 오르지만, 물렁한 바닥에서는 큰 에너지를 가해도 공이 잘 튀어 오르지 않습니다.

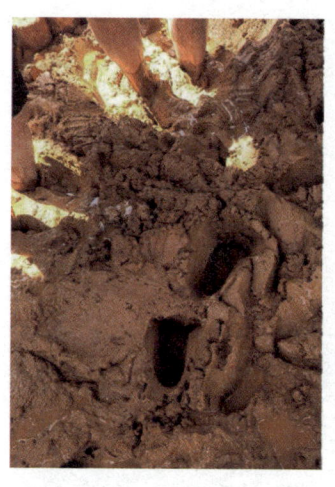

같은 원리로 황토탕은 바닥이 물러서 부드럽고 편안한 느낌을 주지만 이는 가만히 서있을 때 느낌이며, 걸을 때는 오히려 훨씬 불편합니다. 치유효과를 높이려면 두 발로 걷는 것이 필수인데 물렁한 곳에서 걸으면 발이 푹푹 빠지고 미끄러워 힘만 들고, 중심잡기도 힘들어 적절한 지면반력을 얻을 수 없습니다. 그러므로 걷는 데 훨씬 많은 에너지를 쓰게 됩니다.

특히 근골격계 문제를 가진 사람은 그런 곳에서 오래 걸으면 관절에 무리가 가게 됩니다. 애초부터 균형과 조화가 틀어진 관절이 각 연결부위마다 바닥에서 받는 지면반력이 전달되지 못하여 불필요한 힘만 더 들어가게 됩니다. 이는 발목에서 경추까지 이어지는 인체의 중심기둥이 지멋대로 흔들려서 균형과 조화를 잃게 됩니다.

따라서, 황토탕을 이용할 때는 이러한 특성을 고려하여 단단한 땅에서의 바른자세로 걷기와 적절하게 조합하는 것이 필요합니다. 이는 황토탕과 유사하게 바닥이 무른 바닷가 갯벌과 모래사장 등에도 동일한 원리입니다.

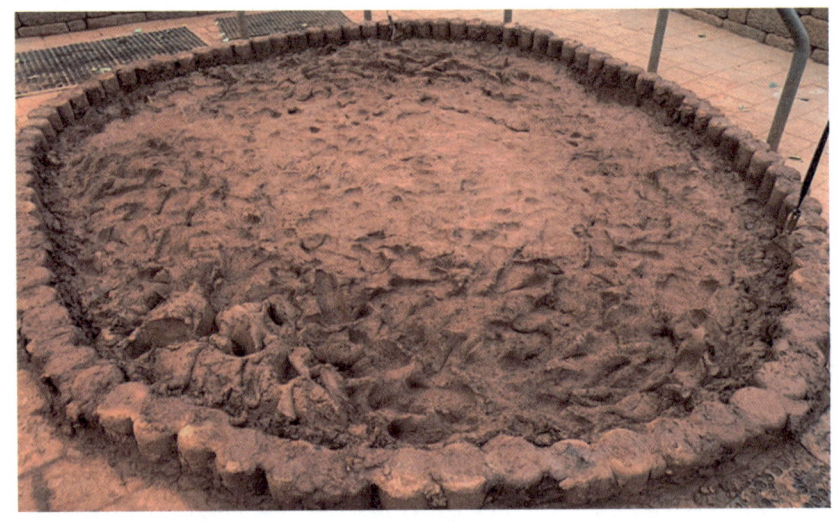

3
겨울철 맨발걷기 10배 효과의 진실

한동안 겨울맨발걷기가 10배 더 효과적이라는 말이 회자되었습니다. 명확한 근거는 없지만 겨울 맨발걷기 효과를 강조하는 말이라고 생각했습니다. 그런데 어느 날 맨발걷기국민운동본부 카페에 "겨울철 접지 10배 효과"는 거짓말이며 땅이 얼면 전기저항이 커져 접지효과가 전혀 없다는 글이 올라왔습니다.

'겨울접지 10배 효과' 주장의 근원을 찾아보니, 어느 블로그에서 겨울철 발바닥의 온도 차로 인해 혈액순환이 좋아진다는 글을 찾았습니다. 그 글에 '혈액 바이패스' 현상을 언급하면서 10배 효과라는 표현을 했는데 이는 주관적인 강조표현이었습니다. 그 글을 옮기는 과정에서 "겨울맨발걷기"가 "겨울접지"로 바뀌어 접지효과로 초점이 맞춰지며 생긴 해프닝이었습니다.

이참에 겨울철 맨발걷기를 좀 더 알아보면, 실제로 혈액 바이패스현상 때문인지는 명확하지 않지만 겨울철 맨발걷기로 좋은 치유효과를 본 이들이 많음은 분명한 사실입니다. 특히 수족냉증으로 한여름에도 발이 차가워 고생하던 이들이 겨울맨발걷기 단 며칠만에 치유된 사례는 분명히 겨울 맨발걷기에 독특한 효과가 있다는 것을 입증하는 것입니다.

그런데 진짜 문제는 겨울엔 접지효과가 없다는 비약된 주장입니다. 수많은 이들이 겨울철 추위를 무릅쓰고 맨발걷기를 하는데, 접지효과가 없다면 말도 안 되는 황당한 상황이 벌어지는 것입니다. 맨발걷기국민운동본부가 주관하는 "맨발걷기 동계 100일 대장정" 프로젝트는 전국의 회원들이 엄동설한 동상의 위험도 무릅쓰고 매일같이 맨발걷기를 실천합니다. 그 결과 각종 불치병과 만성질환에서 해방되었습니다. 만약 그들이 "겨울에는 접지효과가 없다"는 말에 따라 실내 접지에만 의존했다면, 그 같은 효과를 볼 수 없었을 것입니다. 이는 겨울 동안 이런저런 이유로 맨발걷기를 게을리한 사람들의 건강악화 사례로 증명되고 있습니다.

이론적으로는 얼음이 전기를 통하지 않는 것이 맞습니다. 그러나 언 땅도 접지가 잘 됩니다. 언 땅은 물이 얼은 것이 아니라, 흙(미네랄)이 함유한 수분이 언 것이기 때문이라고 생각됩니다. 언 땅이 접지가 되는 것을 실제로 확인한 유튜브 동영상도 있으며, 직접 테스트해본 결과도 마찬가지였습니다.

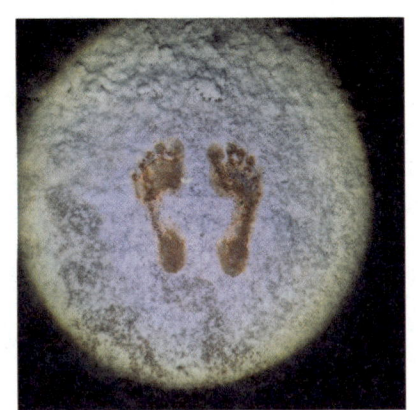

겨울 언 땅 접지

4
겨울맨발걷기의 가설적 추론

    겨울철 맨발걷기는 다른 계절과는 발바닥에 느껴지는 물리적 자극이 확연히 다르므로 각별한 효과를 기대할 수 있습니다. 한겨울 눈밭에서 맨발걷기를 하면 발바닥에 짜릿한 느낌과 함께 몸이 후끈 달아오르는 것을 많은 사람들이 경험합니다. 특히, 겨울의 차가운 온도를 극복하는 극한의 환경에서 추위를 극복하는 힘이 길러지는 것입니다.

    이와 관련해, 추정할 만한 가설이 있습니다. 몸은 외부 온도가 낮을 때 체온을 보호하려고 '글로뮈(glomus)*' 현상으로 모세혈관이 닫힙니다. 그 대신 '단락혈관(shunt vessel)'이 열리면서 모세혈관을 우회하여 혈액순환을 촉진하는 혈액 바이패스 현상이 나타납니다. 이 과정에서 지속적인 맨발걷기를 통해 막혔던 혈관이 다시 뚫리면서 발이 선홍색으로 변합니다. 이런 현상은 수족냉증의 개선에도 기여할 것이라고 생각됩니다.

    그 다음 생각할 수 있는 것으로는, 호르메시스(Hormesis) 효과입

---

* 글로뮈현상: 추운 환경에서 말초부위로 가는 혈류를 감소시켜 체온을 유지하여 신체를 보호하는 기전

니다. 이는 저용량의 스트레스나 독성 물질이 오히려 생체에 긍정적인 자극이 되어 적응과 회복을 촉진하는 현상입니다. 식물에 가지치기를 하면 일시적으로 스트레스가 가해지지만, 그 결과로 더 건강하게 자라납니다. 인체도 적절한 스트레스가 가해지면 호르메시스 효과로 추위와 차가운 자극이 면역력을 증진시키고 치유효과를 높일 수 있습니다.

겨울맨발걷기는 신체적인 치유효과 못지않은 심리적, 정신적인 효과도 특별합니다. 예전에는 언땅을 맨발로 걷는다는 것을 생각도 못했기에 그 어려운 일을 해냈다는 성취감과 자신감은 무엇과도 비교할 수 없습니다. 겨울맨발걷기는 단순한 건강회복을 넘어서 생명력(Vital)과 정신력(Mental)을 강화하는 특별한 의미가 있으며, 그 효과는 느낌에 따라 10배 이상일 수도 있습니다. 결론적으로, 겨울철 맨발걷기는 도전해볼 가치가 있는 난이도 최상급의 맨발코스입니다.

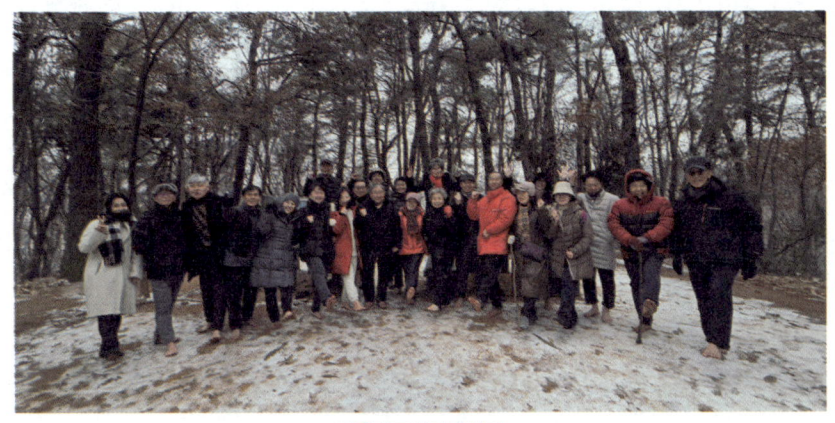

겨울대모산맨발걷기

5
겨울철 맨발걷기 실천 팁

 겨울 맨발걷기의 실체를 알아보았으니 남은 건 실천입니다. 안전하고 효과적인 겨울철 맨발걷기 방법을 알아봅니다.

 인체 조직의 어는 점은 약 −0.5℃ ~ −2℃ 사이입니다. 이는 세포 안에 포함된 염분과 기타 용질 때문에 물의 어는 점(0℃)보다 약간 낮아지기 때문입니다. 심장에서 멀리 떨어진 손가락이나 발가락 부위의 혈액 순환이 적어 더 쉽게 동상에 걸리며 세포 내에 얼음 결정이 생성되면 세포막이 손상되고, 해동될 때 세포가 터지면서 부종이나 수포 같은 추가적인 손상이 발생합니다.

 언 땅을 맨발로 걸으면 동상 위험에 직접 노출될 수밖에 없습니다. 그러나 동상에 걸리는 것은 대부분 장시간 무리를 했거나 잠시 방심한 경우입니다. 경험상 제자리에 몇 분간 가만히 서있지만 않으면 계속 걷는 발에 동상이 걸리는 일은 거의 없었습니다.

 맨발걷기를 하는 사람들에게 한겨울 언 땅을 맨발로 걷는다는 것은 이전에는 상상조차 못 한 일입니다. 11월 말부터 2월 말까지 약 3개월 남짓한 기간은 대부분의 야생동물들도 활동을 멈추고 겨울잠을 자는 시기입니다. 이처럼 온몸이 움츠러드는 한겨울

추위에 맨발로 땅을 밟는다는 것은 한 번도 경험해보지 못한 새로운 도전입니다. 그러나 군대에서 혹한기 훈련을 하듯이 철저히 준비하고 임하면 생각보다 큰 보상을 얻을 수 있어, 걱정 이면에 설레는 기대감도 있습니다.

이미 많은 분들이 겨울 맨발걷기를 실천해왔고, 저 역시 세 번의 겨울 맨발걷기를 통해 크고 소중한 보상을 받았습니다. 영하 17도의 혹한에 맨발로 눈길, 빙판길을 걸으며 견뎌냈다는 경험은 인생을 살면서 느낀 그 어떤 것보다 강렬해서, 남은 삶에서 어떤 어려움이 오더라도 이겨낼 수 있다는 자신감을 가득 채워줍니다.

겨울 맨발걷기는 적극적이고 능동적인 마음자세로 준비만 잘 하면 아무 문제 없이 해낼 수 있습니다. 맨발걷기국민운동본부는 매년 '동계 맨발걷기 100일 대장정' 프로젝트를 시행하므로, 혼자만의 외로운 도전이 아니라 함께 한다는 사실만으로도 큰 위안이 됩니다. 동지의식으로 서로 의지하며 인내심을 강화하고, 먼저 가본 이들의 경험과 지혜를 나눔으로써 자신감을 얻어 누구나 해낼 수 있습니다.

물론 사람마다 건강 상태와 생활 환경이 다르므로 똑같은 방법으로 실천할 수는 없습니다. 하지만 자신의 여건에 맞게 실천한다면, 인생에서 가장 값진 도전이자 경험이 될 것입니다. 두려움을 버리고 이번 겨울에는 꼭 도전 해보시기를 권합니다.

겨울철 맨발걷기 준비

복장: 몸이 차가워지면 경직되어 치유에 지장을 줄 수 있으므로, 체온 유지를 위해 내복과 보온성이 좋은 옷을 여러 겹 입어야 합니다. 양말은 신어도 되지만, 추운 날 야외에서 벗었다 다시 신는 번거로움을 피하기 위해 가급적 신지 않는 것을 권장합니다. 집에서 맨발길까지 신고 가는 신발은 발 넉넉한 신발을 착용하는 것이 좋습니다. 맨발길이 멀지 않으면 중간에 신었다 벗었다 하기 쉬운 슬리퍼를 사용하는 것이 편리합니다.

기본 준비물: 여벌 옷, 생수, 수건, 물티슈, 신발주머니 등을 준비합니다. 따뜻한 음료 등 추가 준비물은 적당한 크기의 배낭에 넣어갑니다. 노약자나 추위에 약한 중증 환자 등은 핫팩을 활용하면 추위를 이겨내는 데 도움이 됩니다. 발등에 부착하거나, 매우 추운 날에는 단전이나 허리 뒤쪽에 붙여 사용하면 견딜 만합니다.

구멍양말: 기존에 신던 헌 양말이나 저렴한 가격의 버선, 덧신을 활용할 수 있습니다. 발 앞쪽과 뒤꿈치 부분에 계란만 한 크기의 구멍을 두 개 뚫어서 신으면 발 시림을 줄일 수 있습니다. 단, 구멍이 너무 크거나 위치가 부적절하면 한쪽으로 쏠리거나 뒤집히고 발가락이 드러나 불편할 수 있으므로, 처음에는 작은 구멍으로 시작해 점차 적당한 크기를 찾는 것이 좋습니다. 만들기가 번거로우면 시중에 판매되는 구멍 양말을 구입하면 됩니다. 자주 세

탁할 필요는 없으며, 사용 후 신발장 한쪽에 널어 말렸다가 다음 날 다시 사용하면 됩니다

마음준비: 맨발걷기를 시작할 때 발가락의 고통이나 동상에 대한 두려움을 느낄 수 있습니다. 그러나 쉬지 않고 걸으면 발의 펌핑작용으로 혈액이 순환되어 쉽게 얼지 않으며, 약 20~30분 정도 빠르게 걸으면 발시림이 줄어드니 걱정하지 않아도 됩니다. "할 수 있다"는 마음가짐이 중요합니다.

준비운동: 추우면 몸이 경직되어 부상의 위험이 높으므로 맨발걷기 시작 전에 약 20분 이상 발목, 무릎, 허리, 목 등 관절 부위를 충분히 풀어주는 동작과 가벼운 스트레칭, 제자리 걷기로 워밍업을 합니다.

첫발딛기: 처음에는 1분도 견디기 힘들 수 있으나 "나는 할 수 있다"라고 마음속으로 주문하며 견뎌봅니다. 발이 너무 시리면 신발이나 슬리퍼를 신고 걷다가, 잠시 감각이 돌아오면 다시 맨발로 걸으며 반복합니다. 열심히 걷다 보면 시간이 지날수록 발시림이 덜해집니다.

눈길걷기: 맨발걷기국민운동본부에서 권장하는 300 vs 300은 눈길에서 300m는 맨발로, 300m는 슬리퍼를 신고 걷는 일종의

간헐적 맨발걷기입니다. 눈길이라면 슬리퍼를 들고 걷다가 발이 시리면 신고 괜찮으면 벗고를 반복하면서 벗었을 때와 신었을 때의 차이를 즐기며 깨달음도 얻을 수 있습니다.

꾸준한 실천: 맨발걷기 최상의 비결은 꾸준함입니다. 그러나 추운 날 매일같이 맨발길로 나가기는 쉽지 않습니다. "어제도 했으니 오늘도 할 수 있다"는 각오로 꾸준히 실천합니다. 혼자 하기 힘든 분은 맨발걷기국민운동본부의 동계 100일 대장정에 참여하면, 빠짐없이 인증샷을 올린 회원들에게 표창이 수여되므로 동기부여와 함께라는 소속감으로 강한 실천력을 얻을 수 있습니다.

마무리: 맨발걷기가 끝나고 발을 씻을 때 더운물이 아닌 찬물로 먼저 씻어야 하며, 세족장이 없는 경우 수건이나 물티슈를 사용하거나 추운 데서 발 닦기가 힘드니 신발 안에 비닐봉지를 신고 집에 가서 씻는 방법도 좋습니다.

발관리: 특히 고령자는 겨울철에는 뒤꿈치가 트기 쉽습니다. 잘 씻고 굳은살은 스크래퍼로 제거한 후 발크림이나 바세린을 바릅니다. 상태가 심한 경우 잘 때 크림이나 바세린을 듬뿍 바르고 비닐이나 양말을 신고 자면 효과적이며, 갈라진 곳에 통증이 심하면 습윤밴드나 스포츠밴드를 붙이고 걸으면 됩니다.

* 비권장사항: 발시림을 피하는 수단인 접지신발, 접지스트랩 등산화는 맨발걷기의 원리와 정면으로 어긋나는 방법이라 권장하지 않습니다. 접지가 된다 해도 테스트 결과, 접지효율이 낮아지며, 혈액펌핑과 지압효과는 현저히 떨어집니다. 신발을 신는 자체로 맨발걷기의 '탈 신발' 원칙과 반합니다. 특히 접지스트랩 등산화는 발을 신발감옥에 가두는 것이므로 차라리 실내에서 맨발로 접지매트 위를 걷는 것만 못합니다.

미끄러운 길 걸을 때 주의사항

겨울철 눈이 쌓인 경사길에서는 여름철 황토 내리막길을 걷는 것처럼, 뒤꿈치보다는 발가락이 있는 앞꿈치부터 내딛는 것이 좋다. 뭉툭한 뒤꿈치보다는 갈퀴 같은 발가락으로 딛는 것이 마찰계수가 높아져 덜 미끄럽다 이때 발가락에 살짝 힘을 주며 디디면 훨씬 더 안전하게 내려갈 수 있다.

겨울맨발 채비

겨울철 맨발걷기 강의

겨울 300 VS 300

겨울철 맨발걷기 실천요령

1. 가급적 하루 중 기온이 따뜻한 한낮에 햇빛이 드는 양지를 선택한다
2. 발을 제외한 모든 부분은 옷과 목도리, 장갑, 털모자 등으로 철저히 보온한다
3. 초보자는 구멍양말, 또는 덧버선 등을 착용하면 부담이 작다
4. 눈길에서는 맨발로 걷다가 슬리퍼를 신고 걷기(300 VS 300)를 반복한다
5. 절대로 한자리에 서있지 말고, 반드시 제자리걸음이라도 해야 한다
6. 땀이 나더라도 겉옷을 벗으면 감기에 걸릴 수 있으므로 함부로 벗지 않는다.
7. 눈이 많이 온 경우 짧은 구간이라도 눈을 치우고 왕복 걷기를 하는 것이 좋다.
8. 특히 눈이 녹아 슬러지화 된 곳은 발이 더욱 시리므로 피하는 것이 좋다.
9 끝나고 발 씻기는 찬물이나 상온의 물로 씻어야 동상에 걸리지 않는다.
10. 겨울엔 건조하여 뒤꿈치 갈라짐이 많으니 잘 씻고 발크림 등으로 보습, 관리한다.

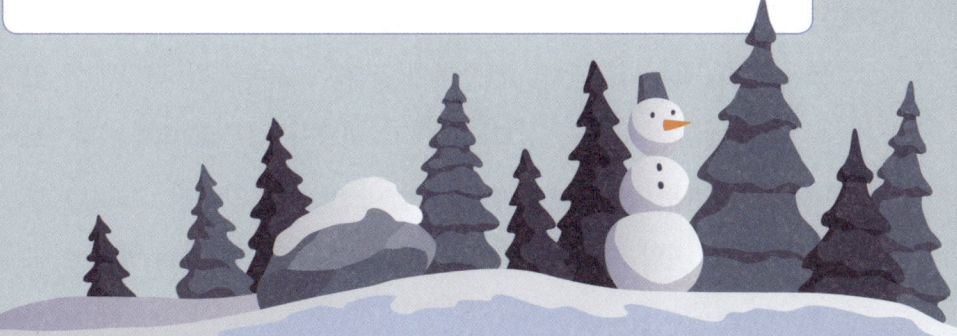

6
실내접지가 맨발걷기보다 더 좋다?

 날씨가 추워지기 시작하면 유튜브에서 실외에서 맨발걷기보다 실내접지가 더 효과적이라는 주장이 들리곤 합니다. 추운 날씨에 동상 위험도 있는데 굳이 밖에서 맨발걷기를 할 필요가 없다는 이야기입니다. 그러나 이는 맨발걷기는 접지만이 목적이 아니라는 사실을 모르거나 알면서도 그런다면 비양심의 행위입니다.

 해당 유튜버는 실외에서 인체 전압이 0V로 나오는 이유를 주변에 가전제품이 없어서 전자파 발생이 없기 때문이라고 설명합니다. 그러면서 실외보다 전자파가 많은 실내에서 접지하는 것이 더 효과적이라고 말합니다. 하지만 이는 맨발걷기의 본질을 전혀 알지 못하는 주장입니다.

 일반적으로 실외에서 전압을 재면 수십~수백 mV 정도가 측정되지만, 선사세품이 많은 실내에서는 전자파로 인해 1,000 mV를 넘기도 합니다. 반면, 전자파가 적거나 교류전원 전기장이 없는 숲속에서는 신발을 신고도 0 V로 나오는 경우도 많습니다. 실내는 전자파로 인해 인체 전압이 높아질 수는 있지만, 그것만 보고 더 높은 전압을 없애 주는 실내접지가 효과적이라는 말은 어불

성설입니다.

맨발걷기의 핵심은 단순히 얼마나 높은 전압을 낮추느냐가 아니라, 우리 몸 속에서 생성되는 활성산소를 제거하는 것이 그 목적입니다. 실외에서 맨발로 자연과 접촉함으로써 몸속에서 생성되는 활성산소를 줄이고 건강한 신체조건을 만들고자 하는 것이 가장 중요한 이유입니다. 실내접지가 더 효과적이라는 주장은 이런 본질을 무시한 채 단순히 전압 소멸에만 초점을 맞춘 것입니다.

이런 주장은 마치 더운 여름에 밖에서 운동하지 말고 실내에서 에어컨을 쐬며 운동하라는 말과 같습니다. 실내는 편안하지만, 더위를 피해 자연의 환경을 외면하고 에어컨의 시원함을 즐기는 것은 건강에 해가 될 수 있습니다. 맨발걷기의 목적은 편안함이나 접지 효율이 아닌 자연과 접촉하며 활성산소를 제거하고 적절한 운동으로 피를 순환시켜 건강을 회복하는 것입니다.

그러므로 실내접지가 더 효과적이라는 주장은 본말이 전도된 궤변이며, 이러한 주장은 전자파 차단과 접지 시공을 영업 목적으로 하는 업체들이 건강정보를 제공하는 척하면서 은근히 소비자를 유혹하는 스텔스 마케팅 수단이라 보여집니다. 온라인 상에는 이와 같은 글이나 영상이 많으므로 현혹되지 않도록 주의해야 합니다.

7
접지용품 과장광고 주의보

　어느 시대나 사람들은 더 편하고 쉬운 길을 찾으려는 유혹에 흔들립니다. 이를 이용해 최근 일부 업체에서 겨울철 동상위험을 강조하며 자신들의 상품을 홍보하고 있습니다. 그들은 겨울철 언 땅에서 발 시린 고통을 피하고 접지신발로 편하게 맨발걷기를 하라고 그럴듯한 감언이설로 맨발인들을 유혹합니다. 설득력을 높이려고 엉터리 전문가까지 내세워 접지신발 이용과 기존 등산화에 접지봉이나 접지스트랩을 장착하는 방법이 맨발로 걷는 것보다 효과적이라고 주장합니다. 그러나 그들은 자기분야의 전문가일지언정 맨발걷기 전문가는 아닙니다.

　레오나르도 다빈치가 "발은 인체공학의 최고 걸작"이라고 말한 것처럼, 발은 놀라운 기능을 가지고 있습니다. 맨발걷기는 접지효과 외에도 마치 수많은 악기가 조화를 이루는 오케스트라처럼 26개의 뼈와 근육들로 지압, 혈액 펌핑, 균형 유지 등 다양한 신경계 활동을 연주하는 종합예술입니다. 그러므로 어떤 신발이든 아름다운 연주를 방해하는 존재입니다.

　그들의 상품은 순수 맨발보다 접지효과가 떨어질 뿐만 아니라,

맨발걷기는 단순히 접지만이 아닌, 발 전체의 물리적 운동과 자극을 더한 승수효과가 있다는 사실을 무시하는 꼼수입니다. 또한 실내접지 시 콘센트 접지는 누전이나 누선전류의 위험으로 사용하면 안 된다고 별도의 접지시공을 권하는 업자들도 있으나 이는 공포마케팅입니다. 4장에서 설명한 대로 실제로 콘센트 접지는 결코 위험하지 않습니다.

힘들여서 얻는 것이 더 소중한 법입니다. 겨울철 춥다고 실내접지만 하거나 접지신발을 신고 걷는 것은 절대로 순수 맨발걷기와 비교될 수 없습니다. 맨발걷기국민운동본부가 매해 겨울마다 주관하는 '맨발걷기 동계 100일 대장정'에 참가한 이들은 추운 겨울 언 땅을 맨발로 걸으며, 그 고통을 이겨내고 더 큰 치유 효과를 경험하고 있습니다. 반면, 겨울철 추위가 무서워서 맨발걷기를 중단한 이들은 증상이 악화된 경우가 많았습니다.

실내접지용품과 접지신발은 부족한 접지시간 보완용으로 사용하는 것이지 결코 순수한 맨발걷기를 대체할 수 없습니다. 발이 시려우면 구멍양말 착용을 권장합니다. 편법 맨발걷기를 조장하는 접지신발, 스트랩 등의 구매로 돈과 시간과 건강을 잃지 마시고, 올 겨울에 순수한 맨발로 맨발걷기 100일 대장정에 도전하여 맨발걷기의 진수를 느껴보시기 바랍니다.

> 쉬어가는 글

아프리카 맨발족의 수명이 짧은 이유

맨발걷기를 권하다 보면 가끔 듣는 질문이 있습니다. "아프리카 원주민은 맨발로 사는데 왜 수명이 짧으냐"는 고약한 질문입니다. 이런 질문은 맨발걷기에 대한 부정적인 인식에서 비롯된 것이라 볼 수 있습니다.

그렇다면, 무엇이 그들의 수명을 짧게 만드는가? 실제로 맨발로 사는 원주민들의 평균 수명 통계는 찾기 어렵습니다. 다만, 아프리카 사람들의 평균 수명이 대체로 다른 대륙보다 짧다고 알려져 있습니다. 그 원인은 다음과 같습니다.

> **위생상태**: 오염된 물과 영양 부족으로 감염 위험이 높음
> **의료기반**: 병원 등 의료시설 부족으로 응급 시 제때 치료받기 어려움
> **교육수준**: 건강 관리에 대한 인식과 관리 능력이 부족함
> **환경요인**: 열악한 기후와 극심한 경제적 결핍

이는 마사이족과 같은 유목민족도 마찬가지입니다. 마사이족은 육류와 유제품을 주로 섭취하는 고지방 식단으로 영양이 다소 불균형하며, 경제적·문화적으로 열악한 환경에서 전염병에 노출되기도 합니다. 그러나 마사이족은 매일 약 19km를 맨발로 걷는 매우 활동적인 생활방식 덕분에 심혈관 건강이 매우 좋다고 알려져 있습니다.

또한, 아마존 볼리비아의 치마네족은 활동적이며, 맨발로 생활하고

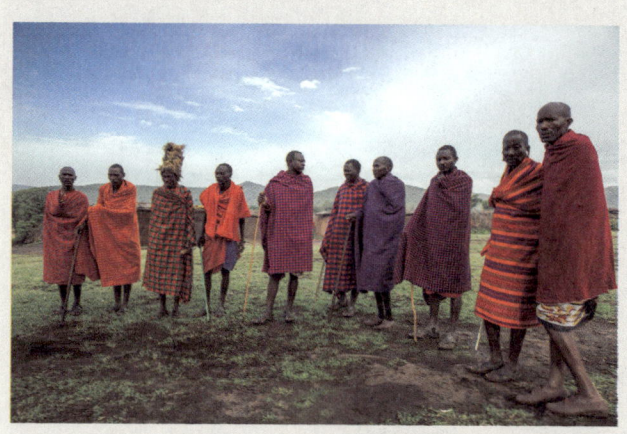

자연 속에서 자급자족합니다. 그들의 심혈관은 세계에서 가장 건강하며, 노인들의 뇌기능도 중년과 차이가 없고, 그 흔한 문명병이 하나 없이 건강하게 살아간다고 합니다. 이들의 사례는 맨발이 결코 수명을 단축시키지 않으며, 건강을 유지하는 생활방식임을 알려줍니다.

결론적으로, 아프리카의 일부 부족만 맨발로 생활하며, 그들의 평균수명이 짧다고 알려진 것은 맨발 때문이 아니라 지리적·경제적, 문화적으로 열악한 환경 때문입니다. 그러므로 맨발로 사는 부족이 수명이 짧다고 단정할 수는 없으며, 특히 치마네이족의 사례는 맨발생활이 오히려 건강장수의 비결이 될 수 있음을 시사합니다.

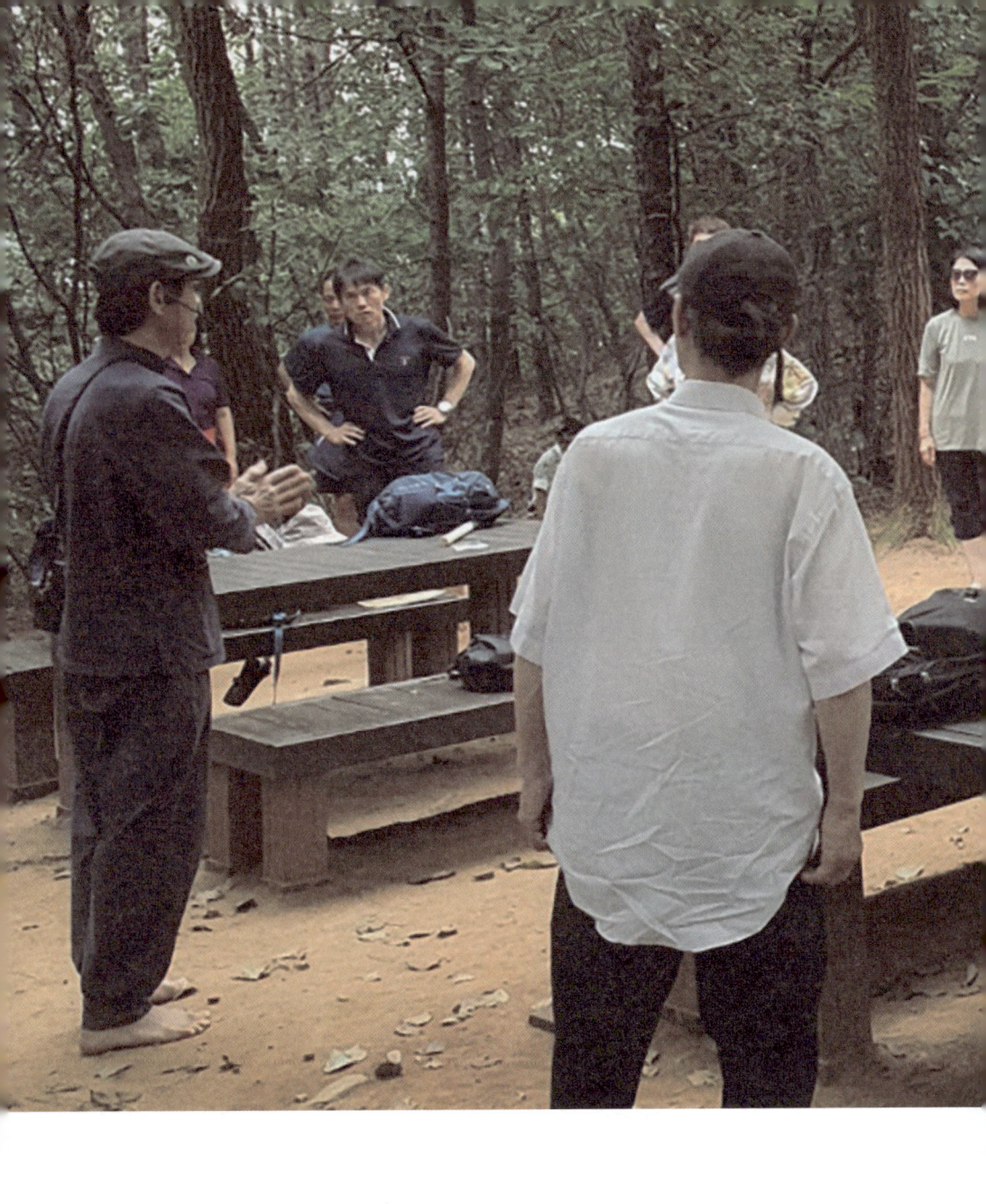

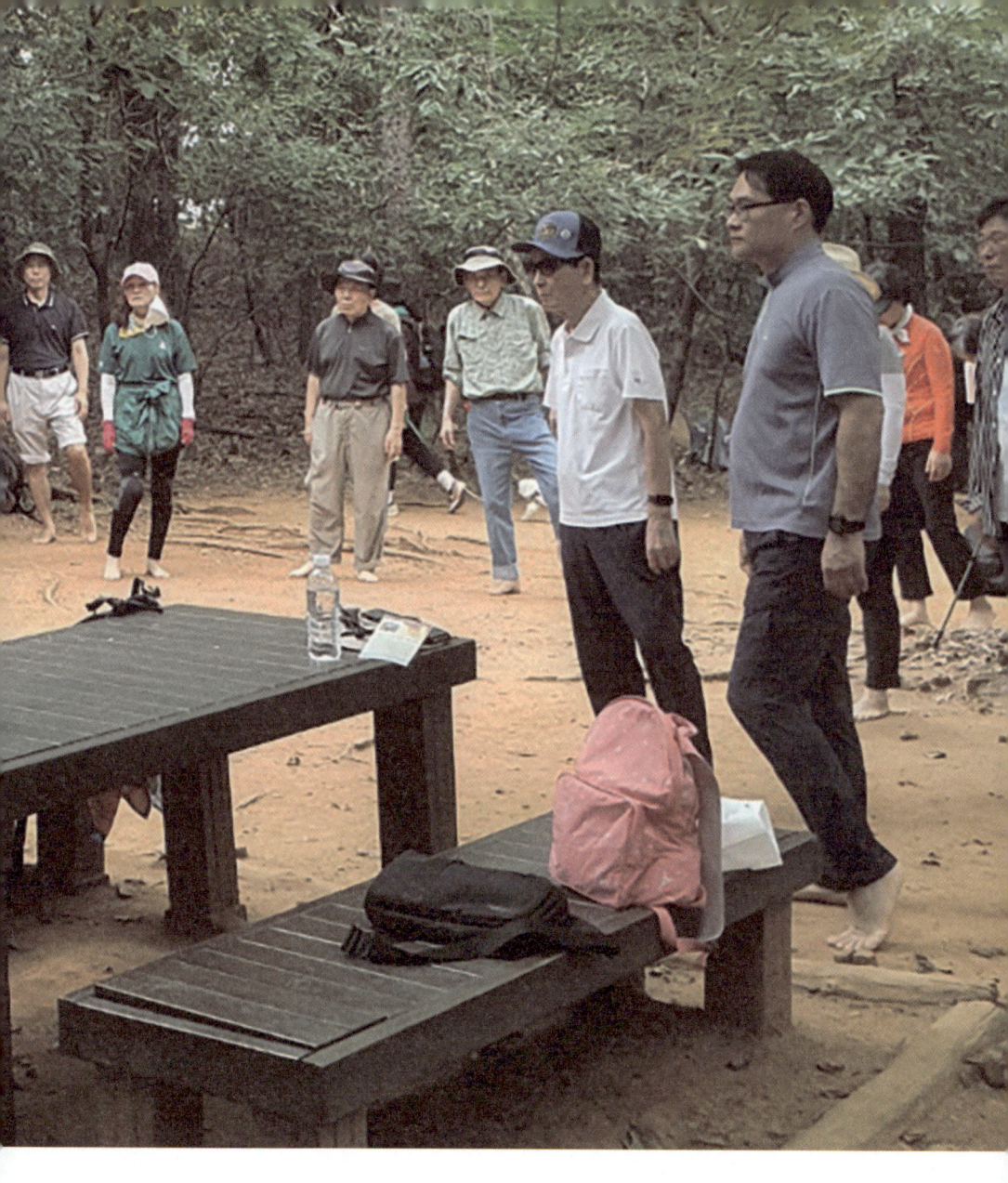

6장

치유를 위한 마음가짐

1
효과가 없다고 말하는 분들에게

맨발걷기를 처음 시작할 때 대부분은 잠을 잘 자거나 피로가 사라지며 활력을 느끼는 등 확실한 효과를 경험합니다. 시간이 지나면서 어느 순간부터는 아무리해도 더 이상 효과를 느끼지 못하는 정체기가 찾아올 수 있습니다. 경우에 따라서는 하락하는 상황이 생길 수도 있습니다. 이 시점에서 효과가 없다고 포기하는 분들도 있습니다.

하지만 공부나 운동에서 아무리 노력해도 발전이 더딘 정체기가 있는 것처럼, 맨발걷기에도 정체기가 있으며 이는 사실 치유과정에서 중요한 단계입니다.

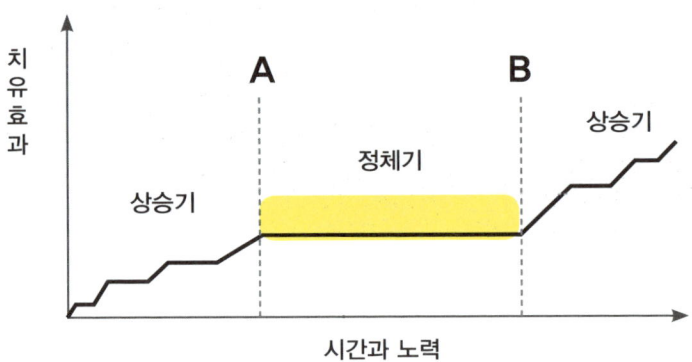

그림에서 A라는 지점까지는 노력과 비례하여 상승세를 타며 이

추세가 계속되기를 기대할 수 있지만, A-B 구간에서는 겉으로 보기에 효과가 없는 것 같아 보입니다. 하지만 내적으로는 몸과 마음이 더 큰 변화를 위해 준비하고 있는 중요한 단계입니다.

맨발걷기는 부작용이 없고 비용도 안 들고, 사람을 가리지도 않습니다. 당연히 누구에게나 효과가 있습니다. 그러나 이와 같은 정체기도 필연적입니다. 이는 사람마다 각기 다른 신체조건과 생활환경, 습관 특히 노력의 정도 등으로 발생합니다 그러므로 효과가 없다는 분들은 가일층 노력해야 하며, 스스로 병을 만드는 원인이 없는지도 점검해야 합니다.

꾸준한 노력: 개인의 노력과 환경에 따라 다를 수 있지만, 포기하지 않고 꾸준히 실천한다면 다시 한 단계 큰 도약을 할 수 있다. 꾸준한 실천이야말로 진정한 변화와 효과를 만들어내는 치유의 열쇠이다. 정체기에도 믿음을 가지고 더 열심히 걸어 나가면 도약의 기쁨을 맛볼 수 있다.

잘못된 식습관: 연못을 치울 때 한편에서 오염수가 계속 유입되면 결코 깨끗해질 수 없다. 잘못된 식습관을 유지하면서 효과를 기대하는 것은 한편으로 오염수를 들이면서 청소하는 것과 같다. 또한 혈압약 같이 장기복용 중인 약물도 몸의 자가치유 기전을 방해한다.

부족한 수면: 불규칙하고 부족한 수면은 마치 쉬지 않고 일하는 기계와 같습니다. 쉬지 않고 돌아가는 기계는 고장이 쉽게 난다. 인체는 잠을 잘 때 비로소 치유의 기전이 작동한다. 불면증이 있다면 수면문제부터 해결해야 한다.

염분부족: 구멍 난 양동이로는 물을 받을 수 없다 한때 저염식이 건강의 상징으로 여겨지던 시기가 있었는데 그 결과, 지금도 저염식을 고집하는 이가 많다. 체내 전해 질이 부족하면 전자의 이동이 원활하지 않아 활성산소 중화가 쉽지 않다. 적당한 소금을 섭취하여 전해질을 채우면 꺼진 스위치를 켜듯이 치유기전이 켜질 수 있다

2
맨발걷기는 만병통치라는 믿음

많은 이들이 맨발걷기의 효과를 제대로 이해하지 못하거나, 그 사람들은 "생로병사 중에서 늙고 병드는 것(老病)은 바꿀 수 있지만 생과 사(生死)는 어쩔 수 없다"고 말합니다. 하지만 저는 이렇게 말하고 싶습니다. "생로병사 모든 것은 맨발걷기에 달렸다"고. 조금은 억지스럽게 들려도, 맨발걷기의 원리를 이해하면 그 타당성을 인정할 수 밖에 없습니다.

자연 노화와 늙음은 다르다

노화와 늙음은 분명한 차이가 있습니다. 노화는 피할 수 없는 자연의 섭리이지만, 늙음은 질병과 함께 나이 드는 것을 의미합니다. 맨발걷기를 꾸준히 실천하면, 자연스럽게 노화는 될지라도 '늙지' 않을 수 있습니다. 맨발걷기를 통해 건강하게 나이를 먹고 병에 걸리지 않는다면, 이는 늙음을 통제하는 것이며, 건강한 삶을 오랫동안 유지할 수 있음을 의미합니다.

생과 사를 바꿀 수 있는 맨발걷기

세상은 "내 마음대로 태어나고 죽는 게 아니라고 말합니다. 그러나 맨발걷기를 꾸준히 실천하면, 생과 사도 우리의 의지에 따라 바꿀 수 있습니다. 비록 그 시기는 우리의 통제 밖에 있을지라도, 삶과 죽음의 질을 개선할 수 있습니다.

예를 들면, 임산부가 맨발걷기를 하면 본인의 건강은 물론이고, 건강한 아이를 순산(生)하게 됩니다. 또한, 맨발걷기를 실천하면 죽는 날까지 건강하게 살다가 동백꽃 같은 존엄한 죽음(死)을 맞이할 수 있습니다. 이는 맨발걷기를 통해 온전한 생로병사 모두를 변화시킬 수 있음을 말합니다.

그러므로 맨발걷기는 단순한 건강관리를 넘어 인생 전체를 바꿀 수 있는 결정적인 삶의 방식입니다. 맨발로 대지와 접촉함으로써, 우리의 몸은 지구의 자연에너지를 받아들이고 활성산소를 줄여 염증성 질환을 예방하고 치유할 수 있습니다.

세상에 어떤 약이나 치료법이 한 가지 간단한 처방으로 이처럼 다양한 질병을 치유할 수 있단 말입니까? 이는 인류역사상 듣지도 보지도 못한 놀랍고 위대한 진리입니다. 그러므로 만병통치라고 해도 결코 과장이 아닙니다. 우리의 삶에서 맨발걷기는 의지로 생로병사(生老病死) 모든 것을 변화시킬 수 있는 유일무이한 수단임을 믿어야 합니다.

3
치유를 방해하는 생각들

맨발걷기의 목적은 몸과 마음의 치유입니다. 이를 위해서는 집중이 필요하며, 명상이 도움이 될 수 있습니다. 명상이 어렵다면, 잡념을 정리하고 치유효과를 떨어뜨리는 생각들을 버리는 것이 좋습니다. 맨발걷기를 하면서 자연에 집중하지 않으면 치유를 방해하는 잡념들이 떠오르게 됩니다.

벌레 이야기

많은 사람들이 맨발길에서 만나는 지렁이나 곤충을 두려워합니다. 이는 자연에 대해 잘못된 선입견을 가지고 있기 때문입니다. 벌레도 자연에서 우리와 함께 살아가는 생명체라는 사실을 받아들이면, 두려움을 줄일 수 있습니다. 벌레를 두려워하는 마음은 자신이 벌레와 다르다고 생각하기 때문입니다. 우주자연에서 벌레와 우리가 하나라는 인식을 가지면 두려움은 사라지게 됩니다.

도토리 이야기

가을철 숲속에서 도토리를 줍는 사람들을 비난하는 이들이 많습니다. 그러나 도토리는 숲에 널려 있으며, 어차피 야생동물들이 다 먹지도 못합니다. 도토리를 줍는 사람들은 대부분 노인들이며 도토리묵을 만들며 추억과 향수를 추억하고, 묵을 자식들과 이웃에게도 나누어 줍니다. 자신은 알밤을 기분 좋게 주워가면서 도토리를 줍는 그들을 비난하는 것은 모순입니다.

잡초 이야기

산길에 잡초를 뽑아 던져 놓았다고 비난하는 경우도 있었는데 내용을 알아보니 그 잡초는 외래종으로, 생태계 교란을 막기 위해 제거한 것이었습니다. 잡초를 뽑은 이는 오히려 자연의 질서를 보호하는 일을 한 것입니다. 내 맘에 안 든다고 무조건 비난하기 전에 잘못된 선입견을 버리고, 자연의 순리와 상대의 마음을 이해하려는 태도가 필요합니다.

황토족탕과 소금 이야기

황톳길 옆에 구덩이를 파고 물을 부어 황토족탕을 만들거나 소금을 뿌리는 행위를 심하게 비난하는 경우도 있습니다. 비록 숲속 황토에 소금을 뿌리는 행동은 바람직하지 않지만, 다른 사람의 생각을 비난하기보다는 이해하고 배려하는 우분투의 마음을 가지는 것이 더 좋은 치유의 비결입니다.

애견인과의 대립

　애완동물을 기르는 사람들이 맨발걷기 길을 이용하는 것에 대해 불만이 생길 수 있습니다. 그러나 대립은 결코 자연의 순리가 아닙니다. 그들 또한 자연에서 함께 공존하는 이웃으로 받아들이고, 이해와 배려를 통해 해결할 수 있습니다.

황톳길 부직포 논쟁

　황톳길 조성 시 부직포 사용에 대한 논쟁이 자주 발생합니다. 이는 부직포가 땅과의 접지를 차단하기 때문이지만, 부직포도 수분을 머금으면 전도체 역할을 할 수 있습니다. 이미 시공된 경우에는 굳이 재시공 요구보다는, 현 상태를 유지하며 그 길의 수분을 유지하는 등 서로가 부담이 적은 방안을 모색하는 것이 좋을 것입니다.

　언급된 사안들 외에도 맨발길에는 다양한 일들이 있을 것입니다. 불만과 갈등은 치유에 도움이 되지 않으므로 깊이 따지고 들지 말고, 가볍게 툭 던져버려야 합니다. 맨발걷기는 자연과 합일을 통한 치유입니다. 사소한 작은 일들에 신경을 쓰기보다는, 이해와 포용으로 자연 속에서 큰 마음으로 그들과 하나가 되어야 진정한 심신의 건강을 회복할 수 있습니다.

4
성급한 욕심은 과유불급

우리 몸은 들어온 것이 있으면 배출해야 하고, 활동 후에는 휴식이 필요한 시스템으로 설계되어 있습니다. 그러나 우리의 생활을 보면, 몸의 자연 시스템에 반하는 방식으로 살고 있습니다. 몸을 만드는 재료인 음식은 탄수화물, 단백질, 지방, 비타민, 무기질(미네랄), 물 등의 영양소가 잘 조화되어야 합니다. 아무리 좋은 보약이라도 과하게 먹으면, 미처 처리되지 못한 것들이 몸속에 남아 문제를 일으키게 됩니다.

과유불급이란 말이 있습니다. 맨발걷기에도 적절한 균형이 필요합니다. 맨발걷기 자체는 부작용이 없는 운동이므로 많이 하면 할수록 좋습니다. 그러나 치유에 대한 성급한 욕심으로 장시간 무리하게 걷는 것은 좋지 않습니다. 대부분의 맨발인들은 이미 몸이 불편한 경우가 많은데, 이런 분들이 한꺼번에 너무 많이 걷거나 거친 산길을 걸으면 몸에 무리가 갈 수밖에 없습니다.

인체는 감당할 수 있는 이상의 부하가 걸리면 결국 고장이 납니다. 따라서 오랜 시간 동안 쉬지 않고 걷기보다는, 한두 시간씩 끊어서 충분히 휴식을 취하며 걷는 것이 좋습니다. 어떤 운동이든 좋다고 무리하게 하면 피로가 누적되어 몸이 고장 나기 쉽습니다. 특히 끝난 후에는 휴식이 필수입니다. 쉬는 동안 몸이 회복될 시간을 주어야, 치유효과를 높일 수 있습니다.

가끔 맨발로 걷고 나서 운동량이 부족한 것 같다며 다시 신발을 신고 맨발길이 아닌 코스로 연장해서 걷는 모습을 봅니다. 예를 들면, 맨발로 2~3 km 정도를 걷고서 운동량이 부족하다며 인근의 다른 산으로 신발을 신고 두 시간을 더 걷습니다. 그러나 다시 신발끈을 매는 그 순간부터 몸속의 활성산소가 다시 축적되기 시작합니다. 이는 애써 번 돈을 저축하지 않고 바로 써버려서 돈을 모을 수 없는 것과 같은 이치입니다. 그러므로 맨발로 걷는 시간과 거리가 부족하다면, 차라리 한두 바퀴를 더 도는 것이 현명한 방법입니다.

또 다른 예는 가급적 맨발길로 조성된 곳만 걸어야 함에도, 어떤 분은 일부러 마사지 효과가 좋은 거친 길로만 걷는다고 하였습니다. 얼마 전부터 그분이 안 보여서 알아보니 발을 다쳐서 치료 중이랍니다. 맨발걷기에 부작용이 없다는 말은 자연의 이치 안에서 보장되는 것이며 무리한 욕심을 부리면 없는 부작용도 생길 수 있습니다.

5
맨발감사교를 믿자

　미국의 정신병원에서는 우울증 환자들을 치료하기 위해 약물치료보다 소위 '감사' 치유법을 더 많이 사용한다고 합니다. 환자들이 자신의 삶에서 감사한 일들을 찾아내고 건강을 회복하도록 돕는 것입니다. 그런데 놀랍게도 약물치료보다 감사치유법이 더 탁월한 효과를 보인답니다.

　이 감사 치유법은 단지 정신적인 치료에만 효과가 있는 것이 아니라, 신체적인 질병에도 효과가 있습니다. "하느님, 무조건 감사합니다. 병들게 된 것도, 병들어 죽게 된 것도 감사합니다."라며 매순간 감사의 마음으로 기도하며 살았더니, 척추암 3기의 암세포가 사라지고 건강을 되찾았다는 사례도 있습니다. 이처럼 감사의 마음은 대단한 효과가 있습니다.

　흔히들 병의 원인은 스트레스라고 합니다. 스트레스의 원인은 마음의 상처와 부정적인 생각입니다. 감사의 마음을 가지면 모든 스트레스와 병을 이길 수 있습니다. 감사는 스트레스를 완화시키고 면역계를 강화하며, 에너지를 높이고 치유를 촉진합니다. 감사는 정서에 긍정적인 영향을 미쳐 혈압을 안정시키고 소화 작용을 촉진하는 등 우리 몸에 생리적인 안정을 주는 묘약입니다.

우리가 기뻐하고 감사하면, 신체의 면역체계도 강화됩니다. "감사는 최고의 항암제요, 해독제요, 방부제이다."라는 말처럼, 감사는 감기약보다 더 강력한 효능을 지닙니다. 미국 듀크대학의 연구에 따르면, 매일 감사하며 사는 사람들은 그렇지 않은 사람보다 평균 7년을 더 오래 산다고 합니다. 1분간 기뻐하고 감사하면, 신체에 24시간의 면역력이 생기고, 1분간 화를 내면 6시간 동안 면역 체계가 떨어진다고 합니다.

감사하면 나오는 신비의 만병통치약

호르몬 종류	작용과 효과
엔도르핀	모르핀의 200배 진통효과가 있으며, 스트레스 해소와 소염 효과, 면역력 증강, NK(암을 죽이는) 세포를 증가시키고 심장질환을 없애준다
세로토닌	감사한 생각을 할 때, 편안할 때 나오는 호르몬으로 좋은 곳에 갈 때, 좋은 소식을 들었을 때, 좋은 음악을 들었을 때 생산된다. 긴장해소, 혈압안정, 우울증에 탁월한 효과가 있다. 멜라토닌과 엔도르핀 생성을 돕는다
도파민	몸을 유연하게 해준다. 사랑할 때와 받을 때, 사랑하는 사람을 만났을 때, 로맨틱한 분위기에 젖었을 때 나오는 약으로. 전신의 유전자가 활성화되게 하는 효과가 있다

감사는 그 자체로 큰 위력을 발휘해 인생을 바꿉니다. 감사는 마음의 웃음을 열고 평화를 가져오는 자기 암시의 주문입니다.

"감사"라는 말을 반복하면 자연스레 얼굴에 미소가 번지고, 세상을 염세적으로 바라보는 것이 어려워집니다. 대상을 가리지 않고 감사를 반복하다 보면, 감사는 실제로 더 많은 감사할 일을 불러옵니다.

맨발걷기와 함께 감사치료를 병행하면, 우울증, 공황장애, 강박장애는 물론 조현병과 경도인지장애까지 치유할 수 있습니다. 실제로 드라마틱한 치유사례에서도 감사치료가 중요한 역할을 한 것을 확인할 수 있습니다. 그러므로 매일 웃으며 감사하십시요. 맨발걷기를 하면서 라디오나 음악을 듣기보다는 "감사합니다"라는 주문을 외우며 걸으면 반드시 신비한 효과가 있을 것입니다. 이제부터는 맨발감사교를 믿어보시기 바랍니다.

감사의 마음을 가지면 얻는 것들

신체적 이점	정서적 이점
• 수면의 질 개선 • 피로의 감소 • 혈압의 정상화 • 세포의 염증 감소 • 면역력 강화 • 신체건강 회복	• 스트레스 감소 • 긍정적인 생각 증가 • 자기존중감 증가 • 인간관계 개선 • 인내심,겸손의 함양 • 행복감 증가
• 종합건강 개선:신체적 정신적 건강을 동시에 개선	

6
맨발걷기는 진심걷기

 겨울이 찾아오면 접지신발이나 접지지팡이, 스트랩 같은 제품을 소개하는 글들이 종종 눈에 띕니다. 마치 새로운 장난감을 자랑하는 아이들처럼, 이것들을 DIY로 만드는 방법도 친절히 설명합니다. 이런 글을 올리는 이들은 보통 맨발걷기를 시작한 지 얼마 되지 않았거나 맨발걷기에 대한 이해가 부족한 경우가 대부분입니다.

 그런데 이런 글에 신기해하는 초보자들의 반응은 그렇다쳐도, 몇 년째 맨발걷기를 해온 사람들이 "금손이다, 재주가 좋다"며 찬사를 보내거나, 재료 구입처와 가격을 묻는 댓글을 달기도 합니다. 하지만 맨발걷기의 본질은 순수한 자연과의 만남, 즉 자연과 진심으로 교감하며 실천하는 데 있습니다. 맨발걷기는 생활습관병의 원인을 근본적으로 제거하고 본래의 건강한 몸으로 돌아가기 위한 생명회복 활동입니다.

 겨울철 맨발걷기는 고통스럽고 힘들어 요령을 찾고 싶어질 수 있지만, 만약 편안함을 추구한다면, 그냥 발이 편한 신발을 신고 살면 됩니다. "누우면 죽고 걸으면 산다"는 말처럼, 우리는 건강을 위해 맨발로 걷는 선택을 한 것입니다. 얼어붙은 땅이나 눈 덮인 길을 맨발로 걷는 것이 힘들고 고통스럽다고 해서, 접지신발 같은 편리한 요령을 찾는 것은 신선한 생과일을 놔두고 통조림 과일을 먹는 것과 같습니다.

맨발걷기는 순수한 마음과 맨발로 자연과 진심으로 만날 때 가장 효과적입니다. 발이 시리다고 접지신발이나 접지스트랩 등의 보조장치를 신으면 신발 때문에 망가진 발의 본질적 문제를 잊고 편안함을 선택하는 어리석은 짓입니다. 접지도구는 와상 환자에게는 필수 선택지이지만 걸을 수 있는 사람들에게는 맨발걷기를 완전히 대체하는 것이 아니고 접지를 보충하는 보조도구입니다.

아무리 접지가 잘되는 신발도 맨발로 걷는 것과는 비교할 수 없습니다. 맨발걷기가 힘들더라도 이러한 꼼수에 흔들리지 말고 진심으로 임해야 합니다. 순수한 맨발로 자연과 진심으로 만나는 순간, 그 대가가 반드시 돌아올 것입니다. 지금까지의 모든 치유사례는 접지신발 같은 보조도구가 아닌, 순수 맨발걷기의 결과임을 명심하면 좋겠습니다.

7
함께하면 더 좋은 맨발걷기

　맨발걷기는 비용도 들지 않고 부작용도 없는 신의 선물이므로 혼자서 걸어도 문제될 게 없습니다. 그러나 무엇이든 알고 하면 더 안전하게 확실한 효과를 얻을 수 있는 것처럼 맨발걷기도 알고 하면 더 좋은 점들이 많습니다. 이웃과 서로 정을 나누고 격려하며 함께 하는 맨발걷기는 혼자서 하는 것보다 훨씬 더 좋은 결과를 얻을 수 있습니다. 맨발걷기를 함께 하면 더 좋은 이유를 알아봅니다.

　첫째, 정보 공유입니다. 혼자서 맨발걷기를 하다 보면 자신의 방법이 올바른지 알지 못하여 자신감이 떨어지거나 떠도는 엉터리 정보에 솔깃할 수 있습니다. 이런 경우 누군가와 정확한 정보를 나누며 서로의 경험을 바탕으로 적절한 피드백을 받을 수 있다면 더 효과적이고 안전하게 맨발걷기를 할 수 있습니다.

　둘째, 서로 의지하고 격려할 수 있습니다. 혼자 걷다 보면 심심하고 불안하기도 하며, 동기가 약해져 그만둘 가능성도 있습니다. 또한 동병상련으로, 함께 걷는 사람들은 서로의 마음을 이해하기 때문에 서로 응원하고 격려해줌으로써 저절로 동기부여가 됩니다. 이는 단순한 단체활동을 넘어 건강이라는 공감대 안에서 정서적 지지와 유대감이 형성되어 함께라는 말만으로도 의지가 되는 힘이 있습니다.

셋째, 큰 보람을 느낄 수 있습니다. 맨발걷기를 함께하면 저절로 상대를 위하는 마음 그리고 함께라는 의식으로 사랑과 배려의 마음을 자연스럽게 공유하게 됩니다. 이를 통해 나만의 건강을 챙기는 것에 그치지 않고, 타인을 위한 마음도 자연스럽게 형성됩니다. 이는 개인의 행복만이 아닌 공동의 이익과 행복을 위해 서로 돕고 사는 인간 본연의 가치를 상기시킵니다.

맨발걷기국민운동본부는 이타행과 우분투 정신을 바탕으로 신의 사랑이요 선물인 맨발걷기를 세상에 알리는 순수한 민간자원봉사단체입니다. 더 많은 사람들에게 맨발걷기를 알리기 위해 범국민 운동을 펼치고 있습니다. 이는 단순한 봉사활동을 넘어서, 함께 사는 건강한 세상 '건강유토피아'를 위한 홍익의 실천입니다.

맨발 초보자께는 맨발걷기국민운동본부가 확실한 맨발도우미 역할을 해줄 것입니다. 기왕에 시작하는 맨발걷기를 더 확실하고 안전하게 실천하며, 이타행과 우분투를 통해 홍익인간 실천대열에 참여해보세요. 회비나 어떤 부담도 없으며, 들어오고 나감도 자유입니다. 편하게 지자체별 지회와 카카오 오픈채팅방을 통해 함께하시기를 권합니다.

 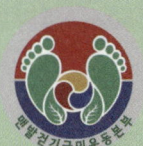 최근 맨발걷기국민운동본부 맨국본 앱이 출시되어 앱을 통해 전국 160여 개 지회가 운영 중인 오픈채팅방에 편리하게 가입할 수 있으며, 카페활동, 맨발길과 치유사례 검색 등 맨발걷기 관련 유익한 정보도 모두 무료로 얻을 수 있다.

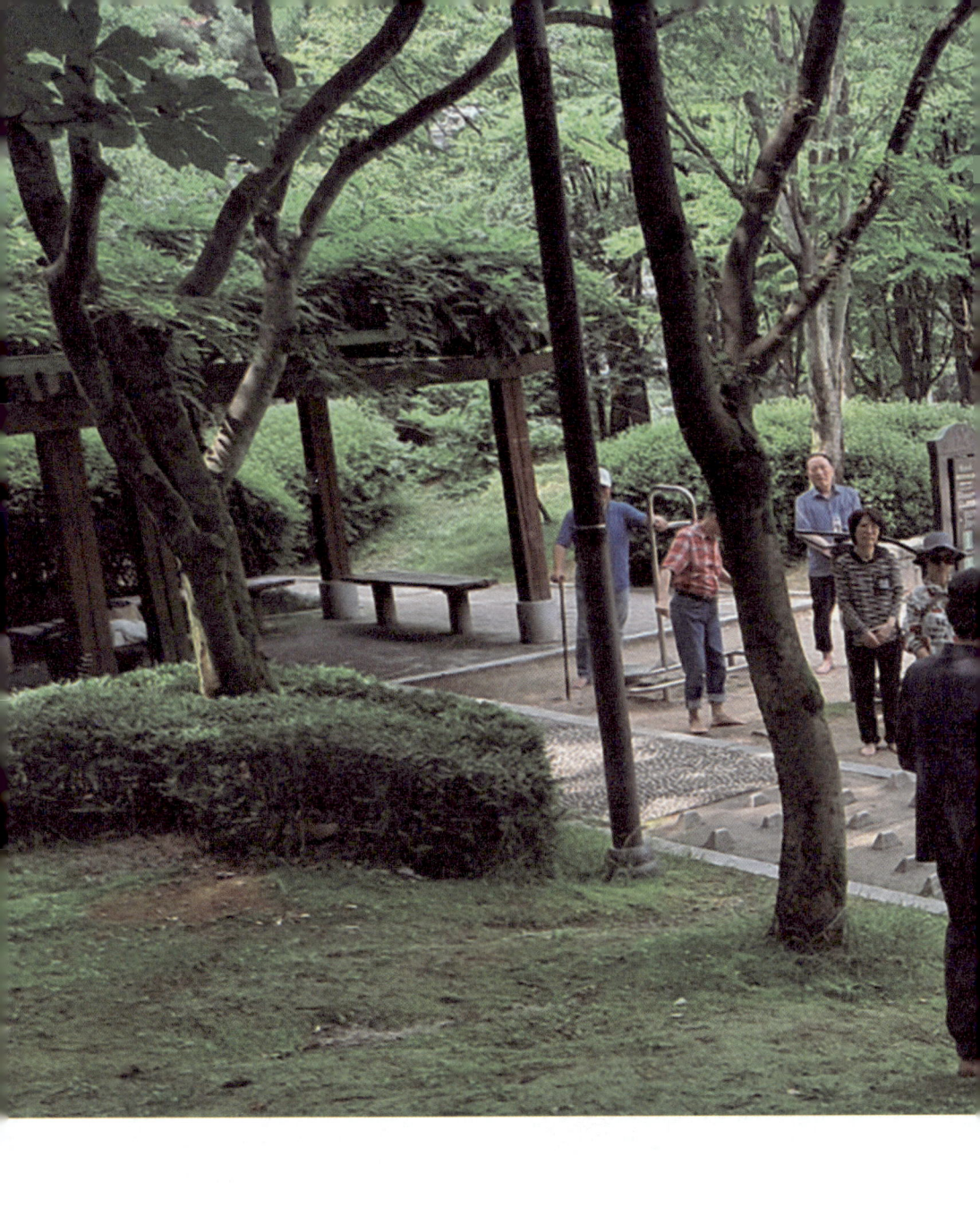

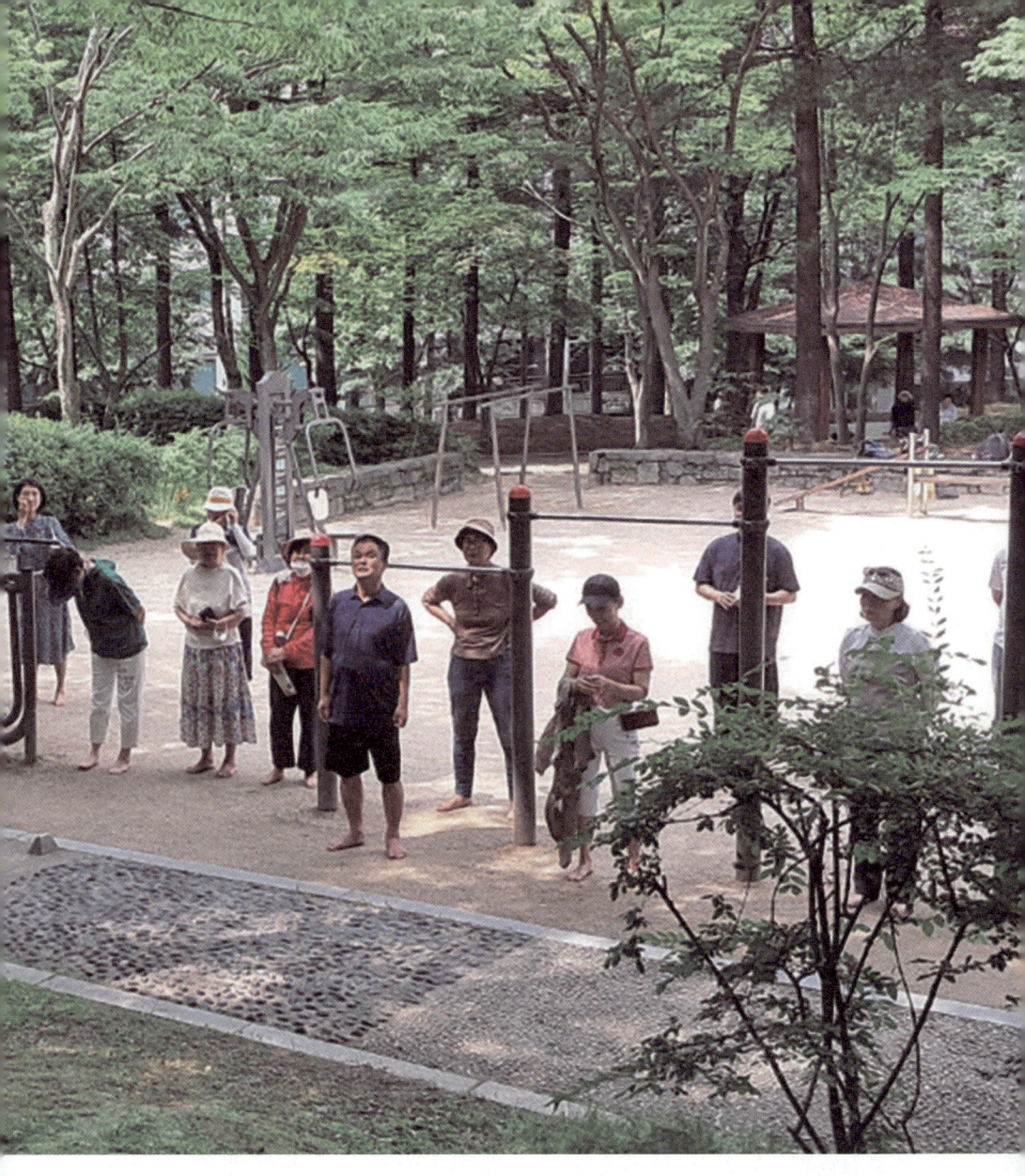

7장

치유효과를 끌어올리는 꿀팁정보

1
건강해도 맨발걷기를 해야만 하는 이유

건강은 건강할 때 지키는 것이 가장 현명한 방법입니다. 병이 발병하여 생활에 불편을 느끼기 시작하면 이미 늦은 것입니다. 물론 늦었어도 맨발과 접지로 치유할 수 있습니다. 그러나 그 전에 미리 대비하면 예방적인 차원에서 보다 효과적이며, 삶의 질을 떨어뜨리지 않고 살아갈 수 있습니다.

아건강(亞健康, Sub-Health)

아건강은 건강과 질병 사이에 있는 상태를 의미합니다. 한의학에서는 이를 미병(未病)이라고 부르며, 이는 완전한 건강상태는 아니지만 질병으로 분류되지 않는 중간 단계를 말합니다. 현대의학에서는 질병의 범주에 포함되지 않기에 무시될 수 있지만, 예방의학적 관점에서 질병이 되기 전에 관리하고 치료하는 것은 매우 중요합니다. 아건강 상태에서는 면역력이 저하되어 질병에 걸릴 확률이 높아지기 때문에 이를 간과해서는 안 됩니다.

아건강은 몸이 불편해서 병원에 가서 검사를 받아도 아무런 결과가 나오지 않고, 몸이 망가진 것은 아니지만 계속 몸에서 보내는 신호를 무시하고 방치하면 얼마 지나지 않아서 질병으로 진행 될 수 있는 상태를 말합니다. 세계보건기구(WHO)에 따르면 전체 인구 중 75%가 아건강 상태로 살고 있다고 합니다. 이는 겉으론 건강해 보여도 아건강 상태인 경우가 대부분이라는 것입니다. 이것이 건강한 사람도 맨발걷기를 반드시 해야 하는 이유입니다.

아건강에서는 특별한 증상이 없기 때문에 치유효과를 못 느낄 수 있습니다. 그러면 잠시 해보다 실천의지를 잃고 중도에 그만두는 경우도 있습니다. 따라서 맨발걷기를 시작하기 전이나 또는 맨발걷기를 하던 중이라도 자신의 아건강 상태를 점검해두면 목표가 확실해지고 자신의 몸이 좋아지는 것을 알아차리기 쉬우므로 만족감과 성취감으로 맨발걷기를 사랑할 수밖에 없을 것입니다. 간단한 체크리스트 예시를 통해 확인 해보시기 바랍니다.

자신이 비교적 건강하다 생각한 경우라도 체크된 항목이 생각보다 많을 수 있습니다. 대부분의 아건강 증상은 생활습관병입니다. 몸은 들어온 것은 모두 사용하거나 배출시켜야 하고, 적절한 휴식이 필요한 시스템인데 현대인들은 시스템 사용법에 어긋나는 생활을 합니다. 혹시 맨발걷기로 치유가 잘 안 되는 것 같으면 잘 먹고, 잘 싸고, 잘 자는지 섭생부터 체크해야 합니다. 추가적으로는 시간과 정성이 부족하지 않은지도 점검해야 합니다.

우리는 그동안 아건강 상태로 살아왔습니다. 고맙게도 그동안 우리를 괴롭혀온 각종 현대병과 아건강의 거의 모든 증상이 맨발걷기로 치유될 수 있습니다.

아건강 체크리스트

- ☐ 만성피로: 일상에서 쉽게 회복되지 않는 지속적인 피로감
- ☐ 식욕변화: 식욕감소 또는 식욕이 과도하게 증가함
- ☐ 소화불량: 소화가 잘 되지 않거나 복부 팽만감을 느낌
- ☐ 근골격계: 팔 다리 어깨를 포함한 모든 근육이나 관절의 통증
- ☐ 활력저하: 평소보다 체력이 빨리 소모되거나 피로회복이 느림
- ☐ 생식능력: 성욕 감소나 성능력에 문제, 여성은 생리기능 불안정
- ☐ 체중변화: 급격한 체중 감소나 증가 또는 조절 안되는 과체중
- ☐ 배변곤란: 변비나 잦은 설사 등 건강하지 못한 대변과 독한 방귀
- ☐ 부종증상: 특히 하체가 잘 붓고 잘 빠지지 않음
- ☐ 체온변화: 평소보다 체온이 낮거나 높게 유지됨
- ☐ 수족냉증: 평소 손발이 차고, 이불 속에서도 발이 시림
- ☐ 수면장애: 수면의 질이 낮아지거나 잠들기 어려움
- ☐ 머리통증: 원인 불명의 두통이나 편두통
- ☐ 어지러움: 균형을 잡기 어렵거나 어지럼증을 느낌.
- ☐ 적응곤란: 스트레스나 환경 변화에 대한 적응력이 낮아짐
- ☐ 정서불안: 우울, 불안, 분노 등의 감정조절이 어렵고 심리적 불안정
- ☐ 집중곤란: 평소보다 집중하기 어려움
- ☐ 만성감기: 감기와 같은 증상이 자주 발생하거나 오래 지속됨
- ☐ 피부문제: 피부가 건조해지거나 여드름 등의 피부문제와 탈모
- ☐ 기억력저하: 이전보다 기억력이 떨어짐. 잦은 건망증

- ☐ 호흡문제: 숨이 차거나 호흡이 불규칙함
- ☐ 시력문제: 눈의 피로가 증가하거나 시력 저하, 안구건조 등
- ☐ 청력변화: 이상한 소리가 들리거나 청력이 저하됨
- ☐ 연하기능: 이전보다 자주 사래가 들고 알약 삼킴이 어려움
- ☐ 잇몸질환: 이가 시리거나 툭하면 잇몸이 붓고 피가 남
- ☐ 감각이상: 손발이 저리거나 감각이 둔함

  ※ 이상의 예시 외에도 각자에 따른 특별한 증상이 있을 수 있음

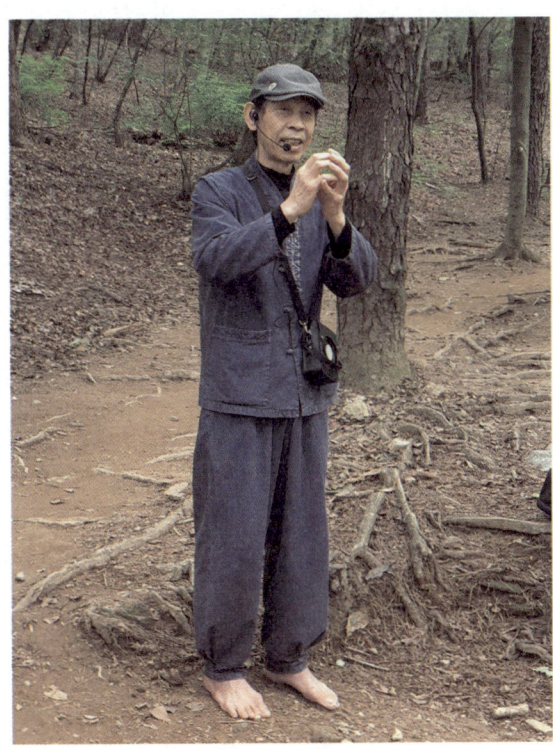

맨발강의-대모산

2
효과적인 맨발걷기란?

맨발걷기는 누구나 용이하게 할 수 있으며 병명도 가리지 않고 부작용도 없어서 혼자 대충 해도 효과를 볼 수 있습니다. 실제로 많은 분들이 지압효과나 접지효과가 무엇인지 전혀 모르고 무조건 맨발로 걸었더니 밤에 꿀잠을 잔다 하거나 수족냉증이 사라지고, 고혈압과 당뇨가 개선되고, 심지어 암을 비롯한 각종 난치, 불치병을 치유했다는 증언이 있습니다.

그와는 달리, 열심히 맨발걷기를 하는데도 효과를 잘 모르겠다, 몇 가지는 좋아졌는데 어떤 질환은 효과가 없는 것 같다는 분들도 적지 않습니다. 그분들은 맨발걷기가 만병통치는 아닌 것 같다거나, 자신하고 안 맞는 것 같다며 자조적인 모습으로 열의를 잃어갑니다. 그러나 사람마다 몸상태와 생활환경이 다르니 모든 이들이 똑같은 효과를 볼 수는 없습니다.

경험으로 보면 효과가 없다는 분들은 두 가지 경우였는데, 먼저 섭생의 문제로 무분별한 식단과 오랫동안 약물을 복용하는 경우가 가장 많았습니다. 이는 대부분 올바른 식단과 단약 등으로 해결할 수 있습니다. 두번째는 노력의 결과가 겉으로 나타나지 않는 정체기에서 효과를 못 느끼는 경우였습니다. 이는 우직하게 묵묵히 맨발걷기를 지속하면 그리도 안 낫고 신경 쓰이던 증상이 어느 날 자신도 모르는 사이에 씻은 듯이 사라지게 됩니다.

몸이 아픈 분들의 다수는 마음이 조급하다는 공통점이 있습니다. 오랜 세월동안 이곳저곳 의료쇼핑으로 시간과 돈을 허비했어도 못 고치던 병을 맨발걷기로 새로운 치유를 이제야 시작하면서, 그간의 지난했던 세월은 잊어버리고 남들처럼 빨리 낫고 싶다는 조바심은 결코 치유에 도움이 되지 않습니다.

조바심 내는 분들에게 무조건 참고 열심히 하라고 하는 것보다는, '알아야 면장을 한다'는 속담을 들려드리고 싶습니다. 이는 면면장*에서 유래되었다는 설이 있으며, 그 의미는 어떤 일을 하려면 관련된 학식과 실력을 갖춰야 함을 말합니다.

비록 맨발걷기가 단순히 신발만 벗으면 되는 손쉬운 방법이지만 원리를 알고 하는 것과 모르고 하는 것에는 확실한 차이가 있습니다. 우선 잃어버린 건강을 찾으려면 그 원인이 무엇인지부터 곰곰히 생각해야 합니다. 그리고 맨발걷기의 치유원리를 공부하고 바르게 실천하면 훨씬 더 좋은 효과를 볼 수 있습니다.

---

* **면면장:** 〈논어〉 '양화편'에서 나온 표현으로 아는 것이 부족해 눈앞에 높은 담벼락만이 존재하는 것처럼 느껴지는 마음이 바로 면장(面墻)이고 배움에 힘써 면장에서 벗어나는 것을 '면면장'이라고 한다. 속담 '알아야 면장을 한다'는 여기에서 나온 말장난이라는 설이 있다.

3
명현반응과 부작용의 구분 및 대처법

맨발걷기를 시작하면 이것이 부작용인지 명현반응인지 구분하기 어려운 증상들이 몸에 나타납니다. 또한 오랫동안 맨발걷기를 하였더라도 가끔 이상한 증상이 나타나기도 합니다. 그러면 당사자는 무엇인지 잘 모르니 불안합니다. 한의학에서는 명현반응을 치료과정의 자연스러운 현상으로 봅니다. 그러나 현대의학은 명현반응을 전혀 인정하지 않아 부작용과 구분하지 못합니다. 그래서 낯선 현상이 무엇인지 잘 모르니 불안합니다.

명현반응이란

치유 과정에서 일시적으로 생기는 호전현상으로, 신체 내부의 독소나 노폐물이 배출되면서 잠시 겪는 증상입니다. 이는 마치 오염된 호수를 정화할 때 바닥에 쌓인 오염물질을 퍼내면 물이 잠시 혼탁해지는 것과 유사합니다. 그러나 시간이 지나면 오염물질이 제거되어 호수가 맑아지듯이, 몸 안에 쌓여 있던 독소들이 제거되면 깨끗하게 사라집니다.

맨발걷기로 혈액이 맑아지면 혈액순환이 개선되면서 혈관 벽에 붙어 있던 찌꺼기나 혈전이 혈류를 따라 이동하게 되고, 이로 인해 발바닥이 따뜻해지거나 화끈거리는 느낌, 몸이 가려운 증상, 또는 벌레가 기어가는 듯한 감각 등이 나타날 수 있습니다. 일본 의사 신도 요시하루는 이것이 치유의 증거이므로 반응이 강할 수록 효과가 좋으며, 독소는 표면에서부터 피부와 땀을 통해 배출되고, 중간 단계에서는 구토를 통해, 더 깊은 곳에서는 대소변을 통해 배출된다고 합니다.

대처법

이는 일시적으로 나타나는 현상으로 몸 상태가 개선되면 사라지는 증상으로 보통 며칠에서 몇 주 정도 지속되다가 없어지므로, 이런 현상이 나타난다고 해서 크게 걱정할 필요는 없습니다. 그러나 증상이 너무 심하거나 불편하다면 맨발걷기 시간을 조절하며, 신체가 적응할 수 있는 휴식시간을 주는 것이 좋습니다.

> 모든 경우의 명현반응 시 맨발걷기를 하면서 실내에서도 접지제품을 이용하여 최대한 접지를 지속하는 것이 회복을 앞당기는 가장 좋은 방법이다.

명현반응 증상과 대처법

증상		내용
발적, 발진 열감, 가려움증	원인	맨발걷기 초기에 혈액순환이 급격히 개선되면서 혈관 벽에 있던 혈전이 이동할 수 있으며 이때 발에 열감과 함께 몸이 가려울 수 있다
	대처	혈액순환이 개선되며 나타나는 증상이므로, 걷기 강도를 조절과 휴식이 중요함. 몸이 적응하는 것에 맞춰 점진적으로 강도를 늘려간다
피로감, 불면, 기침, 가래	원인	장기가 원래의 기능을 회복하면서 기운이 없어지고 무기력해질 수 있다. 이는 장기들이 회복하는 과정에서 일시적으로 나타나는 증상이다
	대처	충분한 휴식을 취하고, 균형 잡힌 식사를 통해 에너지를 보충한다. 무리하지 않고 중단 없이 꾸준히 걷는 것이 좋다
눈물, 콧물, 귓물, 출혈	원인	체내 노폐물과 독소가 배출되면서 눈곱, 여드름, 습진이 생길 수 있다. 이는 피부와 소변, 땀으로 독소가 배출되는 과정에서 나타나는 증상이다
	대처	피부 보습에 신경 쓰고, 청결을 유지한다. 대부분 2주 정도 지나면 좋아지는데 개인의 상태와 맨발걷기 실천노력에 따라 달라질 수 있다
부종, 통증, 경련, 저림	원인	발바닥 피부는 돌이나 거친 지면에 자극을 받으면 발진이나 찰과상이 생길 수 있으며, 사용하지 않던 근육과 관절을 사용하면서 발이 붓기도 한다
	대처	발에 상처가 나지 않도록 주의하고, 걷기 전 충분히 발운동을 해준다. 발에 부기가 생기면, 깨끗이 닦고 마사지 해주며 충분한 휴식을 취한다
설사, 변비, 가스, 방귀	원인	체내 독소가 분해되면서 어지럼증, 메스꺼움, 구토, 몸살, 설사 등의 증상이 나타날 수 있다. 이는 급격한 독소 배출로 인한 과민반응이다
	대처	수분을 충분히 섭취하고, 걷기 후에는 가벼운 식사를 통해 위장과 소화기관의 부담을 줄인다. 꾸준히 맨발걷기를 지속하면 사라진다

부작용

사실 명현반응과 부작용은 두부 자르듯 명확하게 구분하기 힘듭니다. 맨발걷기 자체로는 부작용이 없지만, 갑자기 무리를 하면 부작용이 생길 수 있습니다. 신발을 신고 살면서 약해진 근육으로 갑자기 무리한 맨발걷기를 하면 몸이 따라가지 못합니다. 처음부터 욕심을 내서 걷거나 무리하게 거친 길을 걸으면 당연히 고장이 나게 됩니다. 이것은 몸에서 그러면 안 된다고 보내는 경고입니다.

대부분의 부작용은 욕심으로 무리를 했기 때문으로 이러한 현상은 차분히 생각해보면 본인이 가장 잘 알 수 있습니다. 부작용을 예방하려면 시작하기 전에 준비운동을 철저히 하고 안전한 장소에서 올바른 걸음걸이와 자세로 자신의 체력에 맞게 시간과 강도를 적절히 조절해야 합니다.

부작용의 원인

무리한 걷기	처음부터 지나치게 오랫동안 걷는 경우에 발목, 발등, 무릎 등에 근육이 부담이 크게 되어 부기와 통증이 나타난다
잘못된 보행	잘못된 자세나 걸음걸이로 인해 발바닥에 물집이나 티눈이 생기거나, 염증이 발생하며 또한 발목과 무릎, 고관절, 척추 등에 부담을 줄 수 있다.
불안정한 길	맨발걷기에 적합하지 않은 돌밭길이나 거친 경사길을 무리하게 걸으면 족저근막염이나 발목이나 발가락 등에 골절 또는 염좌가 발생할 수 있다.

4
사람마다 다른 치유효과

똑같은 질환의 사람에게 동일한 방법을 적용하더라도 치유 효과가 각기 다릅니다. 병의 발생원인과 기간이 다르고, 각 개인의 생활습관과 섭생 등 복합적인 요인이 모두 다르기 때문입니다. 병의 원인이 다르면 치유에 필요한 조건이 다르며, 실천방법에 따라서 다를 수 있습니다. 일반적으로 급성에 비해 만성질환은 치유에 더 많은 시간이 필요하며. 심각한 만성질환이라면 치유에 더 많은 시간과 노력이 필요합니다.

섭생과 치유 효과

치유에 있어서 섭생은 매우 중요한 변수입니다. 보통 섭생을 단순히 음식을 먹고 배출하는 식습관으로 생각합니다, 그러나 질병 치유에서는 자는 것과 운동을 포함한 생활습관과 마음가짐 등 일상생활 전반을 통틀어 점검해야 합니다. 섭생의 균형이 잡히지 않으면 그 어떤 치료법도 충분한 효과를 기대하기 어렵습니다. 이는 맨발걷기 치유에서도 매우 중요합니다

식습관과 수면

　제일 먼저 점검해야 할 것이 식습관입니다. 내가 먹는 음식이 내 몸을 만드는 재료이기 때문입니다. 아무거나 입에서 당기는 대로 기분대로 먹는다면 내 몸은 품질이 낮아질 수 밖에 없습니다. 비건(vegan)처럼 완전 채식은 아니더라도 균형 잡힌 식단으로 신경 쓰며 가려 먹는 식습관이 필요합니다.

　식습관 못지 않게 수면의 질은 치유에 있어서 매우 중요한 요소입니다. 신체는 잠을 자는 동안 스스로 회복하고 치유하는 기능을 수행하기 때문입니다. 규칙적이고 충분한 수면은 치유에 필수입니다. 그러므로 불면증이 있다면 그만큼 회복 속도가 느려지게 됩니다. 이런 경우는 수면부터 개선해야 합니다.

마음가짐

　식단과 수면에 이어 생각도 치유에 큰 영향을 미칩니다. 몸이 아프다고 해서 단순히 육체적 치료만을 생각하면 치유되기 힘든 경우가 많습니다. 스트레스가 만병의 근원이라는 말은 그만큼 정신적 요소도 중요하다는 이야기입니다. 그러므로 긍정적인 마음으로 치유에 임하는 사람은 빠른 회복을 경험할 수 있습니다. 이는 플라시보효과처럼 마음이 치유에 미치는 영향이 상당하다는 것을 보여줍니다.

　전립선암 말기였던 박성태 님의 사례가 대표적입니다. 병원에서 치료가 불가능하다는 판정을 받고 절망적인 상황에서 '맨발로 걸어라'〈박동창 著〉 책을 읽고 맨발걷기를 시작했습니다. 그리고 오직 '나는 낫는다'는 신념 하나로 맨발걷기를 실천한 결과, 불과 2개월만에 PSA 수치가 935에서 0.059로 떨어졌고 암이 치유되는 기적을 경험했습니다. 이는 치유에 임하는 마음가짐이 얼마나 중요한지를 잘 보여주는 사례입니다.

생활 습관

생활습관도 매우 중요합니다. 우리 몸에 질병이 생긴 것은 신발을 신고 살면서 땅과 차단된 생활로 인한 것입니다. 그러므로 맨발걷기를 마치고 다시 꼭 맞는 신발을 신으면 치유효과가 떨어질 수 있습니다. 이는 마치 밑 빠진 독에 물을 붓는 것과 마찬가지입니다. 신발을 신는 습관으로 생긴 병을 고치려면 일상에서 가급적 신발을 신지 않거나 신더라도 큰 신발을 신도록 노력해야 합니다.

또한 그동안 아무런 효과도 없었던 기존의 치료법에 여전히 매달려서 약이나 영양제에 의존하면, 치유효과는 제한적일 수 있습니다. 특히 고혈압이나 당뇨, 고지혈 등은 증상을 고치는 것이 아니라 수치만 관리하는 약물을 계속 복용하면서 맨발걷기를 하는 경우 치유효과가 반감될 수 있습니다.

5
맨발걷기와 섭생은 불가분의 관계

우물이 오염되었을 때, 맑은 물만 공급한다고 해결되지 않습니다. 먼저 더러운 물이 들어오는 유입구를 차단해야 합니다. 맨발걷기의 항산화 효과와 혈액 희석 효과는 인체의 생명수인 피를 맑게 해주는 작용을 하지만, 음식이 몸 안에서 계속 오물을 만들면 우리의 건강회복은 요원합니다. 비워야 채워지는 것은 자연의 이치입니다. 아무리 좋은 방법이라도 자연의 이치를 넘어설 수는 없습니다.

자연의 이치를 따르는 섭생은 그만큼 중요하므로 맨발걷기와 함께하는 수레의 양 바퀴라고도 말합니다. 섭생의 요소는 크게 세 가지로 볼 수 있습니다.

- **건강식단:** 내 몸을 만드는 재료와 살아가는 필수 에너지 공급
- **생활습관:** 내 몸을 치유하는 시간인 수면시간과 규칙적 운동
- **마음가짐:** 내 몸을 다스리는 마음의 절제와 건강에 대한 집중

이 세 가지가 모두 중요하지만, 생명을 유지하기 위해 반드시 먹어야만 하는 식품이 가장 중요합니다. '내가 먹는 것이 내 몸이

된다'는 명제는 항상 '참'입니다. 그런데 현대인들은 감각적인 입맛을 좇아 패스트푸드와 가공식품을 즐기고 흡연과 과음으로 몸을 오염시킵니다. 아무리 좋은 항산화 식품을 챙겨 먹어도 정크푸드를 즐긴다면 밑 빠진 독에 물 붓기 입니다.

건강한 삶에서 올바른 식생활은 필수입니다. 자연 그대로의 먹거리를 섭취해야 새롭게 만들어지는 내 몸이 건강체가 되는 것은 당연한 이치입니다.

그동안의 수많은 치유사례를 보며 자연이 담긴 생채식과 통곡물이 치유를 돕는다는 사실을 꾸준히 증명하고 있습니다. 양질의 항산화 식품은 육류나 생선보다는 신선한 야채와 과일이 대부분입니다. 야채와 과일이 좋은 항산화 식품인 이유는 맨발걷기와 섭생의 근본이 자연(自然)이기 때문입니다. 모든 생명체는 지구의 땅속에 뿌리를 박거나 땅과 접촉하면서 살아가면서 땅속의 무궁한 생명의 자유전자를 받아야 건강합니다.

그 다음은 균형 잡힌 생활습관입니다. 건강을 위해 음식을 가려 먹더라도 흡연과 과음 습관은 건강궤도 이탈의 원인이 됩니다. 특히 수면시간은 몸 안의 의사가 나를 치유하는 시간입니다. 그 시간에 잠을 자지 않으면 내 몸의 의사가 일을 할 수 없습니다. 또한 인체 각부의 기능을 제대로 유지하려면 꾸준히 운동을 하는 습관이 필수입니다.

다음은 평온한 마음 관리입니다. 흔히들 스트레스가 만병의 근원이라고 말합니다. 마음이 불안정하면 스트레스가 쌓이고, 이는 신체에 부정적인 영향을 미쳐 각종 질병의 원인이 될 수 있습니다. 그러므로 스트레스 관리와 마음의 평정을 유지하는 것이 건강한 삶을 유지하는 비결입니다. 이를 위해 명상이나 마음공부를 추천합니다. 명상은 마음의 안정을 찾는 데 매우 효과적입니다.

맨발걷기는 그 자체만으로도 가장 확실한 자연회귀의 방법이므로 섭생이 조금 부족하더라도 효과는 있습니다. 그러나 섭생이 함께 받쳐주면 완전체의 시너지로 질병 치유의 만능키가 될 수 있습니다. 맨발걷기와 섭생은 반드시 함께 해야 하는 불가분의 관계로 자연(自然) 안에서 둘이 합쳐지면 온전한 하나로 귀결됩니다.

생채식이 좋은 이유

식생활은 큰 병에 걸리거나 특별한 계기가 있기 전에는 바꾸기 어려운 습관입니다. 그러나 건강한 삶을 지향하는 맨발인에게는 바른 식생활의 실천이 매우 중요합니다. 특히 치유효과를 올리고 싶은 경우에는 꾸준한 맨발걷기와 함께 싱싱한 야채와 과일, 통곡식으로 건강식단을 꾸리는 일이 필수적이라고 할 수 있습니다.

채식이 육식보다 좋은 이유를 알아보겠습니다. 식물은 땅으로부터 받은 자유전자를 잎과 뿌리, 열매 등에 저장합니다. 반면, 동물은 땅으로부터 받은 자유전자를 자신의 생명활동에 모두 소모하고 저장하지 못합니다. 물론 동물도 땅을 통해 자유전자를 받아 건강하게 살아갑니다. 그러나 동물은 자체의 생리적 특성상 땅에서 받은 자유전자를 자신의 생명 유지 활동에 소진하여 체내에

남는 것이 거의 없습니다.

반면 식물은 땅속에 있는 자유전자를 받아 햇빛과 물과 탄소동화작용으로 광합성을 통해 영양분을 만들고 그 영양분을 축적하는 과정에 자신의 세포 속에 자유전자도 함께 축적합니다. 따라서 자유전자가 그대로 세포조직에 살아있는 생채식은 몸속의 활성산소를 제거하는 항산화제 작용을 하는 것입니다.

야채와 과일은 광합성 과정에서 함께 생성된 유기물을 저장하며, 이 유기물에는 항산화 성분이 포함되어 있습니다. 싱싱한 야채와 과일에는 비타민 C, 비타민 E, 베타카로틴과 같은 항산화 물질이 풍부하게 들어있습니다. 이 물질들은 자유전자를 제공하여 활성산소와 반응하고, 산화 스트레스를 줄여줍니다. 그러므로 식물은 항산화 작용을 도와주는 식품이 되는 것입니다.

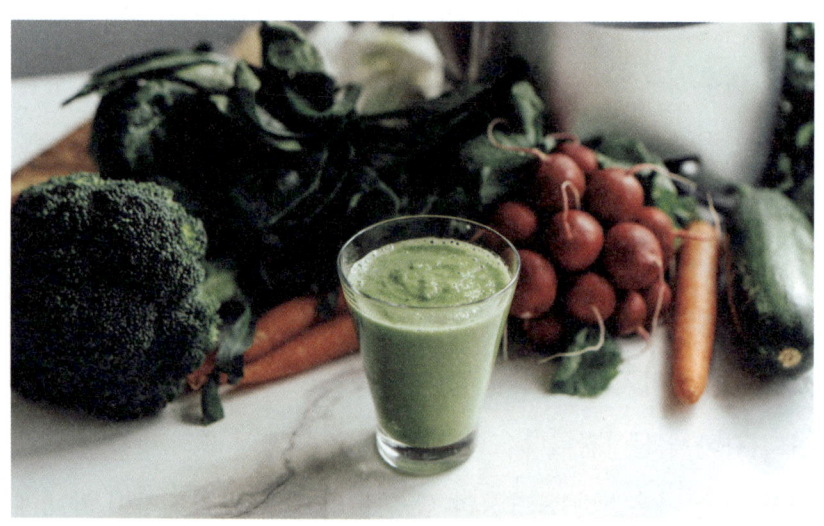

6
발바닥 통증과 통즉불통

처음 맨발로 땅을 디딜 때 발바닥이 심하게 아플 수 있습니다. 그 이유는 발바닥의 반사구와 신경망으로 연결된 신체 여러 부위의 건강상태가 안 좋기 때문입니다. 신체의 어떤 부위가 안 좋으면 관련 반사구 주위 감각세포가 예민해져서 작은 자극에도 통증을 느끼게 됩니다.

동의보감에 통즉불통, 불통즉통(通卽不痛, 不通卽痛)이란 말이 있습니다. "기가 통하면 아프지 않고, 기가 통하지 않으면 아프다"는 뜻으로 이는 우리 몸의 기혈순환이 원활하게 이루어지면 몸이 아프지 않고, 원활하지 못하면 질병이 생긴다는 동양의학의 핵심원리가 담긴 말입니다.

기혈은 다른 말로 생체 에너지라고도 할 수 있습니다. 막힘 없이 온몸에 고르게 퍼져 흐르면 신진대사가 정상적으로 이루어져 몸이 편안하고, 에너지가 막혀서 흐르지 못하면 그곳은 불편감이나 통증을 느낍니다.

어른들은 대부분 오랜 세월 신발을 신고 살아서 피와 림프 등 기혈순환이 막힌 상태입니다. 거기다 각종 현대병들까지 있으면 맨발로 처음 땅을 디딜 때 작은 모래 알갱이에도 아프다고 얼굴을 찡그립니다. 그에 비해 아이들은 신발로 인한 피해가 거의 없거나 작기 때문에 처음 맨발로 땅을 밟아도 신나게 뛰어 다닙니다. 그러므로 발바닥이 많이 아플수록 몸이 많이 망가졌다는 신호이며 그만큼 맨발걷기가 더 필요하다는 반증입니다.

발바닥의 아픔을 견디며 꾸준히 걸으면 신경회로 종말세포의 자극으로 혈관을 확장하여 통증이 줄어듭니다. 신경회로는 뇌의 전기신호가 흐르는 길이며, 전기신호가 뚫리면 막혔던 혈관의 피 흐름도 좋아집니다. 결국 기혈이 통하여 통증이 감소하게 됩니다. 이것이 통즉불통의 원리입니다.

지압자극으로 막힌 신경을 풀어주는 과정에서 통증이 더 심해질 수도 있습니다. 그러나 그 통증은 좋아지기 위한 일종의 회복통입니다. 막힌 걸 풀면 통증이 줄어듭니다. 그 막힘을 풀어주는 것이 바로 맨발걷기 지압효과입니다. 그래서 부드러운 바닥보다 거친 바닥이 더 아프지만 치유에 더 효과적입니다.

사람에 따라서 통증의 정도와 기간은 다르지만 인내하며 열심히 맨발로 걸으면 발바닥 통증은 서서히 줄어듭니다. 발바닥이 많이 아프다면 무리하지 말고 맨발걷기 시간과 강도를 적당히 조절하며 꾸준히 걸어야 합니다. 아프다고 포기하면 건강천국과는 영원히 멀어집니다.

7
통증에 대한 새로운 인식

통증은 피하고 싶은 대상이지만 사실 매우 고마운 신호입니다. 통증은 우리 몸이 보내는 중요한 경보시스템으로 몸에 문제가 발생했음을 알려주는 중요한 역할을 합니다. 예를 들어 뜨거운 냄비 뚜껑에 손을 댔을 때 "앗 뜨거워!" 하며 놀라 손을 뗀 경험이 있을 것입니다. 이는 더 큰 화상을 방지하라는 통증의 경고 덕분입니다. 통증을 통해 우리는 몸의 이상을 인지하고, 해당 부위를 치유하는 데 필요한 단서를 얻을 수 있습니다.

치유에서도 통증은 중요한 역할을 합니다. 지압이나 마사지 요법을 사용할 때 느끼는 통증은 문제가 있는 부위를 찾아내는 힌트입니다. 통증 부위는 일종의 TP(Trigger Point)로 작용하며, 집중적으로 관리할 포인트입니다. 통증 부위를 적절히 자극하면 뇌는 해당 부위에 문제가 있음을 인식하고, 그곳으로 맑은 피와 산소를 보내어 손상된 세포를 교체하는 과정을 촉진하게 됩니다.

처음 맨발로 걸을 때 발바닥에 통증이 있다면, 이는 발바닥 근육에 문제가 있거나 그 부위와 연결된 장기에 이상이 있다는 신호입니다. 이때 무리하지 않는 범위내에서 통증을 참고 꾸준히 걷다 보면 점차 통증이 줄어들게 됩니다. 이는 관련장기의 문제가 해결되고 있음을 의미합니다. 발바닥이 아파도 참고 꾸준히 걷다 보면 통증이 줄어들고 몸도 치유됩니다. 그러므로 통증은 단순히 두려워하고 피해야 하는 대상이 아니라, 우리 몸을 보호하고 치유하는 의사입니다.

간혹 통증이 사라졌다가 다른 부위에서 새로운 통증이 나타나기도 합니다. 이러한 현상은 우선순위 원칙에 따라 작동하는 통증억제시스템에 의해 발생합니다. 통증억제시스템은 신경계가 여러 통증을 한꺼번에 처리하지 않고, 가장 심각한 문제부터 우선적으로 대응하는 방식으로 작동합니다.

맨발걷기는 땅에서 받아들인 자유전자는 염증을 억제하고 신경계와 면역계를 안정시키며, 몸의 중요한 문제들을 스스로 치유합니다. 이 과정에서 새롭게 나타나는 통증은 부작용이 아니고 신경계가 최우선 통증에 집중할 때 잠복했던 차 순위 통증이 위로 올라오며 나타나는 현상입니다.

그동안 없던 통증이 갑자기 생겼다고 겁을 먹거나 맨발걷기를 멈추면 안됩니다. 오히려 꾸준하게 걷는 것이 문제를 해결하는 열쇠입니다. 통증은 우리 몸이 더 건강해지기 위한 신호이며, 동시에 스스로 회복하려는 과정의 시작이기도 합니다. 이제 치유과정의 통증을 긍정적으로 받아들이는 새로운 인식이 필요합니다.

8
신발에 대한 고정관념 버리기

신발은 발을 보호하고, 스타일을 표현하며, 스포츠 성능을 강화하기 위한 중요한 도구로 인식되고 있습니다. 하지만 신발이 가져오는 혜택이 모두 진실인지 신발의 정체를 살펴봅니다.

발의 보호: 신발과 맨발은 비닐하우스의 채소와 노지의 채소에 비유할 수 있습니다. 신발은 날카로운 물체나 오염으로부터 발을 보호해줍니다. 그러나 신발을 지속적으로 신으면 발의 기능이 약화되어 족저근막염이나 발목염좌, 디스크 같은 근골격계 질환이 발생할 수 있습니다. 추운 날씨에는 발을 보온해주지만, 스스로 온도를 유지하는 기능이 퇴화되어 수족냉증의 원인이 됩니다.

충격흡수와 펌핑효과: 신발의 쿠션은 걷거나 뛸 때 충격을 흡수한다고 알고 있지만, 실제로는 발 아치가 본래 가지고 있는 완충기능을 저하시켜서 관절과 척추에 무리를 주고, 장기적으로 관절염 등 근골격계 질환을 유발합니다. 맨발로 걸으면 발의 아치를 강화 시키고, 혈액을 펌핑하여 혈액순환을 개선해줍니다.

지지력과 균형감각: 신발은 아치를 약화시켜서 구조적인 평발

을 만들 수 있습니다. 맨발로 걸으면 발 아치를 자연스럽게 강화시켜 발의 구조를 튼튼하게 하고 발바닥의 감각신경이 활성화되며, 발가락을 부챗살 같이 활짝 펴서 균형잡기가 쉬워집니다.

감염 위험 감소: 신발이 세균감염을 막아준다고 하지만 오히려 전자결핍으로 면역력이 약해져 신체가 질병에 더 취약해집니다. 무좀은 세균에 감염되는 대표적인 발질환으로 맨발로 땅을 밟으며 땅속의 자유전자를 받아들이면 무좀균이 살 곳이 없어집니다.

편안함: 신발을 신으면 발 근육을 덜 쓰게 되어 편안함을 느낄 수 있지만, 이는 발이 본래 할 일을 하지 않아서 약해집니다. 편하려고 누워만 있으면 병들어 일찍 죽게 됩니다. 맨발걷기는 건강의 절대비결입니다.

자세 개선: 신발은 발의 형태를 왜곡하고 체중을 한쪽으로 쏠리게 만들어 관절염이나 디스크, 척추측만증 같은 인체불균형성 질환을 유발합니다. 맨발로 걸으면 체중을 고르게 분산시켜 자연스러운 자세를 유지할 수 있습니다. 실제로 맨발로 걸으면 퇴행성 관절염과 오십견이 낫기도 합니다.

운동능력 향상: 신발은 운동능력 향상에 기여하지만, 실제생활과 거리가 먼 극단적인 능력향상을 추구하는 스포츠는 오히려 신

체에 큰 부담을 줍니다. 실제로 유명한 스포츠맨들이 극단을 추구한 대가로 젊은 나이에 심각한 질병으로 고생하거나 단명하는 사례가 많습니다.

신발 vs 맨발 비교

구분	신 발	맨 발
발 보호	날카로운 물체, 오염으로부터 외관 보호	본래의 기능 유지로 근본적인 내적 보호
충격 흡수	신발이 충격을 왜곡하여 관절에 유해	아치와 발가락이 충격 흡수 및 혈액 펌핑
지지력 제공	아치를 대신하여 발의 지지력 약화	발의 자연스러운 지지력 강화, 평발 예방
날씨 보호	추운 날씨, 뜨거운 지면으로부터 보호?	극한 자연환경에 적응하는 능력 강화
감염 위험	세균 감염 감소, 무좀균 감염환경 조성	근원적인 면역체계 강화
편안함	발의 부담을 줄여 편안 → 누죽걸산?	발의 편안함 대신 전신의 건강한 편안함
근육 사용	발 근육 사용을 줄여 기능 약화	발의 근육을 적극 사용하여 기능 강화
자세 개선	걷는 자세 및 체중분산 불균형 초래	자연스러운 정자세 유지로 근골격계 균형
스타일	개인의 개성을 표현하는 수단	자연과 조화를 이루는 건강한 아름다움
운동능력	생활과 거리가 먼 신체 특정능력 강화	스포츠를 맨발기반으로 바꿀 필요성 대두

9
기존 신발의 문제점

신발은 소재의 한계 때문에 접지 차단은 물론이고 발을 억압하는 구조로 인해 발의 자연스런 성장과 운동기능을 저해합니다. 유명 신발회사들은 첨단과학과 인체공학이 만난 최상의 디자인이라고 광고하지만, 실제로는 볼이 좁고 뾰족하며 앞보다 높은 뒤꿈치, 과도한 완충기능과 편안함 등을 강조하는 본질적 문제점을 가지고 있습니다.

신발의 깔창은 아치의 기능을 대신해주어 신으면 편안함을 줍니다 그러나 아치 본연의 완충기능을 방해하고, 좁은 볼은 발가락의 움직임을 억압하여 발의 변형을 초래하며, 혈액펌핑 기능을 떨어뜨리고 두꺼운 밑창은 발바닥 감각을 무디게 만드는 기능적 한계를 가지고 있습니다.

왜 기존 신발이 나와 맞지 않나

기존의 신발이 내게 맞지 않는 이유는 오랫동안 발을 억압해서 기능은 물론 정상적인 발육도 방해하여 발이 원래 자랄 수 있는 크기만큼 성장하지 못했습니다. 실제로 맨발걷기를 꾸준히 하면 발이 최소한 1cm 이상 커지게 됩니다. 발 볼도 넓어져서 기존의 신발에 불편함을 느끼게 됩니다. 그래서 기존 신발이 나에게 맞지 않는 신발인 것입니다.

아무리 좋은 신발을 신더라도 맨발보다 못합니다. 하물며 나의 덜 자란 발에 맞춘 신발은 더 해롭습니다. 그러므로 기존 신발을 다시 신는 것은 맨발걷기로 건강을 찾으려는 목적에 반하는 것이며, 특히 맨발걷기 후 다시 신는 순간 기껏 공들여 충전한 에너지를 급속방전 시키는 결과를 초래하게 됩니다.

어떤 신발을 신어야 하나

맨발걷기 효과를 높이는 방법은 올바른 방법으로 꾸준히 실천하는 것입니다. 그러나 우리는 맨발걷기 하는 시간 외에도 어쩔 수 없이 신발을 신고 살아야만 합니다. 그렇다면 신발을 신더라도 가급적 발의 억압과 퇴화를 최소화하는 신발을 신어야만 합니다.

이러한 조건을 충족하는 신발을 찾기 어렵다면, 차선책으로 기존 신발 사이즈보다 2cm 정도 큰 신발을 착용하는 것도 하나의 방법입니다. 이 경우에도 부드럽고 앞뒤의 높이가 과도하게 차이가 나지 않아야 하며, 불편하더라도 깔창을 빼고 신어야 합니다. 처음엔 헐떡거려서 벗겨질 것 같지만 잠시만 참고 신으면 바로 적응할 수 있습니다. 아래는 좋은 신발의 조건입니다.

> · 밑창이 두껍지 않고 부드러운 소재로 반으로 접힐 만큼 유연하고
>
> · 발 볼 넓이나 발등 높이가 평균적인 신발보다는 여유가 있고
>
> · 신발 길이는 기존의 신발보다 2cm 큰 신발

최근에는 발의 기능 회복이 건강에 중요하다는 것이 알려지면서 이러한 조건을 어느 정도 만족시키는 신발들이 중소업체를 중심으로 출시되고 있으니 발볼 넓은 신발로 검색하면 어렵지 않게 구할 수 있습니다. 혹시 메이저 신발회사 관계자들이 이 글을 읽는다면 조건에 맞는 신발을 생산하면 좋겠습니다.

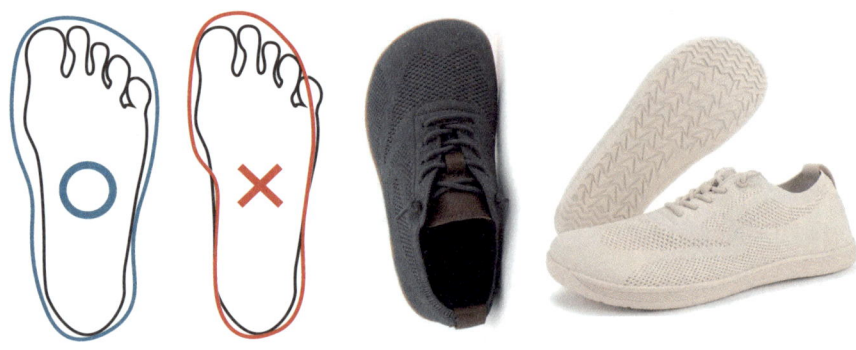

10
흙에 대한 고정관념 바꾸기

땅은 태초부터 사람들이 생명력을 이어가게 해주는 원천이었습니다. 땅속에는 유기물, 무기물, 세균, 고세균, 진핵생물 등 다양한 미생물들이 풍부하게 존재하며, 이들은 생태계의 균형을 유지하고 사람들에게 중요한 영양분을 제공합니다. 그중에서도 방선균은 항생제와 항암제 성분을 만들어내는 유익한 미생물로, 피부질환 치료에 사용되는 겐타마이신 같은 천연 항생제 원료도 추출됩니다.

방선균(Actinobacteria)

방선균은 생명력이 매우 강해, 영양분이 부족하면 포자를 만들어 환경에 적응하며, 다른 미생물들과의 생존 경쟁에서 수천 가지 항생물질을 생성해 살아남습니다. 또한, 방선균은 플라보노이드와 같은 항산화 성분을 만들어내는데, 이는 녹차나 콩에 포함된 노화방지 물질로도 잘 알려져 있습니다. 그러므로 맨발로 밟는 흙은 단순히 더러운 것이 아니라, 인체에 유익한 미생물들이 가득한 생명력의 보고입니다. 황토 한 숟가락에는 약 2억 마리의 미생물이 들어 있다고 합니다. 이 중 방선균은 고가의 항생제나 항암제 성분을 만드는 원료로 사용됩니다.

흙의 자정작용

가끔 구제역이나 조류독감 같은 전염병이 유행할 때, 바이러스에 감염된 가축을 땅에 매장합니다. 이는 질병 확산을 막고, 환경에 미치는 영향을 최소화하기 위한 조치입니다. 이때 땅에 묻힌 가축의 사체는 단백질과 지방을 분해하는 능력이 뛰어난 방선균 같은 흙 속 미생물에 의해 분해되고, 해로운 바이러스도 함께 사멸됩니다. 이것이 바로 흙의 자연적인 자정작용입니다.

맨발길에서 개가 변을 보아 더럽다고 불평하거나, 파상풍에 걸릴까 봐 걱정하는 사람들이 있습니다. 또 어떤 이들은 여러 사람들이 이용하는 황토탕 안에 환자들로부터 나온 병균과 독소가 쌓여 몸에 해로울 거라고 말합니다. 그러나 흙의 자정작용을 알면 크게 걱정할 필요가 없습니다. 흙은 스스로를 정화하는 능력이 있으며, 흙 속 미생물들은 화학적, 생물학적 자정작용을 통해 바이러스와 오염물질을 분해합니다.

땅이 모든 생명체의 어머니 역할을 할 수 있는 것은 바로 이러한 자정작용 덕분입니다. 이는 조물주의 섭리로 설계된 자연의 생명순환 시스템입니다. 그러므로 이제부터는 흙이 더럽다는 고정관념을 버리고, 자녀나 손주들이 흙장난을 하더라도 "지지"하며 제지하지 말고, 오히려 깨끗한 흙을 마련해주며 흙장난을 적극 권장하는 현명한 부모가 되시기 바랍니다.

11
해열제 사용에 따른 문제

우리 몸의 체온이 올라가는 것은 자연적인 방어 메커니즘의 하나입니다. 특히 감기와 같은 바이러스성 감염에서 체온 상승은 면역반응을 활성화하는 중요한 역할을 합니다. 그러나 열이 난다고 무조건 해열제로 낮추는 것은 올바른 방법이 아닙니다.

체온상승의 의미

- **면역반응 활성화:** 체온이 상승하면, 우리 몸의 면역 세포들이 더 빠르고 효과적으로 작동합니다. 특히 백혈구와 같은 면역 세포들이 바이러스나 박테리아를 더 효과적으로 공격하고 제거할 수 있습니다.
- **바이러스와 세균 억제:** 많은 바이러스와 세균은 특정 온도에서 증식이 활발해지는데, 체온이 올라가면 이들의 증식이 억제됩니다. 그들과 싸우는 전투과정에서 발생하는 고열은 병원체의 증식을 저지하고 몸이 감염을 통제할 수 있도록 도와줍니다.

해열제 사용의 문제

- **면역반응 약화:** 해열제를 사용하여 체온을 인위적으로 낮추면,

자연적인 면역반응이 길러질 수 없습니다. 바이러스와 싸워 이겨야 면역력이 만들어지는데 해열제로 싸움을 중단시키면 면역력을 기를 수 없습니다.
- **체온조절 방해**: 체온은 우리 몸의 자율신경계가 조절하는 중요한 생리적 기능입니다. 해열제로 체온을 강제로 낮추면, 몸의 자연적인 체온조절 메커니즘이 작동하지 못합니다.
- **부작용 위험**: 해열제에는 간 손상, 위장 장애 등 다양한 부작용이 따를 수 있습니다. 특히 고용량을 장기간 사용할 경우 이러한 부작용이 심각하다고 보고되어 있습니다.

발열에 대한 신중한 대응

감기나 기타 감염으로 인해 체온이 상승하는 것은 우리 몸이 감염에 대응하는 자연스러운 과정으로 세균과의 전투로 열이 발생하는 것입니다. 이때 해열제를 복용하는 것은 한창 불이 붙는 장작에 물을 끼얹은 것과 같습니다. 그러면 열은 내리지만 면역력 획득에 실패하고, 이는 다시 세균이 침투하면 또 열을 내게 되는 악순환이 거듭됩니다.

그러므로 습관적으로 해열제를 사용하기보다 땅과의 접지를 우선하고, 충분한 휴식과 수분 섭취로 몸이 스스로 싸워 이기도록 도와야 합니다. 다만 체온이 40도C가 넘는 경우에는 특별히 다른 문제가 있을 수도 있으니 의사의 지시에 따라 신중하게 사용해야 합니다.

12
고혈압의 원인과 약물 부작용

고혈압은 수많은 사람들이 겪는 만성질환 중 하나로, 성인의 약 30%가 고혈압 환자군에 속합니다. 고혈압의 발생 원인은 주로 혈관이 좁아지면서 혈액 순환이 원활하지 않기 때문입니다. 혈관이 좁아지면 말단 세포까지 혈액이 충분히 도달하지 못하게 되며, 이를 보상하기 위해 신체는 혈압을 자연스럽게 높입니다.

그러나 현대인의 생활 방식은 운동 부족과 과잉 섭취, 특히 고지방식과 같은 부적절한 식단으로 인해 혈액의 혼탁을 가중시키고, 이로 인해 고혈압 환자 수가 급격히 증가하고 있습니다. 2023년 기준, 우리나라 성인 중 약 1,470만 명이 고혈압을 가지고 있으며, 그 수는 계속해서 늘어나고 있습니다.

고혈압의 기준과 치료약의 한계

오래지 않은 과거의 고혈압 진단 기준은 160/95mmHg였지만, 현재는 140/90mmHg로 낮아졌으며, 미국에서는 130/80mmHg까지 기준을 낮추려는 움직임도 있습니다. 이러한 변화로 인해 고혈압 환자 숫자는 급격히 증가하고 있습니다.

혈압을 낮추기 위해 처방되는 혈압약 대부분은 증상완화에 맞춘 것들입니다. 이들은 혈압 수치를 낮추지만 고혈압의 근본 원인을 해결하지 못합니다. 그러므로 장기간에 걸친 혈압약 복용으로도 낫지 못하고 평생동안 약을 복용해야만 합니다. 이는 말초세포에 산소와 영양이 충분히 공급되지 못하여 세포의 퇴화를 유발하는 원인이 될 수 있습니다.

혈압약의 문제와 부작용

약물은 고혈압의 근본적인 원인을 해결하기보다 수치를 맞추는 방편입니다. 혈압약이 진정한 치료제라면 약 복용으로 고혈압이 개선되어 더이상 먹을 필요가 없어야 합니다. 그러나 거의 모든 고혈압 환자는 평생 약을 복용하고 있음이 이를 방증하는 것입니다. 최근의 연구에 따르면, 치매 환자의 약 70%가 고혈압이며, 이들 대부분은 혈압약을 장기복용하고 있습니다.

아이러니하게도, 혈압을 조절하면 치매 발병 위험을 줄일 수 있다는 연구결과가 많습니다. 이는 안지오텐신 전환효소 억제제(ACE)가 뇌혈류를 보호하여 치매위험을 줄일 수 있다고 주장하지만 근본적으로 고혈압을 치료하지 못하는 이상, 해당 연구는 혈압약 문제의 눈가림용이라는 느낌이 듭니다.

고혈압의 근본적인 해결책 맨발걷기

반면, 맨발걷기는 고혈압의 원인을 제거하는 근원적 치유법입니다. 맨발걷기를 통해 땅속의 자유전자로 혈액이 맑아지고 순환이 개선되면 말초세포까지 혈액이 쉽게 도달할 수 있으므로 심장에서 혈압을 높일 이유가 사라져 자연스럽게 정상 혈압을 회복하는 원리입니다. 실제로 맨발걷기로 고혈압을 치유한 사례는 셀 수도 없을 정도로 많습니다. 그러므로 이제는 약물보다 맨발걷기에 집중해야 할 것입니다.

  약물을 복용하면서 맨발걷기를 하는 경우, 예상치 못한 증상이 나타날 수 있습니다. 예를 들어, 고혈압약을 복용하면 저혈압으로 떨어질 수 있습니다. 또한 당뇨약을 복용하는 경우 저혈당 쇼크가 오거나, 콜레스테롤 저하제를 복용하는 경우엔 근육약화와 같은 부작용을 겪을 수 있습니다. 이는 약물과 맨발걷기의 효과가 중복되어 발생하는 문제라고 보여집니다. 이렇게 약물복용이 계속되면 치유가 지연될 수 있습니다. 이런 경우는 전문가와 상의하여 약물조절 등의 적절한 조치를 취해야 합니다.

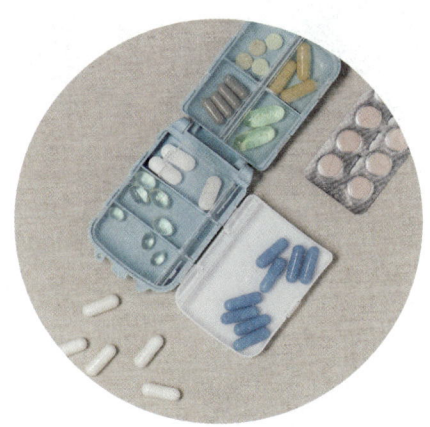

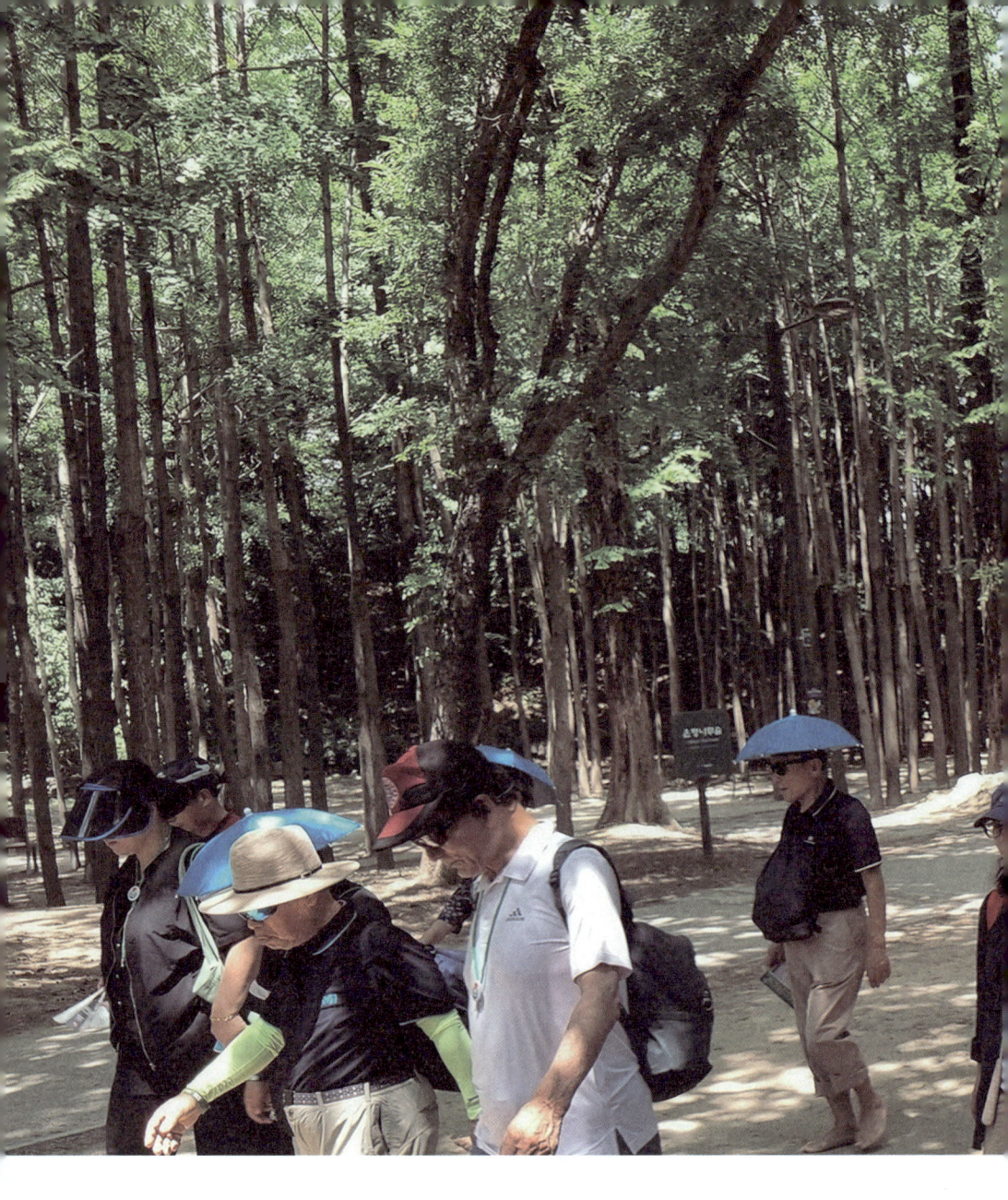

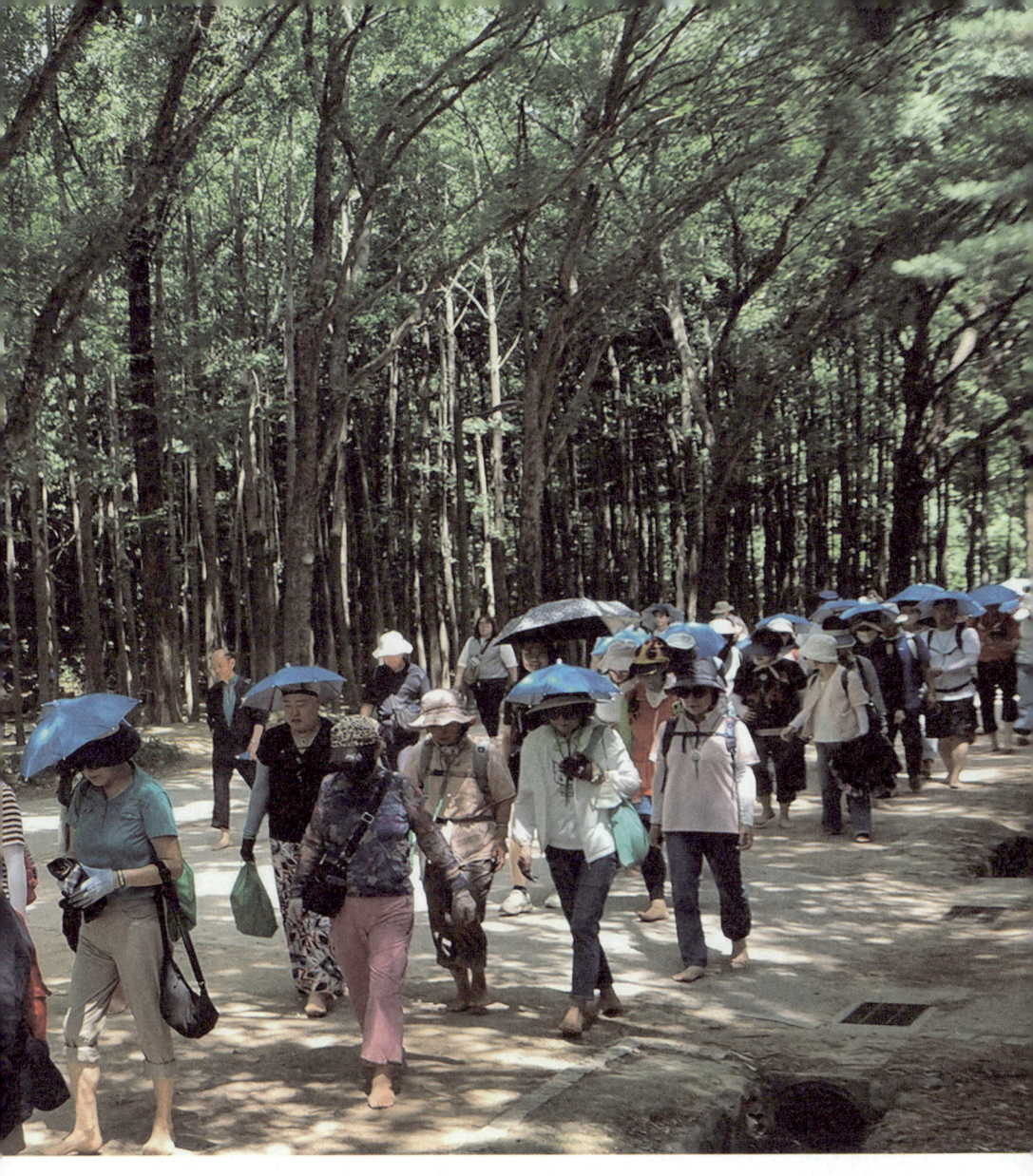

8장
발의 이상증상과 대처법

1
발뒤꿈치 트는 원인과 관리

뒤꿈치 트는 이유

- **수분 부족:** 뒤꿈치에는 피지선이 거의 없어서 건조해지기 쉬우며 혈액과 림프액의 순환이 원활하지 않은 고령자는 수분부족이 심해져서 체중이 실릴 때 피부가 늘어나지 못하여 갈라집니다.
- **건조한 환경:** 계절적 요인으로 가을과 겨울에 맨발로 걸으면 메마른 흙이 발바닥의 수분을 빼앗아서 더 쉽게 틉니다. 또한, 이동할 때 발 자체의 부채 효과로 피부가 쉽게 건조해집니다.
- **황토의 알칼리성:** 사람의 피부는 pH 4.5~5.5 정도의 약산성이고 황토는 pH7.5~8.5의 알칼리성이므로 황토와 지속적으로 접촉되면 피부의 수분을 빼앗길 수 있습니다.

관리방법

- **족욕과 마사지:** 30~40도의 따뜻한 물로 족욕을 하면 발의 모세혈관이 열리며 혈액 순환이 개선되고, 피부에 수분을 공급하는 효과가 있습니다. 이때 물과 식초를 10:1로 섞으면 물이 약산성을 띠어 피부 장벽 보호에 도움이 됩니다. 족욕 후 10분 정도 핸드 마사지기로 마사지를 해주면 좋습니다.

- **보습제 사용:** 발을 잘 씻고 마사지 후 갈라진 곳에 바세린, 발 크림, 콜드 크림, 코코넛유 등의 보습제를 충분히 바른 후 양말을 신고 자면 다음날 아침 훨씬 부드러워집니다.
- **습윤밴드:** 갈라진 부위에 습윤밴드를 적당한 크기로 잘라 붙이면 균열과 통증을 줄일 수 있으며 갈라지기 시작할 때 붙이는 것이 더 효과적입니다. 그래도 계속 갈라지고 아프면 나을 때까지 구멍양말을 신습니다.
- **수분보충:** 어릴 때는 신체의 70%가 수분이지만, 나이가 들면 비율이 50%대로 줄어듭니다. 냉수와 온수를 섞은 음양탕을 수시로 마시고, 물이 잘 먹히지 않는 경우 천연소금이나 죽염을 물에 타서 마시면 됩니다.

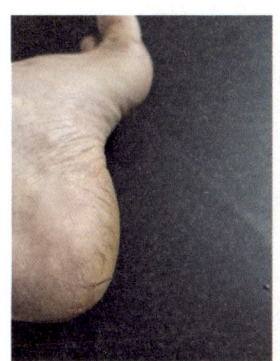 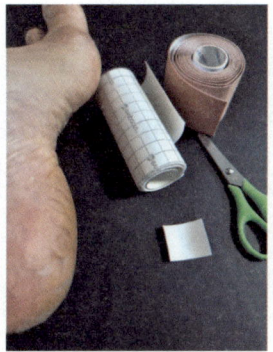 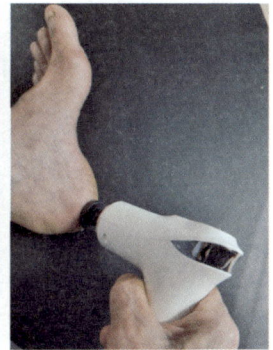

아프더라도 갈라진 부위 주변을 집중적으로 마사지하면 그 부위 자극이 뇌로 전달되어 그곳에 피가 공급되고 회복을 유도하는 효과가 있다. 두껍고 단단한 뒤꿈치는 핸드마사지기로 풀어주면 좋다

2
발목부상의 원인과 치유

 일반적으로 맨발로 걸으면 발목을 쉽게 다칠 거라고 생각하지만, 실제로 발목을 삐거나 부러지는 일이 거의 없습니다. 그 이유는 발바닥에 고유수용성 감각이 작용하여 땅의 상태를 즉각 감지하고, 균형을 담당하는 근육들이 체중이 중력 중심선을 벗어나기 전에 몸의 균형을 바로잡기 때문입니다. 그러므로 맨발이 오히려 발목부상의 위험을 줄일 수 있습니다

 고유수용성 감각은 우리의 몸이 어느 위치에 있는지를 인식하고, 이를 바탕으로 즉각적으로 자세를 잡고 평형 및 움직임에 대한 정보를 인지하여 중추신경계와 소통하는 신경 시스템입니다. 이로 인해 몸이 위험에 노출되기 전에 대비할 수 있어 사고의 위험을 줄여줍니다. 예를 들면, 눈을 감고 음료수를 마실 때 시각정보 없이도 음료수병을 어느 정도의 힘으로 잡고 어떤 속도로 입에 가져가야 할지를 자동으로 조절하는 것과 같습니다.

발목부상의 주원인

 발목부상은 골절과 염좌로 근본 원인은 신발입니다. 골절은 뼈

가 부러지는 것이고, 염좌는 인대나 근육, 힘줄이 손상되어 삐거나 접질린 상태입니다. 발바닥에는 10만 개 이상의 감각 세포가 있어 발이 땅에 닿는 순간 바닥의 상황을 순간적으로 파악하고, 감각을 통해 균형을 유지합니다. 중추신경계는 0.3초 이내에 반사신경으로 균형을 잡아 중력중심선을 벗어나지 않게 합니다.

그러나 신발을 신고 걸으면 신발 밑창이 발바닥의 감각기능을 방해하여 고유수용성 감각이 즉시 작동하지 못하고 정보전달신호가 지연됩니다. 비록 몇 초밖에 안 되는 짧은 시간이지만 이로 인해 몸은 중력 중심축을 크게 벗어나게 되며, 균형을 잡기 위해 뒤늦게 몸을 세우려고 근육에 힘을 주므로 인대나 뼈에 무리가 가서 부상으로 이어지게 됩니다.

> 만약 발목을 다쳤을 경우라도 맨발걷기를 지속하면 빠르게 치유된다. 접지를 통해 땅속의 자유전자가 염증을 빠르게 완화하고 회복 과정을 촉진한다.
>
> 수술을 한 경우에도 실내 접지는 물론이고, 신발을 신은 재활운동보다는 맨발걷기가 더 효과적이다. 맨발접지가 염증과 통증을 완화하고, 세포 대사활동을 촉진하여 빠른 회복을 돕는다.

3
발가락 골절

　맨발걷기를 하다가 돌에 부딪치면 발가락이 생각보다 쉽게 부러질 수 있습니다. 발가락 뼈는 짧아서 쉽게 부러질 것 같지 않지만, 나이가 들수록 골밀도가 떨어지고 뼈가 약해져 골절이 되기 쉽기 때문입니다.

　발가락을 다치면 병원에서 엑스레이로 확인하여 만일, 찰과상이나 타박상이라면 상처를 소독한 후 스포츠밴드로 감아주면 됩니다. 이때 맨발걷기를 지속하면 염증과 통증을 완화하며 더 빠른 회복이 가능합니다. 혹시 골절이 되었다면 대부분 실금이 가는 정도이며 이는 특별한 수술이 필요하지 않고 깁스를 하거나 스포츠밴드로 감싸준 후 다시 부딪치지 않도록 조심하면서 맨발걷기를 지속하면 빠르게 회복될 수 있습니다.

　조금 심하게 골절이 되었다면 부러진 부분이 더 이상 충격이나 힘을 받지 않도록 병원 치료 후에 잠시 쉬었다가 맨발걷기와 수시로 접지를 지속합니다. 실제로 발가락이 부러진 경우에도 맨발걷기를 계속하여 빠르게 회복한 사례가 있습니다.

　숲속 자연 맨발길에서는 큰 돌보다 오히려 작은 돌에 의해 발가락 부상을 입기 쉽습니다. 큰 바위나 돌은 눈에 잘 띄어서 사전에 인지하고 피하기 쉽지만 작은 돌멩이는 땅속에 박혀 빙산처럼 일부만 노출되어 눈에 잘 뜨이지 않습니다. 그러므로 주의를 조금만 게을리하면 부딪칠 수 있으므로 발을 끌지 말고 확실하게 들어서 디디며 걸어야 합니다. 또한 맨발걷기 중에는 음악을 듣거나 통화를 하며 한눈을 팔지 말고 항상 조심해야 합니다.

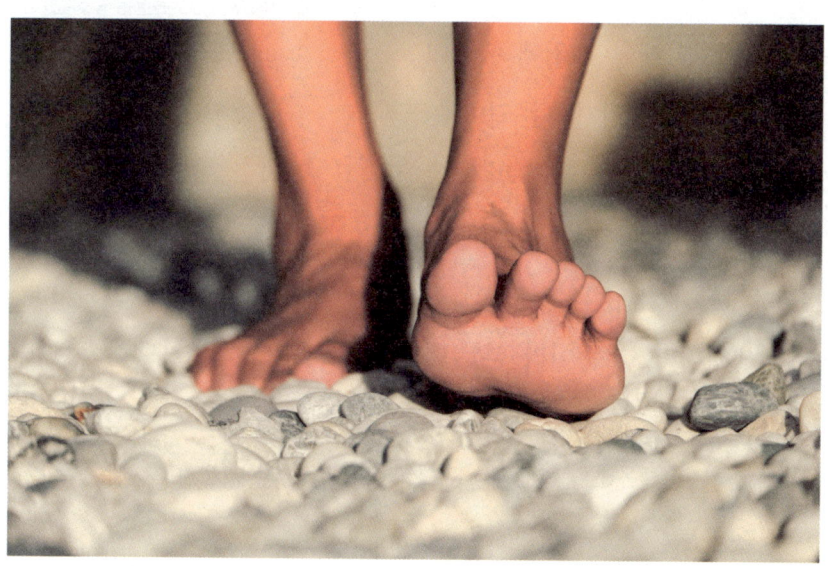

4
발바닥 물집과 굳은살

굳은살과 물집이 생기는 주요 원인은 잘못된 걸음걸이입니다. 가장 흔히 문제가 생기는 부위는 두 번째와 세 번째 발가락이 연결된 밑부분입니다. 걸음걸이가 올바르지 못해 해당 부위에 체중이 몰리면서 부담이 되기 때문입니다.

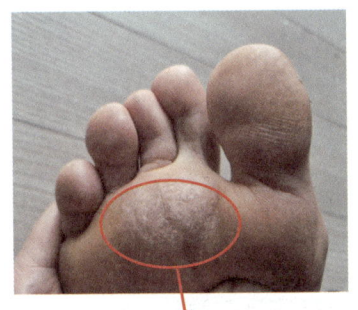

물집, 굳은살, 티눈

발을 딛을 때 뒤꿈치가 먼저 땅에 닿고, 이어서 체중이 발 앞으로 넘어가는 과정에서 2, 3, 4지 부분이 먼저 땅에 닿으면 그 부위가 바닥에 닿는 시간이 길어지고, 해당 부위에 체중이 몰려 굳은살이나 물집이 생깁니다. 티눈이라 부르는 좁은 부위의 굳은살도 같은 원리입니다.

이는 신발을 신으면서 생긴 습관으로 인한 것으로 엄지를 사용하는 올바른 걸음으로 해결할 수 있습니다.

걸음교정

땅에 뒤꿈치부터 닿은 후, 체중이 발 앞으로 이동할 때 엄지발가락 쪽이 먼저 땅에 닿는다는 의식을 가지고 걸으면 체중이 바르게 분산되어 굳은살 형성을 방지할 수 있습니다. 상체를 바로 세우고, 양쪽 엄지가 목표방향으

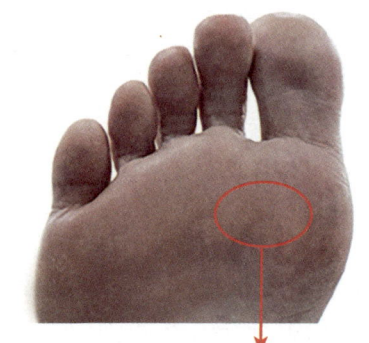

앞꿈치 착지부위

로 향하는 11자 걸음, 즉 '엄지척 걸음'을 의식적으로 걸으면 발의 균형이 잡히고 근골격계 전체에 긍정적인 효과가 있습니다.

물집관리

물집은 피부에 지속적인 마찰과 자극이 발생했을 때 형성됩니다. 주로 3, 4지 발가락 밑에 생기며, 작은 물집은 특별한 조치 없이 걸음만 바로 걸어도 치유되지만, 큰 물집은 내부의 체액을 배출하는 것이 더 빨리 치유될 수 있습니다.

1. 알코올로 소독한 바늘로 물집 가장자리에 작은 구멍을 낸다.
2. 진물이 흘러나오면 물집을 부드럽게 눌러 체액을 빼낸다.
3. 물집의 외피는 그대로 둔 채 밴드나 붕대로 감싼다.

5
발바닥 쥐내림

나이가 들수록 발바닥이나 종아리에 쥐가 나기 쉽습니다. 이는 평생 신발을 신고 생활하면서 발의 근육과 인대의 기능이 점차 퇴화하고, 신경과 혈관에도 문제가 생겼기 때문입니다. 이로 인해 조금만 무리를 해도 혈액순환이 원활하지 않아 쥐가 나게 됩니다. 이런 현상은, 발의 무의식 신경이 브레이크가 잡혀 있는 경우가 많아 방치하면 척추를 포함한 전체 근골격계 질환으로 발전할 수 있으므로 단순히 발의 문제만이 아닙니다.

발에 쥐가 날 때 응급처치

발에 쥐가 날 때 응급처치 방법으로 발바닥 용천혈을 강하게 눌러주고 동시에 발바닥의 근육(족저근막)을 풀어주면 빠르게 풀릴 수 있습니다. 그런데 이런 분들은 발가락 구부리는 힘을 테스트하면 대부분 속도

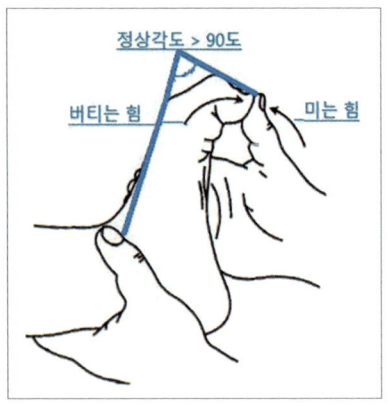

가 느리고 약합니다. 건강한 사람은 90도 미만 각도로 강하고 빠른(0.3초 이내) 속도로 구부릴 수 있습니다. 그러나 문제가 있는 사람은 90도가 아닌 100도 이상 각도로 구부림 속도도 느립니다. 이런 경우엔 발가락을 강하게 구부리고 펴는 기능을 살려주어야 합니다. 발가락 구부리는 힘이 강해야 건강한 발입니다.

이때 잠자고 있는 발가락의 무의식 신경을 깨워 발가락의 힘을 찾아주는 방법으로 10개의 발가락 발톱 바로 윗부분을 볼펜이나 칫솔 같은 것을 이용해 강하고 빠르게 눌러줍니다. 추가적으로 필요한 경

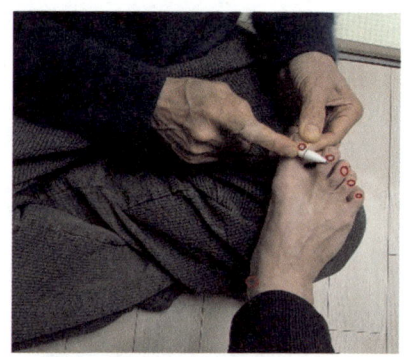

포인트(붉은색 원)을 2~3초간 눌러준다

우 복숭아뼈 밑부분에 발가락과 연결된 힘줄과 종아리 비복근, 전경골근 등 관련 인대와 근육에 브레이크가 걸린 신경을 적절히 자극해서 깨워주면 발가락의 힘을 찾는 데 매우 효과적입니다.

스본스도(KSS) 소개

이 방법은 독일교포인 김세연 선생이 인체의 무의식 신경과 그 작용원리를 발견하고 이론체계를 정립한 KSNS라는 자연의학이며, 그 이론을 바탕으로 스본스도(KSS)라는 수기요법을 창안하였습니다. 적절히 활용하면 맨발걷기 효과를 높여줄 수 있습니다. 관심 있는 분들은 유튜브 채널을 통해 무료로 공부할 수 있으므로

개인적으로 공부하면 자신의 건강은 물론 가족들의 건강에 큰 도움이 될 것입니다. 이 기회를 빌려 이를 대가 없이 세상에 공개하신 김세연 선생님께 감사드립니다.

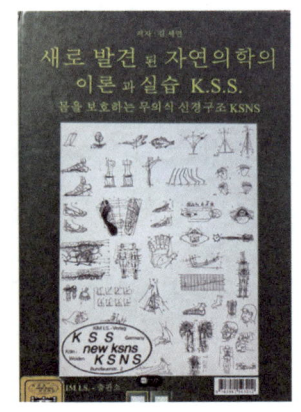

스본스도를 쉽게 공부할 수 있는 방법을 소개합니다. 현재 KSNS 관련 몇 군데 카페가 운영되고 있지만 가장 추천할 만한 곳은 〈한국스본스도연구회〉에서 진행하는 스본스도 마스터 세미나입니다. 이곳에서 스본스도에 대한 정확한 이론과 원리를 바탕으로 실기 및 실습을 무료로 진행합니다. 동연구회는 "배워서 남 주자"를 모토로 장애인 단체, 노인시설 등을 찾아 자원봉사 활동을 통해 KSS 스본스도 창시자 김세연 교수의 사랑 나눔의 유지를 가장 충실하게 실천하고 있습니다. 공부도 하고, 봉사활동에 참여하며, 자신과 주변 사람들의 건강도 지킬 수 있는 건전하고 유익한 모임이기에 적극 추천합니다.

한국스본스도연구회

6
족저근막염

족저근막염은 발바닥의 족저근막이 신발로 인해 짧아지고 경직되어 발생하는 증상입니다. 이 경직을 풀어주는 것이 필요하며, 아래 방법들은 족저근막염의 자연치유를 위한 스트레칭입니다. 꾸준하게 실천하는 것이 중요하며 심하지 않은 경우는 2~3주 이내로 나을 수 있고, 상태가 심한 경우라도 올바른 맨발걷기를 지속하며 병행하면 스스로 치유 할 수 있습니다.

족저근막 스트레칭

의자 앉은 후, 아픈(오른쪽) 발을 반대쪽 무릎 위에 올립니다.

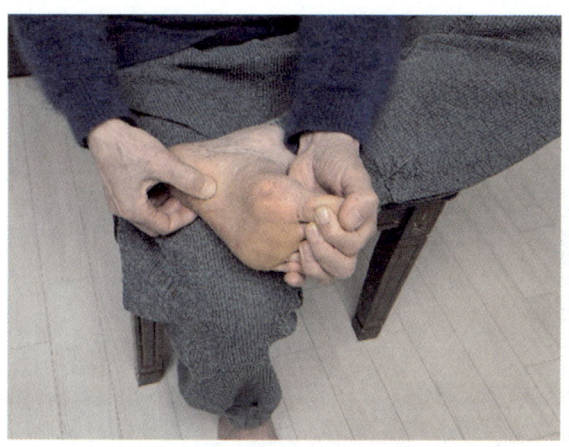

① 반대쪽 엄지로 아픈 부위를 눌러 근육의 텐션을 느껴본다.
② 오른손으로 발가락을 잡고 발등 쪽으로 천천히 당긴다.
③ 다시 왼손 엄지로 족저근막을 지그시 눌러 압을 조절하며 근육을 마사지한다.
④ 아침, 저녁으로 4~5세트 반복합니다. 특히 아침 기상 시 자리에서 일어나기 전에 이 방법으로 근육을 풀어주고 첫발을 디딘다.

공 굴리기 스트레칭

① 골프공이나 테니스공(야구공도 사용 가능)을 준비한다.
② 의자에 앉아 공을 발 아래에 놓고 족저근막으로 공을 누른다.
③ 통증이 느껴질 때까지 발에 체중을 서서히 싣는다.
④ 공을 천천히 굴리며 족저근막을 스트레칭을 해준다.
⑤ 올라서서 체중을 조금씩 더 실어가며 강도를 조절한다.
⑥ 공 대신 발마사지용 나무봉(홍두깨)를 이용해도 된다.

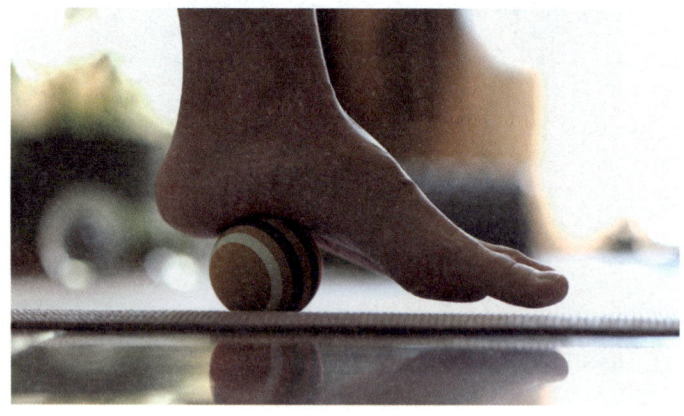

전경골근 마사지

① 비골두 바로 밑을 손이나 지압봉으로 강하게 누른다.

② 위에서 아래로 내려가며 전경골근을 고르게 마사지 한다.

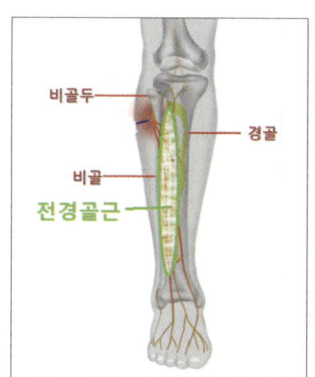 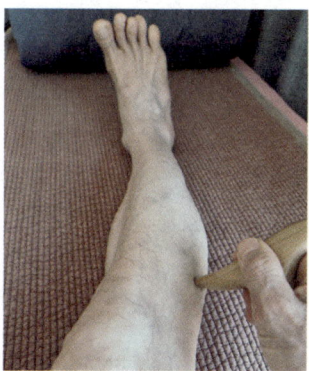

③ 왼발을 뻗은 상태에서 발등을 몸 쪽으로 당기고, 오른발로 발등을 밀어준다. 양발의 힘이 대칭인 상태로 한 번에 20초씩 교대로 2~3세트 반복해 준다.

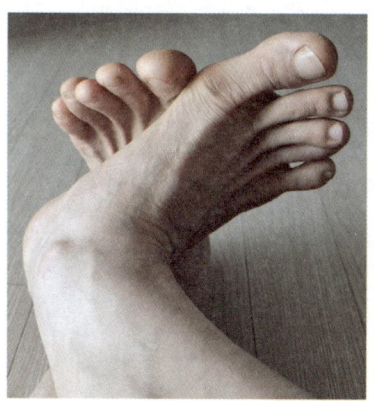

쉬어가는 글

심봤다 구호로 소통과 재미를

광명시 서독산에는 '심~ 봤다'라는 맨발인들의 구호가 있습니다. 이는 직장 생활이나 중요한 일로 낮에 맨발걷기를 못 하는 분들을 위해 저녁 야간반을 운영하면서 만든 일종의 군대식 암구호입니다. 캄캄한 산길을 혼자 걷다 무서워하는 분들, 낯선 인기척이나 불빛에 덜컥 겁이 나는 분들을 위해 만들었습니다.

추운 겨울밤, 맨발로 산길을 걷는 것은 대부분의 회원들이 상상조차 못 했던 일이었습니다. 낮에도 혼자 산길을 걷는 게 무서웠는데, 밤에 부녀자들이 혼자 걷기란 더 어려운 일이었죠. 그래서 서로 의지하며 함께 걷기 위해서 야간반을 만들었습니다. 예상과 달리 매일 십여 명이 참석해 6개월간 한밤중 산길을 맨발로 걸었으니, 정말 대단한 일이었습니다.

하지만 모두가 같은 시간에 모일 수 없으니, 늦은 사람은 혼자 걷게 되었고, 어두운 길에서 인기척을 느끼면 무서워하는 일이 생겼습니다. 그때 군대에서 사용하던 암구호가 떠올랐습니다. 보초병들이 적군과 아군을 구분하기 위해 사용하는 것처럼, 우리는 '맨발-산삼' 암구호를 만들었습니다. 군대 다녀온 분들은 아시겠지만 전방부대 보초병이 사용하는 암구호는 통신과 작전 수행에서 중요한 프로토콜로 적군과 아군을 구분하기 위한 약속입니다.

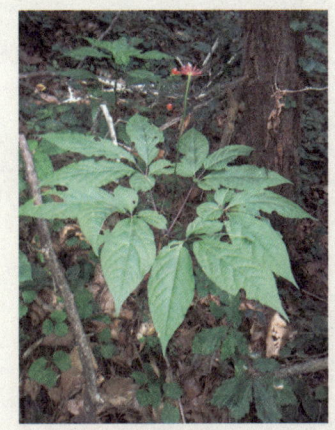

먼저 인기척을 느낀 사람이 "맨발"이라고 외치면, 상대가 "산삼"으로 답하면 아군임을 확인하는 식입니다. 처음엔 어색했지만, 점차 입이 열리면서 서로 "맨발"과 "산삼"을 주고받으며 안심하고 걷게 되었습니다. 여기에 더해 실제 심마니처럼 "심~봤다"를 외치며 기분을 북돋았습니다. 어두운 산속에서 "심봤다"를 큰 소리로 외치면 기분이 좋아지고, 마치 산삼을 발견한 듯한 기쁨도 느껴졌습니다. 본래 심마니들이 산삼을 발견했을 때 외치는 이 말은 산삼을 하늘이 주는 신비한 약초로 여겨 기쁨과 감사를 표현하는 것이었습니다.

처음엔 어색하다며 호응이 별로 없었으나 제가 계속해서 "맨발"을 외치니 조금씩 입이 열리면서 "산삼"이라 답을 합니다. 암구호로 같은 편임이 확인되면, 안심과 반가움에 기분좋은 웃음이 절로 납니다. 맨발인들은 이타행과 우분투 정신으로 좋은 것은 함께 나눠야죠. 그러므로 전국에서 맨발-산삼 암구호를 외치며 방방곡곡 '심~봤다'가 울려퍼지기를 기대합니다.

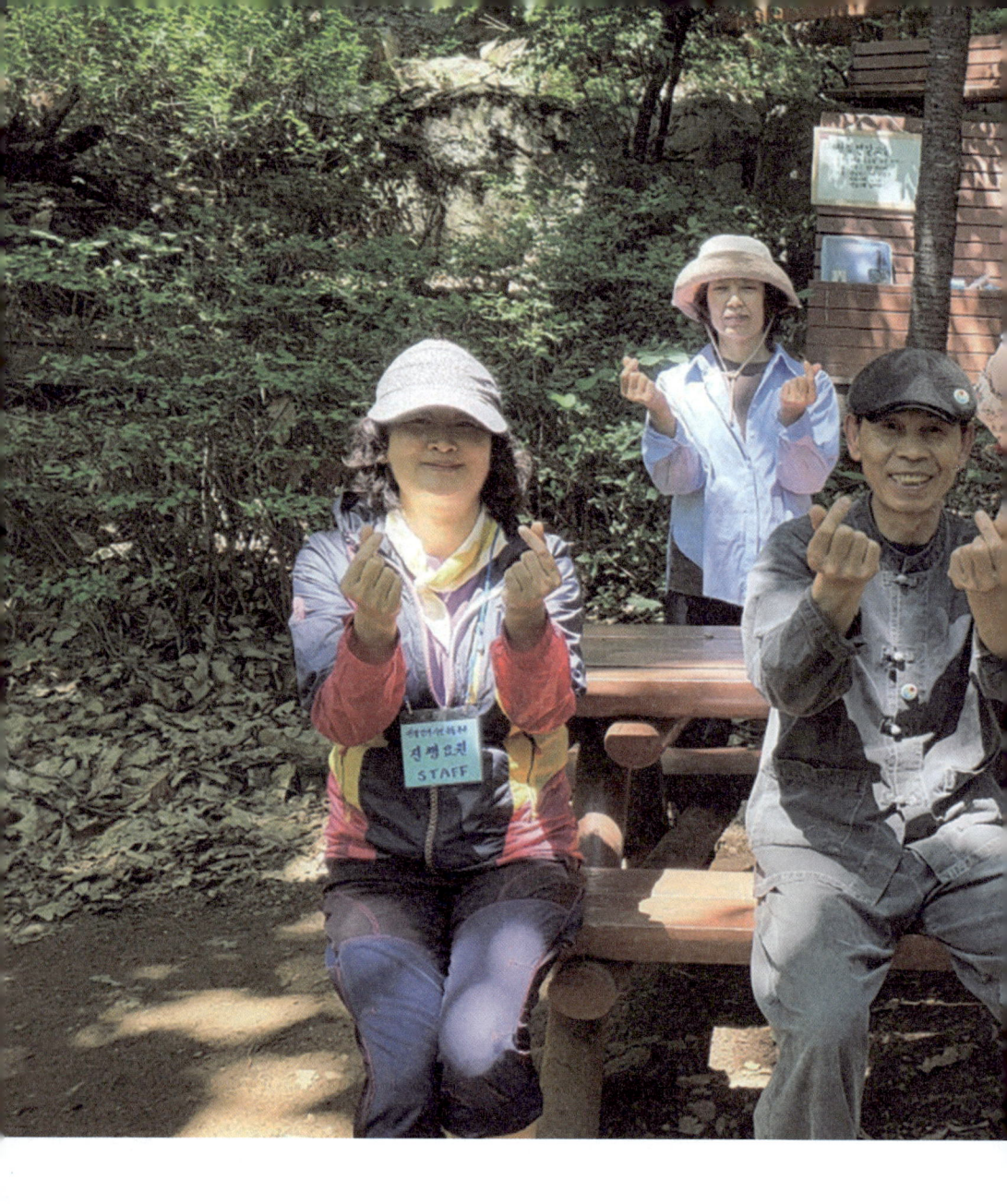

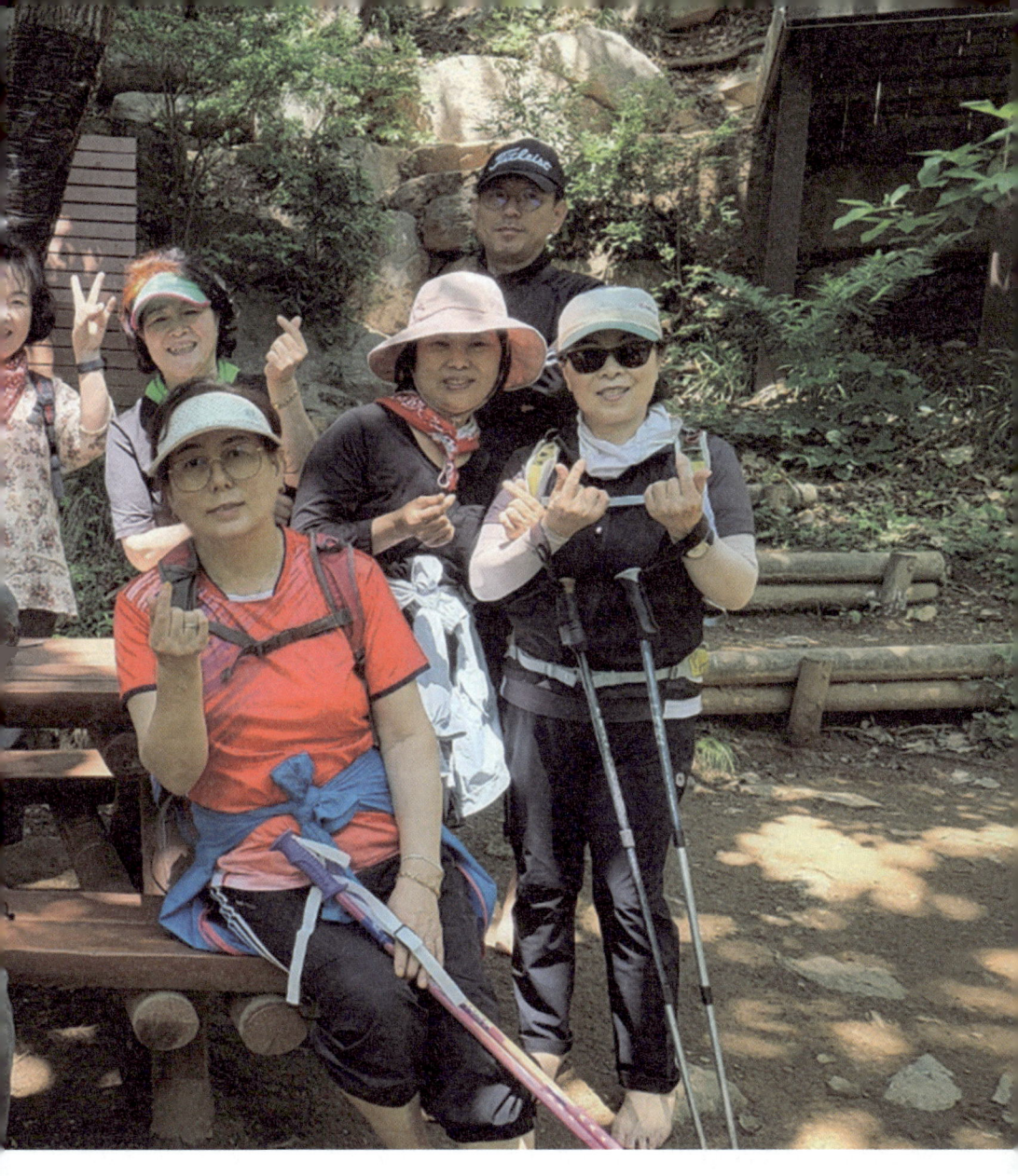

9장

치매 더 이상 불치가 아니다

1
뼈아픈 실수

7년 전 여름 어머님이 알츠하이머 치매 진단을 받으셨습니다. 처음엔 증상이 경미한 경도인지장애라 생활에 큰 문제는 없었으나 해가 갈수록 인지저하가 심해졌습니다. 결국 따로 생활하시던 어머님을 집으로 모셔서 매일같이 마사지와 수기요법으로 관리를 해드리니 치매 이외의 노인성 질환이 대부분 개선되어 기본적인 일상생활은 문제가 없었습니다.

그러나 어느날 주간보호센터에 가시다가 고관절 골절사고를 당하셨습니다. 고령이고 치매가 있어서 수술을 안 하는 게 좋았는데, 수술을 하면 빨리 나을 수 있다는 의사 소견에 솔깃하여 수술을 한 것이 실수였습니다. 마취제와 독한 진통제의 부작용으로 어머님은 수면장애와 공격성 치매 증상을 보이시며 밤마다 환각과 섬망으로 잠을 못 주무셨습니다. 이후부터 기력이 없어 스스로 식사도 못 하게 되셨습니다.

퇴원 후부터 온종일 어머님을 돌봐 드리다 새벽쯤 눈을 붙이려면 환청으로 잠이 들기 힘들어 수면제 대신 술로 잠을 청했습니다. 그러다 보니 고혈압, 당뇨 등 대사질환과 두통, 백내장, 이명 등이 동시다발로 찾아왔습니다. 몸이 약해지니 정신력도 흔들리면서 가족들에게 툭하면 화를 내었고, 어느날 어머님을 씻겨드리며 짜증을 내고 있는 흉악한 불효자의 모습을 보게 되었습니다. 내가 모시는 것이 더 이상 최선이 아닌 것 같다는 핑계로 어머님을 요양원으로 모셨습니다.

저는 그때까지 맨발걷기를 몇 년째 실천하면서도, 접지효과에 대해서는 전혀 몰랐습니다. 그때문에 보도블럭, 우레탄 포장길을 가리지 않고 맨발로 걸었습니다. 그래서 어머님께 접지라도 적용해볼 생각을 전혀 못 했다가. 맨발전도사가 되어서야 접지를 알았습니다. 무지함 때문에 어머님을 가실 때까지 내 품에서 모시겠다는 약속을 못 지킨 불효 막심한 아들이 되었습니다. 이는 사실 감추고 싶은 부끄러운 사연입니다. 그러나 다른 이들이 똑같은 실수를 하지 않기를 바라는 마음으로 고백합니다.

어느새 치매환자가 100만 명을 넘어섰다고 합니다. 직접 경험해보니 치매가 암보다 무섭다는 말이 실감이 납니다. 전국의 치매 돌봄가족 분들은 저 같이 멍청한 짓으로 후회하는 일이 없으면 좋겠습니다. 조물주의 선물 맨발걷기는 치매도 치유한다는 믿음으로 환자의 손을 잡고 함께 맨발로 걸으시기 간곡히 부탁드립니다.

2
어머님의 알츠하이머 치매 경과

동병상련이라고 했지요. 치매환우를 돌보는 가족분들의 고통과 아픔을 누구보다 잘 알기에 조금이라도 더 도움이 되어드리고 싶다는 마음으로 어머님의 알츠하이머 치매 치유경과를 상세하게 알려드리는 것이 좋을 것 같습니다.

골절사고로 인한 수술 후 치매가 급격히 악화되어 혼자 돌봄이 어렵다는 이유로 요양원에 모신 지 한 달도 안되어 어머님은 아들조차 못 알아보실 정도로 인지력이 급속히 떨어졌습니다. 요양원이 아무리 잘 돌본다 해도 자식처럼 살펴드릴 수 없음은 감안했지만, 소홀한 관리와 운동부족으로 근육이 급격히 소실되고 막대기처럼 뼈만 앙상한 다리로 겨우 휠체어에 의존하셨습니다.

못난 아들놈은 맨발걷기의 접지효과를 뒤늦게 알고 접지베개를 잘 베고 주무실 수 있게 해달라고 요양원에 부탁했습니다. 그리고 며칠 뒤 전화가 왔습니다. 덜컥 걱정이 들었으나, 영상통화가 켜지고 어머님이 "누구야?" 부터 시작해 알아듣기 힘든 말들을 쉴 새 없이 쏟아 내십니다. 비록 소통은 안 되지만 기력이 돌아오신 것입니다.

설명을 들어보니 며칠 전부터 어머님이 기운이 돌며 알아듣진 못하지만 말씀이 많아진 것이 신기해서 알려주려고 전화 했답니다. 순간 저는 "접지효과" 라는 확신이 들었습니다. 이 좋은 것을 진작에 못 해드렸다는 자책이 가슴을 파고 들었습니다.

그 상태를 몇달 쯤 유지하던 어느날 면회를 하니 어머님 인지상태가 전과는 사뭇 다르게 말을 걸면 피곤하고 귀찮다는 표정으로 짜증내십니다. 요양원직원에게 접지베개 사용 여부를 물으니 "그게 무슨 효과가 있어요?"라며 묻습니다. 순간, 뭔가 잘못됐다 싶어 내막을 알아보니 보름 이상 접지가 끊긴 것입니다. 속상한 마음을 참고 관리 좀 잘 해달라고 간절하게 부탁했습니다.

이후 같은 사고가 두 번이나 있었고 어머니는 점점 더 쇠약해지셨습니다. 더 이상 그곳에 계시면 안 될 것 같아서 결국 다른 요양원으로 옮겨드렸습니다. 입소상담을 하면서 어머님을 옮기게 된 사연을 말하고 접지베개 관리를 신경 써달라고 부탁했습니다. 이후 어머니는 더 이상의 악화 없이 몇 달 동안 잘 지내셨습니다.

그러던 중 또다시 문제가 생겼습니다 갑자기 인지력과 기억력이 떨어지고 앉아있기도 힘든 상태가 되어 확인하니 이번에도 접지베개가 안보였습니다. 일주일 전쯤 침구류 세탁 때 접지용 베개피를 벗겨내고 요양원 전용 베개피로 바꿨답니다.

암만해도 베개 만으론 부족하다 싶어 접지매트와 베개 세트를 새로 마련해 드렸고 다행히 기운을 차리시며 자리에 앉을 수 있게 되셨습니다. 이후 같은 사고는 발생되지 않고 있지만 어머님을 생각할 때마다 가슴이 먹먹합니다. 이제라도 다시 집으로 모셔오고 싶은 마음 한켠에는 생각대로 실행하지 못하는 자신의 무능한 현실에 가슴이 답답했습니다.

불효의 죄를 씻지는 못하겠지만 반성과 속죄의 의미로 맨발걷기 전도사의 삶을 선택하고 365일 하루도 빠짐없이 서독산 숲길을 지키기로 하였습니다. 몸이 아파서 찾아오는 모든 분들을 어머니라 여기며 섬기는 마음으로 맞이했습니다. 미흡한 능력이지만 그분들의 건강에 조금이나마 도움을 드릴 수 있음에 감사할 따름입니다.

삶의 질을 황폐화시켜 암보다 더 무섭다는 치매. 그동안 어떤 치료법도 어떤 약도 소용이 없다고 알려졌지만, 다행히 희망의 불씨를 찾았습니다. 그것은 맨발걷기와 접지가 치매도 치유할 수 있다는 확신입니다.

이 소중한 불씨를 이 시간에도 좌절하고 계실 전국의 치매환우와 가족들께 전하고자 합니다. 여러분들은 결코 때를 놓치는 일이 없기를 바랍니다. 맨발걷기와 접지는 치매도 치유할 수 있음을 굳게 믿고 실천하셔서 지옥 같은 치매로부터 벗어나 건강한 삶을 되찾으시기를 소망합니다.

3
치유의 희망을 나눔하다

치매환자를 돌보는 일은 힘든 고행입니다. 요즘 참 힘들다는 육아와 비유하자면, 육아는 시간이 지나면 끝이 나고, 키워 놓으면 보람 있는 희망적인 일입니다. 그러다 언제 끝날지 모르는 치매는 돌보는 가족에게는 엄청난 고통이며, 모든 것을 앗아가는 재앙이 되기도 합니다. 암은 치료과정이나 결과라도 확인할 수 있지만, 치매는 치료제도 없고 과정도 불명확하며 24시간 돌봄이 요구되는 무서운 질병입니다.

치매환자를 돌보는 가족들의 모임인 치노사모 네이버카페에는 눈물로 읽어야 할 가슴 아픈 사연들이 하루에도 몇 개씩 올라옵니다. 돌봄을 함께할 가족이 있거나 경제적 여유가 있다면 집에서 돌봄이 가능하겠지만, 그렇지 못하면 돌보는 이가 너무 힘들고 지쳐 신체적, 경제적 부담뿐 아니라 정신적 고통이 엄청 심합니다. 게다가 가족 간 갈등이 생기면 가정파탄에 이르는 재앙이 되기도 합니다. 혼자서 독박 쓰듯 돌봄을 전담하며 직장도 잃고 결혼도 포기한 채 살아가는 안타까운 이들도 많습니다.

그 고통을 누구보다도 잘 알기에 그간 저의 실패와 좌절에서 깨달은 것들을 정리하며 '치매도 치유된다'는 희망을 보았고 이를 전국의 100만 치매환우들께 나누어 드리려고 합니다.

희망 하나

　오랫동안 베타 아밀로이드 축적이 알츠하이머 치매 발병의 핵심 원인이라는 것이 정설로 여겨져 왔지만 이는 사실이 아닐 가능성이 제기되었습니다. 최근 기초과학연구원(IBS) 연구팀이 실험을 통해, 치매가 단순히 베타 아밀로이드 축적뿐만 아니라 뇌척수액의 오염이 주요 원인일 수 있다는 연구결과를 발표했습니다. 뇌척수액이 노폐물과 독소로 오염되면 뇌세포에 치명적인 영향을 미쳐 치매 증상이 나타날 수 있다는 것입니다.

　이는 새로운 치매 치료 가능성을 열어주는 것으로 연구팀은 오염된 뇌척수액을 효과적으로 배출하는 방법이 개발되면 치매치료에 획기적인 변화를 가져올 수 있다고 합니다. 치매환자와 가족들에게 새로운 희망의 소식이라고 할 수 있습니다.

희망 둘

　2장에서 언급한 치매와 유사한 뇌질환인 파킨슨병을 맨발걷기로 극복한 사례입니다. 종합병원 이사장인 이강일 님은 파킨슨병을 7년간 앓으면서 걷기조차 어려운 상태였으나, 11개월 맨발걷기를 꾸준히 실천한 결과 일상생활이 가능할 정도로 회복되었습니다. 이 사례는 많은 파킨슨병 환자들에게 희망을 주었고, 이후 파킨슨 환자 여럿이 따라 하여 역시 긍정적인 효과를 보았습니다.

특히 11년간 목이 꺾이고 보행이 거의 불가능한 상태였던 박ㅇ경 님은 맨발걷기를 시작한 지 3주 만에, 강직과 동결 현상이 눈에 띄게 개선되었고, 스스로 보행도 가능하게 되었습니다. 이는 파킨슨병뿐 아니라 유사한 뇌혈관질환인 치매도 맨발걷기로 치유할 수 있다는 가능성을 보여준 것입니다.

희망 셋

치매를 앓는 어머님을 돌보는 과정에서 접지효과에 대한 확신을 얻었습니다. 요양원에 계시는 어머님의 기력과 인지기능이 접지베개로 눈에 띄게 회복되는 모습을 직접 보았습니다. 이는 치매 환자가 접지만으로도 긍정적인 효과를 얻을 수 있다는 사실을 직접 확인한 사례로, 접지효과에 대한 확신을 얻었습니다.

저의 어머님은 오랜 세월 뇌세포가 퇴화하고 축소된 중증상태였지만, 접지는 그 어떤 약물보다 효과가 좋았습니다. 걷기 힘든 중증 환자라도 실내접지로 인지와 기력향상, 기력회복 등의 효과를 볼 수 있습니다. 특히 걸을 수 있는 경도인지장애환자는 맨발걷기와 실내접지를 함께하면 더 좋은 효과를 볼 수 있을 것입니다.

희망 넷

이 책을 쓰고 있는 지금, 9월 27일자로 올라온 생생한 사례입니다. 사례자는 뇌졸중을 겪고 난 후, 10년 가깝게 치매약 복용으로 기억력 저하와 대화의 어려움을 겪어 왔습니다. 그러다가 최근 약 2개월 동안을 맨발로 걸은 결과, 기억력이 상당히 회복되었고, 건강 상태가 많이 좋아졌다며 담당의사가 맨발걷기 덕분에 살아난 것 같다며 박수까지 쳐주었다고 합니다.

이분은 매일 약 300m의 구간을 일곱 바퀴 정도 맨발로 걷고 있으며, 이로 인해 기억력뿐만 아니라 대화능력도 크게 개선이 되었습니다. 또한, 약 10년 가까이 치매약을 복용했으나 효과를 느끼지 못했으므로 약을 끊을 계획이라고 하였습니다. 이 사례는 맨발걷기가 뇌졸중과 치매 치유에 큰 도움이 된다는 것을 보여주는 증거입니다.

치매치유사례 529

전국의 치매 돌봄 보호자님들, 맨발걷기는 사람의 의술이 아닌 신의 의술 신술입니다. 이제 맨발걷기 앞에서 치매는 더 이상 불치병이 아니라는 이 희망의 불씨를 받아서 가슴에 간직하고 사랑하는 부모님과 맨발로 걸어 보세요. 간절한 마음으로 잠 자는 시간까지 24시간 접지를 생활화하여 맨발걷기로 치매를 극복했다는 반가운 소식을 들려주세요. 부디 전국에서 감사의 치유사례가 동시다발로 들려 오기를 간절히 소망합니다.

4
치매 예방과 치유의 열쇠

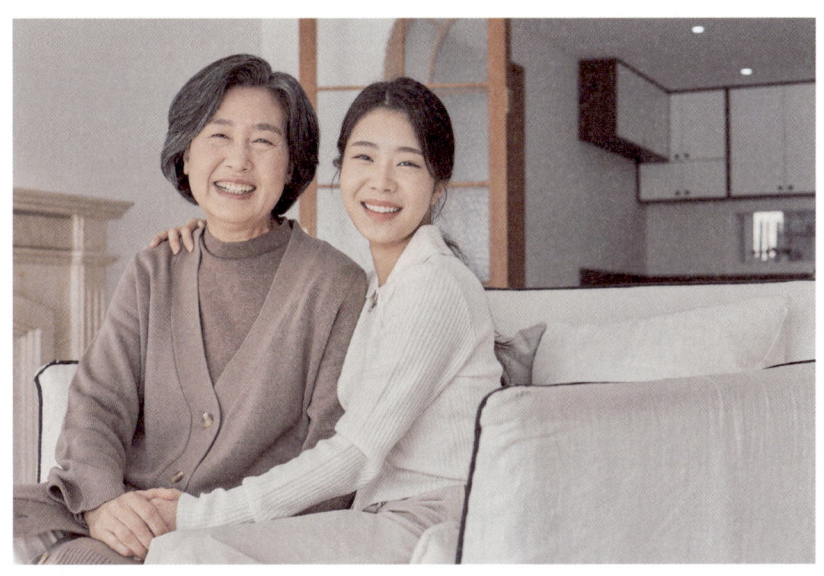

안타깝게도 치매약이나 치료법은 아직까지 세상에 없습니다. 앞서 살펴본 치매 치료의 네 가지 희망 중 첫 번째 과학 연구 결과는 신약 개발의 새로운 방향만을 찾았을 뿐, 우리 세대에 언제 치매를 치료하는 신약이 개발될지 아무도 알 수 없습니다. 그러나 나머지 세 가지 희망은 우리가 직접 확인한 것입니다.

진실은 복잡하고 어려운 말이나 방정식으로 설명되는 것이 아니라, 누구나 직관적으로 쉽게 이해할 수 있는 단순한 것입니다. 고맙게도 조물주는 매우 간단명료한 맨발걷기라는 진실을 선물하셨습니다. 또한, 나의 삶은 물론이고 우주의 질서도 내가 생각하는 대로 돌아가게 만들었습니다. 그것이 치매문제를 푸는 비밀의 열쇠입니다. 그러므로 여러분은 이 말을 믿는 순간부터 초능력자가 될 수 있으며, 이제부터는 치매도 치유가 가능합니다. 우선, 다음 두 문장을 소리 내어 읽어보세요.

"맨발걷기는 신술(神術)이다", "나는 할 수 있다",

실제로 이 두 명제는 "참"입니다. 이제 두 문장을 하나로 결합하면 치매를 치유하는 조물주의 섭리가 나타납니다. 새 명제를 큰 소리로 읽고, 머릿속에 각인하십시오.

"나는 맨발걷기 신술로 치매를 이길 수 있다." 이를 좀 더 줄이면 "나는 신술로 치매를 이긴다"입니다.

어떤 구호를 택하든 상관 없습니다. 이제 이 구호를 주문처럼 외치며 결사적으로 맨발걷기에 임하면 반드시 치매를 극복할 수 있습니다.

그러나 어떤 문제를 개선하려면 해법을 찾기 전에, 그 문제의 원인을 제거하는 것이 우선 효과적입니다. 그동안 치매를 일으킨 원인을 찾아서 고쳐야 합니다. 맨발걷기를 시작하기 전에, 우선 문제가 있던 섭생, 즉 생활습관이 있었는지 점검하고 바꿔야 합니다. 다음은 치매 환자들의 대표적인 생활습관입니다.

치매환자의 생활습관과 문제점

수면부족: 몸 속의 의사가 일하는 시간 부족

식습관: 불규칙한 식습관으로 뇌의 영양과 수분 부족

운동부족: 운동은 뇌활동과 상호 직결된 관계

스트레스: 만병의 원인 스트레스는 뇌에도 악영향

우울증: 스스로 자신을 고립시켜 뇌활동 억압

사회적 고립: 대화와 소통 부재로 뇌기능 축소

귀찮음: 힘들거나 새로운 것을 배우는 시도 회피

흡연, 음주: 치매의 위험을 증가시키는 요소

고혈압, 당뇨, 고지혈증: 약 복용에 따른 부작용

이명, 난청: 대표적인 정보 유입 통로의 문제로 소통 저해

이제 이것들을 모두 역으로 바꾸면 치유법이며, 치유법은 곧 예방법이기도 합니다.

다음 쪽의 표에서 항목별로 자세히 알아봅니다.

치매 예방과 치유의 기본

규칙적인 생활습관	• 충분한 수면을 취하고 가급적 최적의 수면 시간대에 취침 • 금주, 금연 등 나쁜 습관을 먼저 끊어야 좋은 습관이 자리 잡음. 매일 맨발걷기 습관으로 수면의 질 향상
균형 잡힌 식습관	• 먹는 것이 나를 만든다는 마음으로 건강한 식습관 유지 • 좋다는 음식이나 영양제보다 가공식품 같은 해로운 것부터 줄이기 • 충분한 물과 건강한 소금 섭취 (많은 치매환자들이 수분 부족)
꾸준한 운동	• 뇌에 산소를 공급하는 유산소운동(맨발걷기, 달리기,수영) • 에너지 대사를 촉진하는 근력운동(스쿼트, 푸쉬업,런지) • 근육의 긴장을 완화하는 스트레칭으로 혈액순환을 촉진하여 뇌기능 향상
즐거운 취미활동	• 음악 감상, 미술활동, 요리 등으로 뇌를 활성화 • 맨발걷기도 좋은 취미활동으로 우울증 해소 • 독서로 새로운 지식을 습득하고 상상력 향상 (읽기 쉬운 책부터 시작)
적극적 사회 활동	• 고립을 피하고 적극적인 대화와 소통 • 혼자 있는 시간이 있으면 무조건 맨발로 걷기와 명상 • 독거 환경을 개선하고 가족이나 이웃과 교류
긍정적인 생활	• 내 생각이 나를 만든다는 마음으로 긍정적 생활 • 긍정적인 생각과 봉사활동, • 맨발걷기 모임 적극 참여로 이타행과 우분투 정신 실천
뇌 자극 활동	• 뇌는 용불용설의 대표 기관이므로 수시로 자극 필요 • 퍼즐, 큐브 맞추기, 십자말풀이 등 뇌 자극 놀이 • 손은 뇌와 직결됨, 양손 쓰기와 잼잼놀이로 손을 많이 사용

5
치유의 엑셀레이터

치매에 대한 올바른 이해

치매치유는 치매에 대한 정확한 이해부터 시작됩니다. 치매는 단순히 나이가 들면서 자연스럽게 오는 노화의 일부분이 아니라 신경 퇴행성 질환의 일종으로 적극적으로 예방하고 관리해야 합니다.

치매는 기억력 감퇴나 집중력 부족으로 시작되며, 이후 일상적인 업무 수행 능력의 저하로 이어집니다. 예를 들어, 자주 물건을 잃어버리거나 길을 잃는 일이 빈번해질 수 있습니다.

치매환자는 일상생활에서 안전사고에 취약하므로, 실내에서 위험요소를 미리 제거하고 감시가 필요합니다. 또한 장기 약물복용에 대한 주의가 필요하며, 특히 혈압약과 당뇨약 등 일부 약물은 뇌 기능에 영향을 줄 수 있으므로 충분한 검토가 필요합니다.

치매의 전조증상과 예방을 위한 섭생개선

치매는 증상이 나타나기 20년 전부터 뇌의 변화가 시작된다고 합니다. 오랜 세월에 거쳐 인지기능이 저하되는 생활습관병이기 때문에 조기진단과 치료가 중요합니다. 연구에 따르면 치매는 빠르면 6년 전에도 신호를 보내며 치매진단 받기 36개월 전에 비교적 명확한 신호를 보냅니다. 연구결과 치매 진행을 5년 지연시키면 유병률을 약 50% 줄일 수 있으며 경도인지장애 상태에서 치매로 진행되지 않는 경우도 25%나 된다고 합니다. 그러나 이는 맨발걷기를 모르는 이들의 연구결과입니다.

뇌세포가 손상될 때는 반드시 신호를 보냅니다. '요즘 좀 이상한데…'라는 생각이 든다면 치매에서 탈출할 마지막 기회인 '경도인지장애'입니다. 이는 일상생활에 큰 지장은 없지만 치매의 경고 신호가 나타나는 것으로 이를 빨리 알아차려야 합니다.

치매 예방은 식생활 개선, 운동, 명상 등 다양한 생활습관 개선을 통해 가능합니다. 하버드 대학과 러시 대학의 연구에 따르면, 치매를 일으킬 수 있는 음식으로는 버터, 마가린, 치즈, 튀긴 음식, 패스트푸드 등이 있으며, 특히 동물성 지방과 불포화 지방이 많은 음식을 많이 섭취하면 동맥경화를 일으켜 혈관을 딱딱하게 만들어 혈액순환이 나빠지고, 이로 인해 뇌세포가 손상될 위험이 크다고 합니다. 위험하다는 음식을 섭취할 필요는 없습니다.

건강한 식생활 습관으로는 음식을 꼭꼭 씹어 천천히 먹고, 규칙적인 식사와 다양한 영양소를 포함한 식단을 유지하는 것이 도움이 됩니다.

접지요법(실내접지) 실천

자연적인 숲속 흙길을 걷는 것이 가장 이상적이지만, 외부 걷기가 힘든 경우에는 실내에서 접지매트를 사용하면 됩니다.

치매환자는 인지와 균형감각이 떨어지므로 맨발걷기를 시작할 때 안전을 최우선으로 고려해야 합니다. 처음에는 실내에서 시작하여 점차 평평하고 부드러운 길부터 적응합니다. 이때 지지대가 있는 워킹레일을 사용하면 도움이 됩니다. 제자리 걸음을 걷더라도 발가락을 사용하는 걸음이 더 효과적입니다.

실내에서 머무는 모든 시간을 접지한다는 24시간 접지의 생활화 개념으로 특히 수면 시에도 침대에서 접지를 하는 것이 좋습니다.

병행하면 금상첨화인 운동요법

그간 근육은 뇌의 일방적인 명령에 따라 움직인다고 알려졌습니다. 그러나 사실은 근육에서도 끊임없이 뇌로 신호를 보내고 있으며, 근육을 움직이는 것 자체가 뇌의 활성화를 돕는다는 사실이 밝혀졌습니다. 하버드 대학교 네이티 박사는 "운동이야말로 뇌신경 세포 재생에 가장 큰 효과를 기대할 수 있다"고 합니다. 근육을 단련하는 것은 뇌신경 세포도 함께 늘리고 있는 셈입니다.

유산소운동과 근력운동

치매 예방과 치유에는 유산소운동과 근력운동이 필수적입니다. 유산소 운동은 혈액과 산소를 뇌로 원활하게 공급하여 인지기능을 활성화하며, 근력운동은 신경세포의 활성화와 성장에 중요한 역할을 합니다. 맨발걷기는 뇌 건강에 매우 긍정적인 영향을 미칠 수 있는 대표적인 유산소운동입니다. 할 수만 있으면 스쿼트, 런지, 데드리프트 같은 근력운동으로 하체근육을 강화하는 것도 뇌에 산소를 더 많이 공급하는 데 도움이 됩니다.

인터벌 달리기와 빨리 걷기

짧은 거리를 전속력으로 달린 후 천천히 걷는 운동은 뇌를 활성화하고 치매 예방에 효과적입니다. 이는 인터벌 달리기라고도 하는데, BDNF(뇌유래신경영양인자)의 분비를 촉진하여 뇌세포 생성과 기존 뇌세포의 연결을 강화하여 학습과 기억력 향상에 기여 합니다.

그러나 치매환자들이 전력질주를 할 수 없기 때문에 개인의 상태에 맞게 운동 강도를 낮춘 인터벌 빨리 걷기를 하면 좋습니다. 이는 근육에 힘을 주는 빨리 걷기와 힘을 주지 않는 천천히 걷기를 번갈아 가며 반복합니다. 환자에게 크게 무리를 주지 않으면서 근력과 지구력을 향상시키는 훈련으로, 3분간 빨리 걷고, 다음 3분은 천천히 걷는 것을 하루 5세트 이상 실시합니다.

> 치매환자의 특성상 제시한 운동을 하기가 어려울 것이나, 최소한 접지요법과 섭생만이라도 반드시 실천해야만 한다.

6
치매예방 7가지 백신

『치매를 이기는 뇌』의 저자 아사다 다카시는 치매 그레이존 단계에서 예방과 치료의 필요성을 강조합니다. 치매 그레이존이란 일상생활에 큰 지장을 주지 않지만, 본인이나 가족들이 "요즘 좀 이상해"라고 느끼는 경도인지장애 상태를 의미합니다.

치매에 걸리면 반드시 이 치매 그레이존 단계를 거치는데, 적절한 대응을 하면 25%는 건강한 뇌로 회복된다고 합니다. 그래서 치매 그레이존을 치매 예방의 골든타임이라고 말합니다.

1. 뇌와 직결된 손, 발 기능 살리기

손은 뇌와 직접 연결되어 있기 때문에, 양손을 사용하는 다양한 활동은 뇌를 자극합니다. 예를 들어, 손가락 구부리기, 손등치기, 손바닥 밑 박수치기 같은 손 운동은 뇌의 전두엽 기능을 향상시키는 데 도움이 됩니다. 퍼즐이나 큐브맞추기, 블록쌓기 등 가급적 손을 많이 사용하는 것이 좋습니다.

발 또한 뇌와 긴밀하게 연결되어 있어 발의 감각과 연결된 신경계를 자극하여 뇌 기능을 개선할 수 있습니다. 맨발걷기는 발기능을 강화하고 뇌를 자극하는 가장 좋은 방법입니다. 까치발 걷기나 발가락 가위바위보 놀이로 뇌를 자극해주면 좋습니다.

2. 두피 자극법

두피 자극은 뇌로 가는 혈류를 증가시켜 인지기능을 촉진할 수 있는 방법입니다. 두피에는 많은 신경과 혈관이 밀집되어 있어, 이를 자극하면 뇌의 활성화를 돕습니다.

· 손가락 끝으로 머리 전체를 부드럽게 두드리거나 마사지합니다. 손가락 끝에 가볍게 압을 주며 두피를 문지르거나 눌러주는 방법도 있습니다. 이는 두피의 혈액순환을 촉진하고, 뇌에 더 많은 산소와 영양소를 공급하는 데 도움이 됩니다.
· 두피 자극의 대표적인 조타법은 손가락 끝으로 두피를 리드미컬하게 두드리는 방법으로, 10분에서 15분 동안 조심스럽게 반복하면 혈류가 증가하고 머리의 긴장을 풀 수 있습니다. 이를 통해 뇌를 자극하고 인지 기능 향상에 도움을 줄 수 있습니다. 수면 전에 시행하면 숙면을 돕는 효과도 있습니다.

> 머리 전체적으로 해주는 것이 중요하며 특히, 두드릴 때 아픈 부위가 있으면 그곳을 집중적으로 풀어주는 것이 중요하다. 그곳에서 신경의 브레이크가 걸려있는 경우가 많기 때문이며 계속 두드려서 풀어주면 점차 통증이 줄어들다가 결국 사라지게 된다. 매일 꾸준한 실천이 중요하다.

3. 구강(잇몸)건강 관리

구강건강 특히 잇몸병은 치매와 밀접한 연관이 있습니다. 치주균은 치아뿐만 아니라 체내에 침투하여 만병의 근원이 된다고 합니다. 규슈대학 연구팀은 치추병균이 혈액을 타고 뇌에 도달하여 알츠하이머병의 원인물질인 아밀로이드 베타를 증식 시킨다는 결과를 보고했습니다. 잇몸질환을 개선하는 방법으로는 8장의 '잇몸질환 자연치유'를 권합니다.

'고치법(叩齒法)'도 추천합니다. 위아래 치아를 맞부딪치며 턱과 뇌를 자극하는 전통적인 건강요법입니다. 고치법은 치아 건강뿐만 아니라 면역력 강화, 잇몸 염증예방, 기억력, 인지기능을 향상시키는 것으로 알려져 있습니다. 아침과 저녁에 30~50번 정도 시행하며, 이때 생성되는 침은 삼키는 것이 더 좋습니다.

4. 청력과 시력 관리

청력: 학술지 〈랜싯〉에 따르면 난청을 치매의 가장 큰 위험 요소라고 지적합니다. 이는 난청으로 귀를 통한 자극이 줄어들면 뇌가 위축될 가능성이 있고, 타인과 의사소통이 어려워지므로 우울증 같은 질환을 초래하여 치매의 위험을 더 높인다고 합니다. 텔레비전을 큰 음량으로 올리거나 "응?"하며 자주 되묻는다면 난청을 의심하고 보청기 사용 등 적절한 조치를 취해야 합니다.

시력: 눈 또한 정보의 대부분을 받아들이는 기관으로 뇌와 직

결되어 있습니다. 정보의 80%는 눈을 통해 뇌로 전달됩니다. 그러므로 시력이 나빠지면 시각정보의 전달이 어려워져 점차 뇌기능을 약화시키게 됩니다. 노안과 백내장 등 안과 질환을 무시하지 말고 적절한 안경 착용과 관리가 필요합니다.

5. 큰 보폭과 빠르게 걷기

영국 레스터 대학의 연구에 따르면, 약 47만 명을 6.8년 동안 추적조사한 결과 걸음이 빠른 사람들이 느린 사람들에 비해 생물학적 나이가 16년 정도 젊어지고, 수명도 평균적으로 15년 정도 길어지는 결과가 나왔습니다. 그러므로 가급적 보폭을 늘리고 빠르게 걷는 것이 좋습니다. 엄지발가락에 힘을 주어 걸으면 보폭이 넓어지고 걸음이 빨라집니다. 그 이유는, 체중이 엄지발가락을 통해 안정적으로 지지되면, 반대쪽 발을 멀리 내딛는 데 필요한 힘과 균형이 좋아집니다. 또한 발을 옮기는 단계에서 엄지발가락이 지면을 강하게 밀어내면 추진력으로 속도가 붙습니다. 특히 엄지발가락의 구부리는 힘이 강할수록 지면을 박차는 힘이 커지므로 엄지발가락의 굴곡력을 키우는 것이 중요합니다.

6. 장기 복용 약물 조절

독성학의 아버지라고 불리는 파라셀수스는 모든 약은 부작용이 있다고 했습니다. 만약 저의 가족이 장기복용 약물인 혈압약, 당뇨약, 등을 복용한다면, 못 하도록 말릴 것입니다. 이러한 약물들은 장기복용 시 부작용을 초래합니다. 특히 혈압약은 장기복용 시 뇌세포로 가는 혈류를 제한하여 치매 위험을 높일 수 있습니다.

7. 적극적인 사회활동

사회적 고립이 대화와 소통의 부재로 뇌기능 축소를 초래한다고 합니다. 가족 및 친구와의 교류나 사회활동을 통해 긍정적인 마음상태를 유지하거나 적극적인 봉사활동은 치매 예방에 더욱 효과적입니다.

저자가 추천하는 사회적 활동은 맨발걷기국민운동본부 지역별 모임에 참여하여, 초보자 안내 같은 기본적인 봉사활동을 실천하는 것입니다. 따로 시간 낼 필요 없이 맨발걷기 하면서 이타행과 우분투 정신을 실천하면 보람과 성취감은 물론 함께라는 공동체 의식으로 치매 예방에 큰 도움이 될 것입니다.

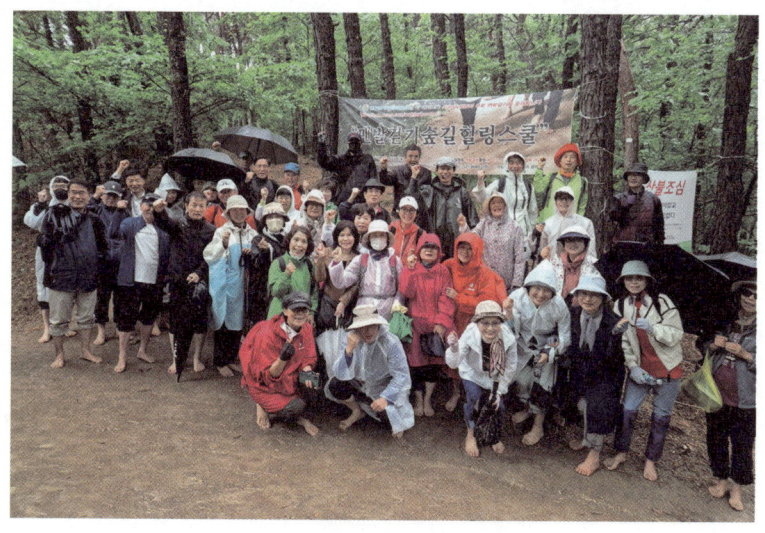

대모산정모, 2024년 05년 11일

에필로그

　제 아내는 두 번의 제왕절개와 위암 수술 후 항상 기운이 없었고, 저도 50을 넘어서며 직장 스트레스와 과로, 음주로 인해 건강이 악화되었습니다. 결국 조기 은퇴를 결심하고 건강을 최우선 목표로 삼고 새인생을 시작했습니다. 항암을 못 할 만큼 허약한 아내를 위해 약초산행을 하면서 산삼으로 관리하니 나름의 효과가 있었지만 아무리 좋은 산삼도 약발이 다하면 기력이 다시 떨어지는 한계가 있었습니다.

　그러던 중 독일교포 김세연 선생이 유튜브에 공개한 'KSNS'를 보고 공부하여 아내의 여러 증상을 개선시킬 수 있었습니다. 놀라운 자연의학이었습니다. 이후 몇 년간 노인시설 봉사활동을 하였는데 워낙 어르신들의 건강상태가 다양하다 보니 알고 있던 모든 방법을 동원해도 어찌지 못하는 한계를 느끼던 중, 코로나 팬데믹을 겪고 치매노모의 돌봄에 전념하게 되면서 봉사활동을 중단하게 되었습니다. 그리고 우여곡절 끝에 맨발전도사가 되어서야 맨발걷기의 진정한 치유효과를 깨달았습니다.

　그래도 조물주의 고귀한 선물 맨발걷기를 남보다 일찍 받았음을 감사하며, 질병의 고통에서 살아가는 분들의 고통을 조금이나마 덜어드려야 한다는 생각으로 알고 있는 모든 것들을 이 책에 담으려고 노력했습니다.

맨발걷기를 신술(神術)이라고 강조한 대목은 사실 조금 억지스러울 수 있습니다. 의료 전문가들이 요구하는 과학적인 근거도 미흡합니다. 그러나 그들이 그토록 좋아하는 과학적 근거가 과연 무엇을 해결해 줄 수 있을까요? 그 흔한 감기 하나도 확실히 치료하지 못하고, 고혈압도 평생 약에 의존해야 하는 모순이 지금의 의학 현실입니다. 이런 점에서 거의 모든 질병을 근원적으로 치유하는 맨발걷기는 신술이 아니면 달리 표현할 말이 없습니다.

이 책의 모든 내용은 나름의 노력과 경험에서 얻은 통찰을 바탕으로 하였기에 충분히 설득력이 있을 것이라고 생각합니다. 언급한 내용이 누구에게는 도움이 되더라도 누구에게는 도움이 안 될 수도 있습니다. 그러나 한 분에게라도 도움이 된다면 하나라도 더 알려드리고 싶었습니다. 그러다 보니 분량이 너무 많아 편집 과정에서 절반이나 추려냈습니다.

원고를 정리하며 글이 마음에 들지 않아 수정하고 또 수정하는 과정을 반복하며 너무도 부족함을 알았지만, 맨발걷기 현장의 혼란을 줄이는 일이 시급하다는 명분으로 졸저의 출간을 결정했습니다. 모든 경우의 수를 다루지 못했고 다소 주관적이고 틀린 내용도 있을 수 있기에 만족스럽지 못하더라도 진심을 담은 흔적을 읽어 주신다면 영광으로 생각하겠습니다.

아직은 온 인류의 건강 천국으로 가는 길이 멀기에 그 과정에서 계속해서 다양한 이슈들이 나타날 것이며 새롭게 등장하는 문제들도 연구 보완해야 할 것입니다. 혹시 책에 잘못된 내용이나 새로운 이슈가 있으면 언제든지 메일로 주시면, 더 공부하며 지속적인 노력의 동력으로 삼겠습니다.

사람은 죽는 날까지 공부해야 한다고 했는데 글쓰기 덕분에 70 나이에 스스로 부족함을 깨닫는 메타인지의 기회가 되었고, 책을 쓰면서 어설프게 알던 지식들을 정리하며 새로운 통찰로 제법 성장한 것 같습니다. 부족한 책이나마 출간을 앞두고 소천하신 어머님 영전에 이 책을 받칩니다.

끝으로 이 책이 세상에 나올 수 있도록 많은 가르침을 주신 박동창 회장님과 늘 따뜻한 응원을 주시는 이소명 부회장님께 다시 한번 감사의 마음을 전합니다. 글쓰기에 용기를 심어주신 신향식 기자님, 출간의 다리를 놓아주신 『배움은 배신하지 않는다』의 저자 최갑도 선생님 그리고 기꺼이 본서의 산파역할을 맡아주신 도서출판 행복에너지 권선복 대표님과 완성도를 높이느라 애써준 디자이너 보미님에게 깊은 고마움을 전합니다.

'맨발은 산삼' 심~ 봤~ 다~!

2025년 춘삼월
서독산 맨발숲길 절골약수터에서 권오룡 올림
email: romantickor@gmail.com

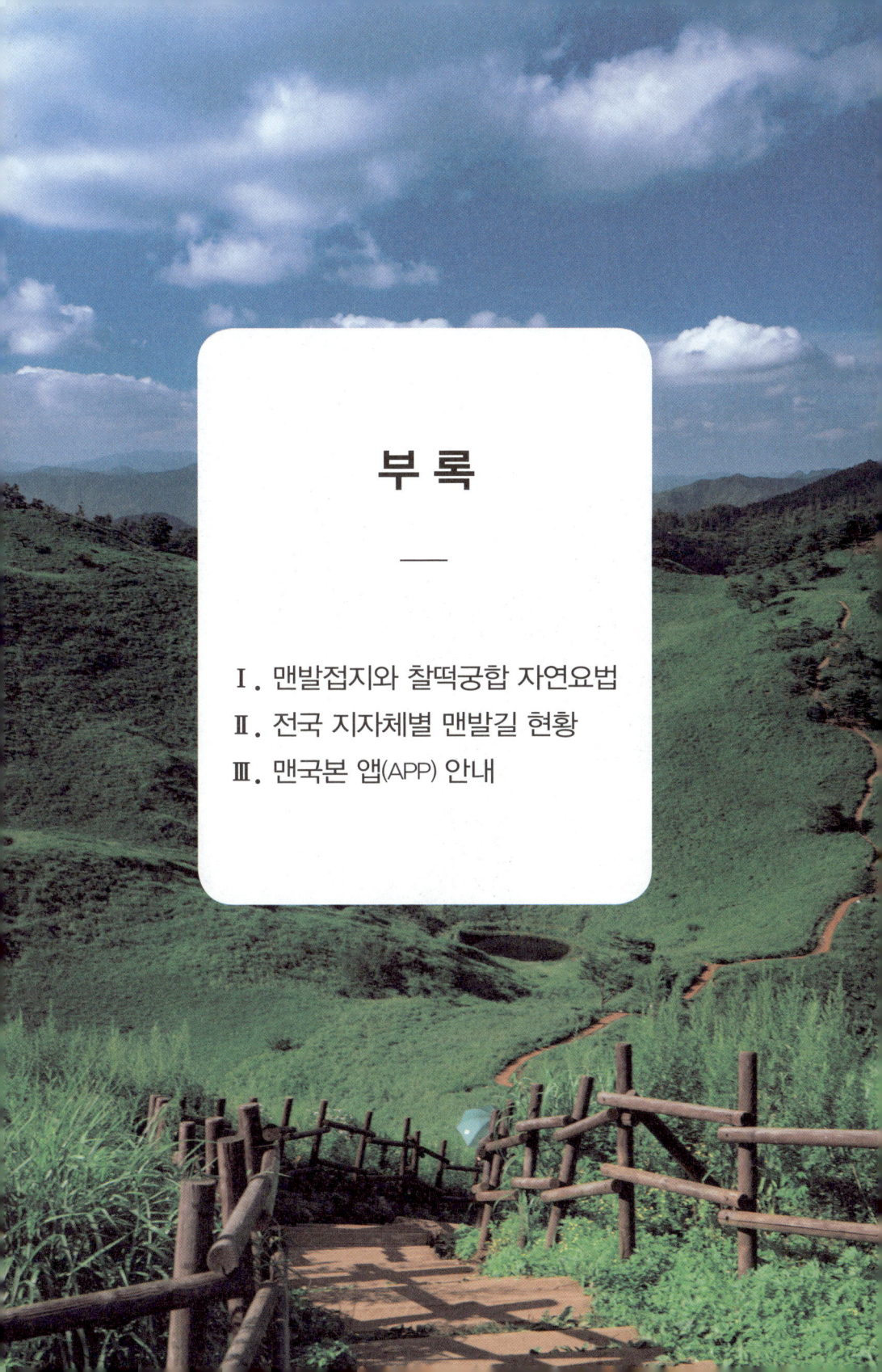

부록

I. 맨발접지와 찰떡궁합 자연요법
II. 전국 지자체별 맨발길 현황
III. 맨국본 앱(APP) 안내

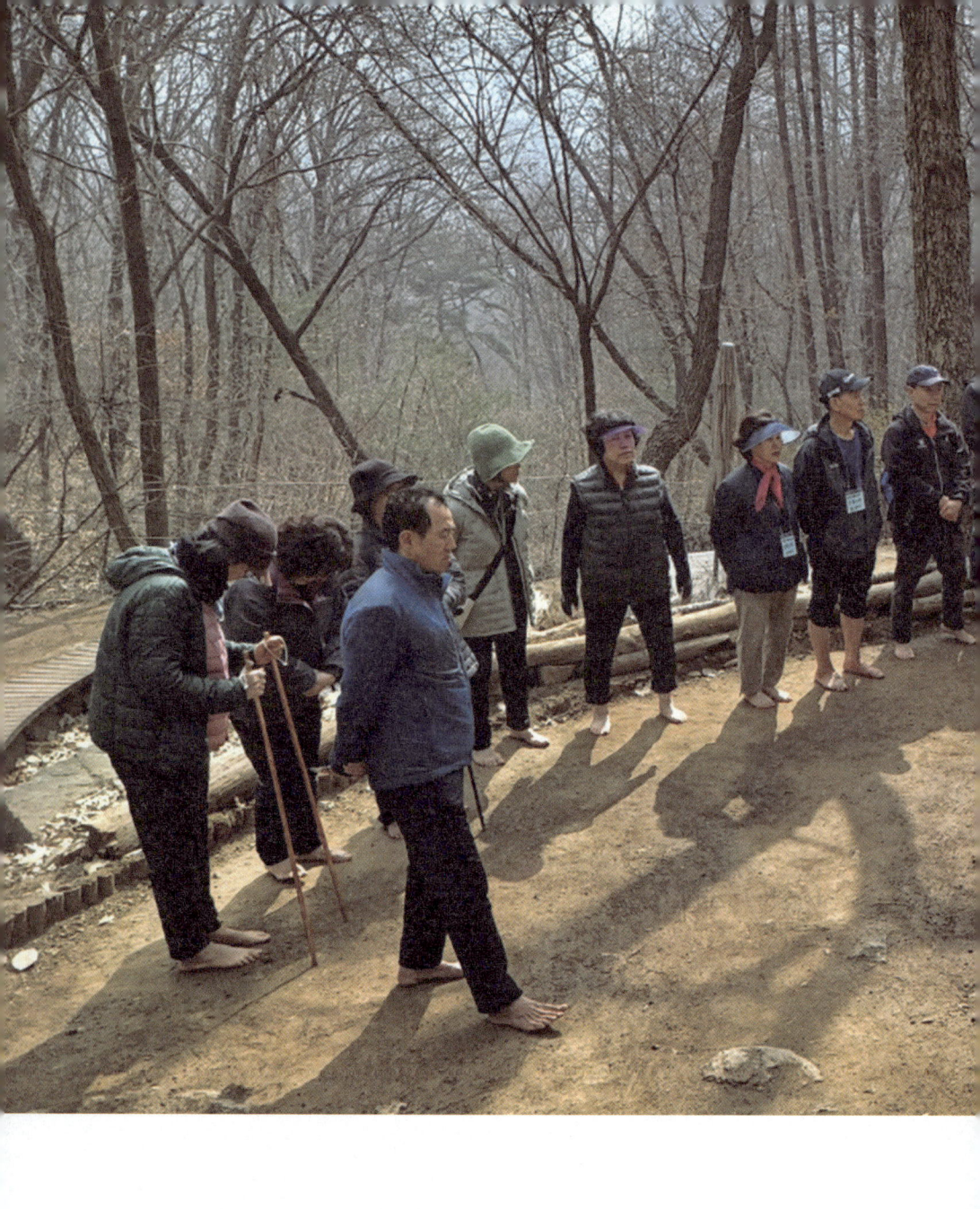

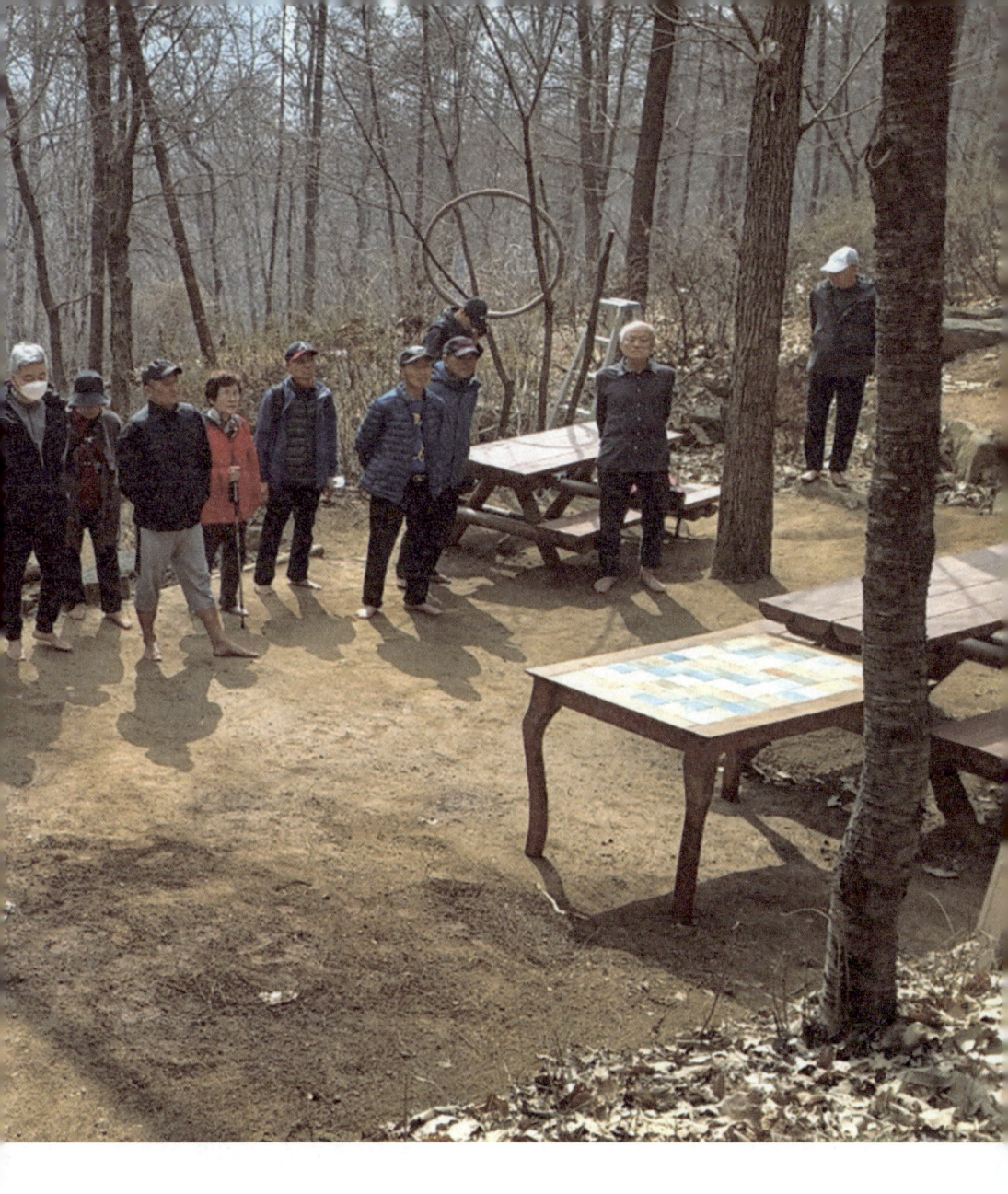

I. 맨발접지와 찰떡궁합 자연요법

맨발접지와 자연요법

자연치유를 공부하고 봉사활동을 하면서 얻은 개인적인 경험과 통찰을 바탕으로 맨발접지와 시너지 효과가 있음을 확인한 자연치유법을 모아보았습니다.

이들 요법은 주류 의학계가 주장하는 과학적인 입증자료는 없습니다. 자연치유법이 과학적으로 입증되지 못하는 이유는 주로 연구비용과 자원 부족 때문입니다. 대부분의 자연요법은 돈이 되지 않는 속성 때문에 어떤 제약사나 의료기관도 관심 갖지 않는 본질적인 한계가 있습니다.

하지만 이러한 문제가 효과의 부재를 의미하지는 않습니다. 과학적인 근거는 없어도 치유효과를 극대화하기 위한 응용법으로 사람에 따라서는 생각치 못한 효과를 보일 수 있습니다. 오랫동안 병원과 약에 의존하며 살아왔지만 좋아지지 않던 증상들이 자연요법으로 약 하나도 안 쓰고 하루 아침에 좋아지는 어처구니 없는 일이 생길 수도 있습니다.

각각의 방법은 개개인의 신체와 환경에 따라 다르게 작용므로 효과가 없을 수도, 혹은 생각치 못한 놀라운 결과를 가져올 수도 있습니다. 특별히 새로운 것이 아닐 수도 있습니다. 그러나 대부분 꾸준한 실천이 답입니다. 열린 마음으로 탐구하시고, 자신의 몸에 맞는지 신중히 판단하여 적용해 보시기 바랍니다.

1
변비의 원인과 쾌변요법

변비의 원인은 대장의 연동운동이 원활하지 않기 때문입니다. 주요 원인으로는 섬유질이 적은 식습관, 수분부족, 운동부족, 스트레스, 약물 부작용 등이 있습니다. 변비를 개선하려면 이러한 원인들을 제거해야 합니다. 식이섬유와 수분을 충분히 섭취하고, 규칙적인 운동과 스트레스 관리, 변비개선 약물 등을 활용할 수 있습니다. 그러나 이러한 방법으로 효과가 없는 경우도 많습니다.

이때 맨발걷기를 하면 대장의 연동운동을 촉진하는 효과로 변비개선은 물론 소화가 잘 되어 입맛도 좋아집니다. 그러나 맨발걷기를 지속해도 다시 변비로 고생하는 분들도 있습니다.

변비는 위에 언급된 외에도 서구화된 좌식변기와 비데 사용의 원인도 있다고 생각합니다. 비데는 적지 않은 전자파를 방출합니다. 이는 장운동에 영향을 줄 수 있습니다. 따라서 인체접지로 몸속의 활성산소와 전자파와 유도전기를 해소하면 변비개선에 도움이 됩니다.

1. 접지 효과로 배변 촉진

배변 시 변좌에 앉은 상태에서 접지로 몸속의 활성산소와 정전

기를 제거하고 추가적인 방법을
더하여 대장의 연동운동을 촉진시
키는 방법입니다.

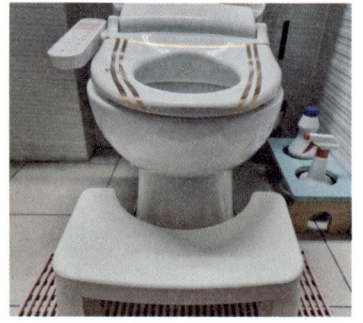
도전용 동테이프를 이용한 접지변좌

- 대부분의 양변기 바로 옆에는 세면대가 근접해 있으므로 변좌에 앉은 상태에서 한 손으로 세면대의 수도꼭지를 움켜쥡니다. 이때 주의사항은 수도꼭지의 조절 손잡이 부분은 접지가 안 되므로 반드시 밑부분을 잡아야 합니다.
- 또 다른 방법은 수도를 틀고 세면대의 물에 손을 담그는 방법입니다. 이때 접지가 끊기지 않을 정도로 적당히 물을 틉니다. 만약 세면대가 변기와 가깝지 않은 경우는 전원 콘센트에 연결된 접지코드 끝을 손으로 잡으면 됩니다.
- 변좌에 엉덩이와 허벅지 아래쪽을 접지시키는 방법입니다. 그림처럼 동테이프 같은 도전 재료를 변좌에 맞춰 잘라서 접지선을 연결하는 방법입니다.

    *주: 비데나 욕실용품 제조회사 관계자가 이 아이디어를 이용하여 접지 변좌와 발판을 출시해주면 좋겠습니다.

2. 대장의 연동운동을 돕는 자세

몸은 어머니 배 속에 있을 때의 자세가 쾌변을 위한 가장 좋은 자세입니다. 허리를 숙이고 대변을 보면

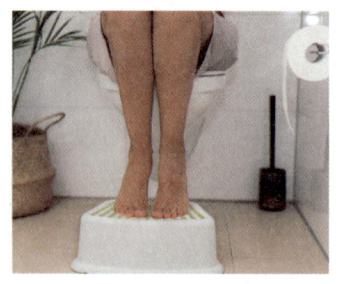

항문과 직장이 이루는 각도가 커져서 대변이 원활하게 나옵니다. 좌변기에 앉아 20~30cm 높이의 발판을 디디면 그 자세가 됩니다. 이를 싱가포르 출신의 여성 전문의가 틱톡에 소개해 크게 화제가 되었고, 실제로 효과를 봤다는 댓글이 수없이 달렸습니다.

3. 자연 수기요법을 응용한 복부 지압법

대장의 연동운동을 주관하는 무의식 신경에 브레이크가 걸린 것을 풀어주는 복부 지압법입니다. 변기에 앉아서 대장의 시작점부터 직장까지 손가락으로 대장을 눌러줍니다.

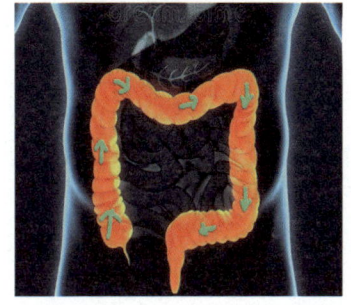

① 배에 힘을 최대한 빼고 손가락을 세워 깊숙이 누른 상태에서 복부에 힘을 가하면서 손가락을 위로 밀어낸다는 느낌으로 손가락의 힘에 저항합니다. 손가락도 힘을 지그시 준 채로 배가 밀어내는 힘에 저항합니다.
② 대장의 위치를 따라 시계방향으로 손을 옮겨가며 같은 방법으로 지압합니다. 이때 배와 손가락이 상호 대항하는 상태에서 몸을 앞으로 숙이면 더 효과적입니다.
③ 손으로 눌렀을 때 특별히 통증이나 단단함이 느껴지는 부위나, 꾸루룩 소리가 나는 부위를 집중해서 지압합니다.

2
몸 속의 독소 배출

현대문명 속에서 온갖 가공식품과 첨가제로 인해 몸이 쉽게 오염될 수 있습니다. 마치 자동차 부품에 기름때가 쌓이면 제대로 작동하기 어려운 것처럼, 우리 몸에 독이 쌓이면 건강한 생활을 유지하기 어렵습니다. 그러므로 몸속을 깨끗이 청소하는 것이 비만과 질병은 물론, 노화를 막는 비결입니다.

또한 맨발걷기를 하면 목이나 어깨, 팔, 손 등에 피부 발진, 열감, 가려움 등이 나타날 수 있는데, 이는 대부분 명현현상으로 몸속에 쌓인 독소와 노폐물이 배출되면서 일어나는 일시적 염증 반응입니다. 일반적으로 시간이 지나면서 자연스럽게 사라지지만, 좀 더 빠르게 불편함을 줄이는 방법들을 알아봅니다.

- **피부관리:** 가려움이나 발진이 생기면 보습제를 바르거나 냉찜질로 증상을 일부 완화할 수 있지만 이는 일시적 방편입니다. **근본적 치유방법으로는** 황토에 환부를 파묻거나 접지된 물 속에서 꼬집는 마사지를 통해 증상을 더 빠르게 진정시킬 수 있습니다. 꼬집을 때 일시적으로 아프고 힘들지만, 접지효과로

자유전자가 활성산소를 중화하여 덧나지 않으니 적절한 강도로 반복하면 됩니다.

- **충분한 수분 섭취:** 죽염이나 천일염과 함께 최소 1리터 이상의 물을 마시면 체내 독소 배출에 도움이 됩니다. 이는 세포에 전해질을 보충하여 접지 시 전자의 흐름을 도와줍니다.
- **균형 잡힌 식단:** 육류보다는 신선한 과일과 채소를 많이 섭취하면 몸의 해독을 돕습니다. 특히 식이섬유가 풍부한 해조류, 채소, 과일, 곡류 등은 장내 독소와 노폐물 청소에 유익합니다.
- **적절한 휴식:** 운동이나 질병 관리에서 충분한 휴식은 몸이 회복할 수 있는 시간을 제공합니다. 맨발걷기나 운동 후에는 반드시 적절한 휴식을 취합니다.
- **운동과 땀 흘리기:** 유산소 운동으로 땀을 흘리면 독소와 노폐물이 배출됩니다. 사우나나 반신욕보다 몸에 무리가 가지 않는 범위에서 운동장 같은 평지에서 맨발로 빠르게 걷기나 달리기로 땀을 흘리면 좋습니다.
- **스트레스 관리:** 스트레스는 체내 독소를 증가시키므로 관리가 중요합니다. 편안한 마음을 갖는 것이 중요하며, 명상은 스트레스를 줄이고 심신의 안정에 도움을 줍니다.
- **간헐적 단식:** 단식은 에너지 부족 신호를 통해 세포의 내부에 쌓인 찌꺼기를 분해하여 에너지를 얻는 자가포식(Autophagy)을 합니다. 적당한 금식도 체내 해독에 도움이 됩니다.

3
청소와 치유의 단식요법

일정 시간 동안 음식을 섭취하지 않으면 세포는 에너지 부족 상태에 처하게 됩니다. 이때 오토파지(Autophagy-자가포식)가 활성화되어 손상된 단백질이나 지방 등 불필요한 물질을 분해하여 에너지를 얻습니다. 이는 자동차 연료가 바닥까지 줄어들면 연료통 바닥에 쌓인 찌꺼기를 태우는 것과 유사합니다. 또한 적절한 스트레스는 장수 유전자나 항노화 유전자의 스위치를 활성화시키는 효과가 있습니다. 단식은 맨발걷기의 효과가 미흡하거나 효과를 극대화시키고 싶을 때 해볼만한 일종의 호르메시스 요법입니다.

오토파지(Autophagy)

오토파지는 세포가 손상되거나 낡은 단백질 등을 스스로 분해하고 제거하는 자연스러운 과정입니다. 이 과정을 통해 세포는 스스로를 청소하고, 세포 내에 쓰레기가 쌓이는 것을 방지합니다. 단식은 오토파지를 통해 손상된 세포를 청소하고 고장난 기능을 회복시킵니다. 이로 인해 근육의 에너지 효율이 향상되며, 체중감량, 혈당, 혈압조절, 대사개선, 염증치유, 심장기능 강화, 뇌기능 향상, 노화방지 등 다양한 효과를 얻을 수 있습니다.

단식의 종류

일반 단식: 정해진 기간 동안 음식을 전혀 섭취하지 않고 물만 마시는 방법입니다. 보통 3~5일 정도가 부담이 적으며, 특별한 목적이 있는 경우 10일 이상도 가능합니다. 단식은 끝나고 보식 과정이 더 중요합니다. 피로감이나 어지러움이 발생할 수 있어 사전에 철저한 계획과 전문지식이 필요하며, 건강 상태를 점검하고 충분히 검토 후 맨발접지를 유지하면서 하는 것이 좋습니다.

> 60세 이상의 단식은 권장하지 않으며 단식의 효과를 극대화하려면 사전에 관련 정보를 충분히 숙지하고, 신체 반응에 주의하며 실행한다. 필요하다면 관련 전문가의 조언이나 안정성과 효과를 인정받은 프로그램을 따른다.

간헐적 단식: 하루 중 특정 시간 동안 음식을 섭취하지 않고, 나머지 시간 동안만 식사하는 방법입니다. 일상생활에 큰 지장이 없어 스스로 쉽게 실천할 수 있습니다. 대표적인 방식으로는 16/8과 5/2 방식이 있습니다.

16/8 방식	하루 24시간 중 16시간 단식하고, 8시간 동안 식사. (예: 오후 12시부터 저녁 8시까지 1~3끼의 식사를 자유롭게, 나머지 시간 동안 단식)
5/2 방식	일주일 중 5일은 평소대로 식사하고, 나머지 2일은 하루 500~600 칼로리로 제한

4
감기에 특효 맨발과 접지

안타깝게도 세상에는 감기를 제대로 치료하는 특효약이 아직까지 없습니다. 다행히도 맨발걷기의 자연치유 기전은 땅속의 자유전자를 몸속으로 공급해 활성산소를 중화하고 면역력을 올려주어 감기를 치유해줍니다. 감기는 바이러스보다도 몸이 무리를 한 결과로, 잠시 쉬며 재정비하라는 몸의 경고입니다. 맨발걷기와 함께 충분한 휴식을 취하면 빠르게 나을 수 있습니다.

'여름감기는 개도 안 든다'고 합니다. 그러나 요즘은 여름감기에도 잘 걸립니다. 여름엔 기온이 높아 바이러스가 활개를 치기 힘들고 춥지도 않은데도 감기에 걸립니다. 그 이유는 생각이 몸을 지배하기 때문입니다. 조금만 더워도 습관적으로 에어컨을 틀고 그 밑에서 시원함을 즐기면서, 그 대가로 체온 조절력이 저하되는 것을 모릅니다. 실제로 비만하거나 몸의 자동조절 시스템이 안 좋은 사람일수록 조금만 더워도 에어컨 없으면 못 참고, 겨울에는 감기에 잘 걸리는 악순환의 굴레에서 살아갑니다.

건강한 사람은 매일 암세포가 생겨도 암에 걸리지 않는 것처럼, 감기 바이러스가 들어와도 건강하면 감기에 걸리지 않습니다. 감기는 우리 몸 안의 의사가 무언가 과부하나 무리한 생활습관 등으로 정상적인 생리적 리듬에서 벗어난 몸을 스스로 재정비하라고 내리는 경고성 처방입니다.

감기의 치유 기전

맨발걷기를 통해 생명의 자유전자가 몸속에 들어오면 활성산소를 중화시키고 ATP 생성을 촉진시켜 세포의 에너지 대사를 높이고 면역력을 올려줍니다. 면역력이 올라가면 자연스럽게 감기도 물리칠 수 있습니다. 그러므로 감기가 걸리면 반드시 맨발걷기를 해야 합니다. 온몸을 철저히 보온하고 걸으면 됩니다. 이때 땀을 내면서 땀과 함께 노폐물을 뽑아내고 따뜻한 물로 목욕을 하면 더 좋습니다.

그동안 감기에 걸린 회원들에게 맨발걷기 하면 빨리 낫는다고 알려줬는데, 그대로 실천한 경우는 2~5일 안에 모두 나았습니다 반면 집에서 쉬기만 경우는 일주일 넘게 혹은 2~3주 동안 감기 증상으로 고생을 하였고 후유증까지 있었습니다. 만일 걷기가 힘든 사람은 실내에서라도 접지를 해도 감기약에 의존하는 것보다 더 빠르게 회복될 수 있습니다.

감기 예방법

구분	종류별 차이점
맨발과 휴식	감기도 염증반응의 일종이므로 맨발과 접지를 지속하며, 몸이 스스로 재정비할 수 있게 충분한 휴식을 취한다.
체온관리	운동 후 젖은 옷은 반드시 갈아입고, 샤워 후에는 머리를 꼭 말리고, 등산 시에도 땀이 난다고 옷을 벗어 급격히 몸을 식히지 않도록 주의한다.
호흡법	항상 입이 아닌 코로 호흡한다. 특히 들숨은 반드시 코로만 들이쉰다. 잠 잘 때는 입벌림 방지용 테이프를 사용하여 코로 숨쉬는 수면을 유지한다.
마사지	대추혈을 따뜻하게 마사지하면 해열제 없이도 자연스럽게 열이 떨어진다. 대추혈은 목을 앞으로 숙였을 때 가장 튀어나온 목뼈 바로 아래 부분이다.
음식조절	감기와 싸우는 데 에너지를 집중할 수 있도록 입맛 없는 데도 억지로 먹기보다, 입맛이 돌아올 때까지 굶는 것이 회복에 도움이 된다.
냉음료 금지	차가운 음료 대신 따뜻한 물과 음식을 섭취하면 코끝까지 혈액순환이 원활하게 된다. 이로 인해 비강의 필터기능이 정상화되어 감기예방에 도움이 된다
예방음료	대파뿌리를 끓여 따뜻하게 수시로 마시면 좋다. 생강과 계피를 1:1:1로 함께 넣어도 좋고, 따뜻한 보리차도 감기 예방과 치유에 도움이 된다.
에어컨	여름철 에어컨은 자율신경계를 무너뜨리는 원인으로 에어컨 사용을 자제한다. 자율 신경계가 정상이면 면역력도 올라가 겨울철 감기에 안 걸린다.

감기와 섭생관리

예전에 시골집에서 기르던 개들은 병이 들면 아무것도 먹지 않고 마루 밑에 들어가 배를 깔고 쉬다가 병이 다 나으면 나와서 밥을 맛있게 먹습니다. 그런데 사람은 '감기는 잘 먹어야 낫는 병'이라며 입맛도 없는데 꾸역꾸역 밥을 먹습니다. 이는 자연치유의 기본원리에 어긋나는 일입니다. 입맛이 없다는 것은 우리 몸의 자동조절 회로가 이 참에 몸속의 나쁜 것들을 태워서 깨끗하게 비우려는 것입니다.

입맛이 없는데도 억지로 밥을 먹으면 감기와 싸워야 할 에너지가 장으로 가서 소화를 시키는 일에 사용되므로 감기와의 전투에서 온전한 힘을 쓸 수 없습니다. 따라서 넘어진 김에 쉬었다 간다는 말처럼 감기에 걸려 입맛이 없으면 위장도 쉬고 싶다는 신호로 생각하고 입맛이 돌아올 때까지 따뜻한 보리차를 마시면서 임시 단식을 하며, 맨발과 접지에 집중하면 훨씬 더 빠르게 회복될 수 있습니다.

5
불면증의 치유와 보완요법

 인체는 잠을 자는 동안에 몸속의 의사가 일을 하기 시작하여 피로를 회복하고 질병을 치유합니다 그러므로 불면증은 단순히 잠을 못 이루는 것이 아니라, 신체와 정신건강에도 심각한 영향을 미칩니다. 불면증의 원인은 심리적, 신체적, 환경적 요인 등으로 다양합니다. 특히 현대인들이 가장 두려워하는 치매의 원인이라는 보고도 있습니다. 불면증을 해소하는 방법을 알아봅니다.

1. 맨발걷기를 통한 신경안정

 신경호르몬 코르티솔이 불규칙하게 분비되면 교감신경이 과도하게 자극되어 스트레스가 증가하고, 불면증을 유발합니다. 맨발걷기와 접지는 스트레스 호르몬인 코르티솔의 분비를 정상화하는 기능을 합니다. 이를 통해 불면증을 완화하고 수면의 질을 향상시킬 수 있습니다. 또한 세포 내 전기적 불균형 해소로 신체의 자연스러운 리듬을 회복시켜 심적인 평온을 유지할 수 있습니다.
 그러나 가끔 맨발걷기로도 효과를 못 보는 이들도 있습니다. 이런 경우엔 자신의 맨발걷기가 부족하지 않은 지를 점검하는 것이 우선입니다. 걷는 시간이 부족한 것인지, 걷는 자세에서 목을 숙이고 걷지는 않는지 등을 점검해볼 필요가 있습니다. 그동안 평탄한 길에서만 걸었다면 돌맹이나 왕모래 등이 적당히 있는 조금은 거친 길로 코스를 바꿔보거나 까치발 걸음을 걷는 것도 도움이 될 수 있습니다.

2. 규칙적인 운동과 식습관

하루에 한 시간 이상 빠른 걸음으로 걷거나, 근력운동을 하면 행복 호르몬인 세로토닌 분비가 촉진됩니다. 세로토닌은 저녁에 멜라토닌으로 전환되어 수면을 돕습니다. 직장인이 점심시간에 30분 정도 햇볕을 받으며 산책을 하는 것만으로도 수면의 질이 크게 향상된다는 연구 결과가 있습니다. 맨발걷기는 특히 세로토닌 분비를 활성화시켜, 자연스러운 수면리듬을 만들어 줍니다.

식습관도 수면에 큰 영향을 미칩니다. 잠들기 최소 3시간 전에는 음식을 먹지 않는 것이 좋습니다. 특히, 고칼로리 음식과 커피, 초콜릿, 콜라 등의 섭취를 줄이는 것이 좋습니다.

3. 수면 환경 조성

자연스러운 수면리듬 조성을 위해 적절한 수면환경이 필요합니다. 멜라토닌은 수면유도 호르몬으로 어두운 환경에서 잘 분비됩니다. 빛 공해는 멜라토닌 분비를 억제하여 수면을 방해하므로, 침실은 암막커튼으로 외부 빛을 차단하고, 밤에는 블루라이트를 발생하는 컴퓨터와 스마트폰 등 전자기기 사용을 자제하는 것이 좋습니다.

또한 교류전원은 스위치와 상관없이 벽 속에 숨겨진 상태에서도 전기장을 생성하므로 유도전자기 때문일 수도 있으니 침대 위치를 바꿔보는 것도 좋습니다.

4. 심리적인 원인 해소

불면증의 심리적 원인은 스트레스, 불안, 우울증입니다. 이러한 감정들은 심리적 경직이라고 할 수 있습니다. 이를 해결하기 위해서는 명상, 심호흡, 긍정적인 생각, 일기 쓰기 등의 방법을 통해 경직된 마음을 이완시키는 것이 중요합니다.

명상과 심호흡

잠들기 전에 명상을 통해 마음을 차분하게 만들 수 있습니다. 명상은 스트레스를 줄이고 마음을 안정시키는 데 도움이 됩니다. 깊고 천천히 호흡하는 심호흡 운동은 긴장을 완화하고 마음을 진정시키는 데 효과적입니다. 특히 잡생각이 많은 분께 추천합니다.

긍정적인 생각

잠들기 전에 기분 좋은 일이나 긍정적인 생각을 하면 긴장과 불안을 해소하는 데 도움이 됩니다. 또한 잠들기 전에 걱정거리나 생각이 있으면 일기에 적어두면 마음이 편안해지고 생각이 정리되어 마음이 가벼워집니다.

적절한 루틴

규칙적인 수면시간을 지키며, 잠들기 전에 몸과 마음을 릴렉스시킬 수 있는 루틴으로 가볍게 몸을 이완시키는 스트레칭을 하거나 미온수 샤워를 하면 좋습니다. 또한 가벼운 내용의 책을 읽는 것도 도움이 된다고 합니다.

5. 점진적 근육 이완법과 해파리 수면법
점진적 근육 이완법

이 방법은 근육에 힘을 줬다가 빼는 방식으로 긴장을 단계적으로 풀어주는 효과가 있습니다. 발끝부터 시작해 각 근육에 5초 동안 힘을 준 후, 10초 동안 천천히 심호흡을 하며 힘을 뺍니다. 이러한 과정을 발끝, 종아리, 허벅지, 아랫배, 등, 어깨, 팔, 얼굴 순으로 반복합니다.

해파리 수면법

이 방법은 미국 해군의 훈련에서 개발된 것으로, 신체적, 정신적 이완을 통해 잠들도록 돕는 방법입니다. 신체의 모든 근육을 해파리처럼 완전히 이완시키는 것을 목표로 합니다. 먼저, 이마 근육부터 시작해 얼굴, 목, 어깨, 팔, 몸통, 허벅지, 다리, 발끝까지 차례로 근육을 생각하며 힘을 뺍니다. 각 근육이 해파리처럼 축 늘어진다고 상상하면서 몸을 완전히 이완시킵니다. 이후, 고요한 호수에 떠 있는 카누 위에 누워있거나 숲 속의 어둠 속에서 해먹에 누워있는 모습을 상상하며 정신을 이완시킵니다.

6. 경추 교정

기존의 방법들이 효과가 없다면, 인체균형의 원리로 풀어볼 수 있습니다. 많은 사람들이 잘못된 생활습관으로 경추의 균형이 틀어집니다. 경추 부위의 신경 압박이나 이상은 수면에 심각한 영향을 줄 수 있습니다. 이는 경추신경이 목과 어깨뿐만 아니라 상체와 머리 부위까지 연결되어 있어, 해당 부위의 경직과 통증이 수면 중에도 지속되기 때문입니다.

연구에 따르면 경추의 첫 번째와 두 번째 뼈인 C1(아틀라스)과 C2(축추)는 수면과 밀접한 관련이 있으며, 경추정렬이 틀어지면 뇌간(Brainstem) 기능이 방해를 받아 수면 주기와 깊은 잠을 유지하는 능력에 영향을 미칠 수 있습니다. 경추신경 병증이 있는 환자들 중 상당수가 수면 장애를 겪고 있다고 합니다. 특히 컴퓨터나 스마트폰을 장시간 사용하는 현대인들은 일자목이나 거북목이 되기 쉽습니다.

맨발걷기만 꾸준히 해도 척추는 물론 경추의 균형을 찾는 효과가 있으므로 자연적으로 불면증도 치유됩니다. 그러나 장기간 맨발걷기를 꾸준히 실천하여도 효과가 없는 분들은 경추가 많이 어긋나 있기 때문일 수 있습니다. 이런 경우에는 경추 교정을 통해 이를 개선할 필요가 있습니다. 경추는 발가락 구부리는 힘이 약하면 고개를 앞으로 숙이고 걷게 되어 약화되는 경우가 있으니 일단 발가락 힘을 강화시켜 바른 자세로 걸으면 좋아질 수 있습니다. 걸을 때 발가락을 최대한 사용하며 걸어봅니다.

7. 송과체 훈련

송과체는 멜라토닌을 분비하는 기관으로, 적절한 훈련을 통해 수면 패턴을 정상화할 수 있습니다. 매일 아침 해가 뜨는 시간에 야외에서 1시간 정도 햇빛을 받으며 맨발로 접지를 하는 것입니다. 이러한 훈련은 송과체가 아침을 인식하게 도와, 수면 리듬을 안정시키는 데 효과적입니다. 산속 숲길에서 맨발걷기를 하면서 선글라스를 쓰는 경우를 가끔 보는데, 눈을 통해서 빛이 들어오면 송과체의 자극에 도움이 된다는 보고도 있으니 선글라스를 쓰지 않는 것이 뇌자극에도 좋습니다.

> 여기에 소개한 방법들을 모두 할 필요는 없고 자신에게 잘 맞는 방법을 찾아서 하면 된다. 그래도 여전히 잠들기 힘들다면 목의 틀어짐을 바로잡는 전문가의 경추교정이 필요할 수 있다. 잡생각이 너무 많아 명상으로도 정리가 안 되면 전문가의 심리상담을 받아보는 것도 좋다. 그러나 어떠한 경우에도 맨발걷기로 불면을 이길 수 있다는 믿음만 가지면 쾌면은 반드시 찾아온다.

6
상처와 염증부위 국소(局所)접지

　맨발걷기국민운동본부의 한 회원은, 전에 다쳤던 발목에 부기와 통증이 심했습니다. 그는 박동창 회장의 권유로 꽃삽으로 발이 들어갈 만큼 구덩이를 파고, 그 안에 발을 넣고 황토를 덮고 한 시간 정도 앉아 있는 방법으로 부기와 통증이 빠르게 나았습니다. 이렇게 국소접지로 상처나 염증이 빠르게 회복된 경우가 많습니다.

　국소접지의 해외사례로, 경기 중 부상을 당한 미국 싸이클 선수의 다리 상처부위 양옆에 접지패드를 붙여서 통증과 염증을 최소화하고 다음날 레이스를 계속할 수 있었다는 자료가 있습니다. 또한 오랜 기간 염증이 낫지 않은 환자의 염증부위에 전도성 패치를 부착시키고 의료용 적외선 영상을 통해 관찰한 결과 접지 30분 이내에 염증이 가라앉는 것을 확인한 사례도 있습니다.

　상처나 염증 등 세포에 문제가 생기면, 세균이나 염증 물질과 싸우는 백혈구와 그들이 분비하는 독성 활성산소가 상처 부위 주변을 염증 바리케이트로 둘러싸서 치유 물질이 들어가지 못하여 만성화됩니다. 국소접지법은 만성염증이나 상처가 있는 부위를 직접 접지시켜서 해당부위에 전자를 공급하여 빠른 치유효과를 유도하는 것입니다.

　접지 시간은 최소 3분 이상 하였을 때 빠른 차도가 있었습니다.

모기에 물린 자국은 3일에서 길면 일주일 이상 가기도 하는데, 물린 부위를 몇 분 동안 땅에 대는 것만으로도 가려움이나 통증이 바로 사라질 수 있습니다.

저자도 맨발길 작업 중 톱날에 긁힌 팔뚝의 상처를 흐르는 계곡물에 5분 정도 접지를 시켰더니 바로 지혈이 되며 통증이 감소했고, 아무런 추가 치료도 없이 같은 요령으로 수시로 접지만 했는데 3일 만에 상처가 아무는 것을 체험했습니다. 이후 부상이 생길 때마다 이 방법을 애용하고 있으며, 모기나 벌레에 물렸을 때, 심지어 장수말벌에 쏘였을 때도 국소 접지로 부기와 통증이 빠르게 치유되었습니다.

증상이 심한 분은 가급적 자주, 오래할수록 좋습니다. 이 같은 원리로 만성염증은 물론 돌연변이 암세포도 빠르게 없애 줄 가능성이 높습니다. 앞으로 전문의료기관에서 국소접지를 응용하는 암 치유법을 연구해주면 좋겠습니다.

국소접지법의 요령은, 황토나 바닷가 모래사장 바닥을 파고. 상처 부위를 묻거나, 흐르는 계곡물이나 바닷물에 상처 부위를 담그면 됩니다. 실내에서는 욕실 주방 등에서 흐르는 물 또는 접지된 물에 담그거나, 접지 패드 또는 손목 밴드 등의 접지도구를 상처 부위에 접촉하는 방법이 있습니다.

7
모기물림 응급처치

모기에 물리면 피부가 붓고, 따갑거나 쓰리며, 몹시 가려울 수 있습니다. 이는 모기 침 속에 있는 **히루딘**이라는 성분이 우리 몸에 주입되면서 발생하는 반응입니다. 히루딘은 모기가 피를 빨아먹는 동안 혈액이 응고되지 않도록 하는 역할을 하지만, 동시에 우리 몸의 면역체계는 이를 외부 침입물질로 인식하여 히스타민을 분비합니다.

히스타민은 혈관을 팽창시켜 피부가 붓고 가려워지게 합니다. 이러한 반응은 몸이 이물질에 대해 방어하려는 자연스러운 과정입니다. 이때 모기에 물린 부위를 긁지 않는 것이 중요합니다. 긁으면 히스타민이 더 많이 분비되어 가려움이 더 심해질 수 있습니다. 그러나, 모기에 물렸을 때 국소접지를 활용하면 훨씬 더 **빠른 회복**이 가능합니다.

접지 방법

모기에 물린 부위가 손, 팔, 다리 등일 경우, 앞서 소개한 국소접지법으로 해당 부위를 황토탕에 담그거나, 땅을 파고 물린 부위를 묻거나, 흙에 직접 대고 있으면 통증이 바로 감소하는 것을 느낄 수 있습니다. 근처에 바닷물이나 계곡물이 있다면 물속에 물린 부위를 담그면 됩니다. 집 안에서는 흐르는 수돗물에 대거나 접지 밴드나 매트를 이용해 물린 부위를 접촉하고 5분 이상 유지합니다.

효과를 높이는 팁

일반적으로 모기에 물린 부위를 긁거나 손을 대면 염증이 생길 수 있습니다. 그러나 접지 상태에서는 예외입니다. 모기에 물려 부풀어 오른 부위를 엄지와 검지를 이용해 꼬집듯이 풀어주면 더 빠르게 치유됩니다. 이때 반드시 접지 상태를 확인합니다. 너무 강하게 꼬집으면 멍이 들거나 진물이 날 수 있으니 조심하고 혹시 멍이 생기더라도 수시로 접지를 하면 빨리 사라집니다.

물린 부위 꼬집기가 너무 아프면, 엄지, 검지, 중지 중 적당한 손가락으로 부드럽게 압력을 가하며 지긋이 눌러줍니다. 약 3~5kg 정도의 압력으로 지그시 누른 상태로 천천히 원을 그리거나 좌우로 움직여 마사지해도 좋습니다. 빠르면 5분 이내에 통증이 사라지고, 늦어도 다음날 아침엔 모기에 물렸던 기억조차 감쪽같이 사라질 것입니다.

8
이명과 난청 개선

하품귀 공기빼기법

하품귀 공기빼기법은 일본의사 기무라 시노부의 저서 〈이명과 난청 리셋법〉에 소개된 방법이며 1만여 명의 진료경험을 통해 만든 4가지 운동법 중에 가장 대표적인 방법으로 이관을 통해 귀 안의 압력 균형을 조절하고, 중이의 기능을 개선하는 운동입니다.

이관(耳管)은 귀와 관련된 중요한 해부학적 구조로, 일반적으로 '유스타키오관'(Eustachian tube)이라고도 불립니다. 이관은 중이와 인두(목구멍)를 연결하는 관이며 고막과 코를 연결하는 중요한 통로로 귀 안의 압력을 조절하고 귀의 기능을 유지하는 중요한 역할을 합니다. 하품은 이관을 여는 데 중요한 역할을 합니다. 하품으로 숨을 들이쉰 다음, 코를 막고 공기를 귀로 내보내는 방식으로 공기 흐름을 촉진시켜 중이의 압력을 정상으로 되돌려주는 원리입니다.

실천 방법

① 하품을 유도하기 위해 입을 크게 벌리고 3초간 유지합니다.

② 하품을 시작하면서 숨을 깊게 들이마십니다. 들이마신 공기가 귀로 흐를 수 있도록 준비합니다.
③ 숨을 들이마신 후, 코를 단단히 막고 순간적으로 압력을 주어 귀로 공기를 내보냅니다. 이때, 공기가 귀를 통해 빠져나가는 느낌을 받으면 성공적인 하품귀 공기빼기법이 실행된 것입니다.
④ 이 과정을 10~15회 정도 반복합니다. 이 운동을 맨발걷기와 함께 하루에 두세 번 실천합니다.

효과

이 방법은 이관을 열어주어 귀 내부의 압력을 조절하고, 이관의 기능을 회복시켜주고 이명 증상이 완화될 수 있습니다. 또한 중이의 혈액 순환을 촉진하고, 압력 불균형을 해소하여 난청을 완화, 예방하는 데도 효과적입니다.

스스로 간편하게 실천할 수 있는 방법으로 즉각적인 변화가 있었습니다. 그러나 지속적인 효과를 얻으려면 꾸준히 실천해야 할 것입니다. 이 방법도 맨발접지 상태에서 실천하면 더 좋습니다. 자연치유의 비법은 맨발걷기처럼 꾸준함이 최고의 비결입니다.

이 외에도 『이명과 난청 리셋법』책에 소개된 아오아오 발성법, 군만두귀법, 귀 마사지법 등이 있으니 자신에게 맞는 방법을 선택하여 꾸준히 실천한다.

9
알레르기성 비염

　저도 30년 넘게 알레르기성 비염으로 고생했습니다. 병원치료와 비염전문한의원, 대체요법 등 온갖 좋다는 치료법을 다 시도했지만 효과가 없었습니다. 항히스타민제나 스테로이드성 약물을 복용하면, 증상이 일시적으로 완화되었다가 다시 재발합니다. 특히 봄과 가을에 참나무 꽃가루가 날리면 재채기와 콧물, 눈, 귀 가려움증으로 극심한 불편을 느끼며 살았습니다. 그러다가 특정한 수기요법을 알게 되어 상당히 개선이 되었습니다 그러나 꽃가루 날리는 환절기에는 여전히 힘들었습니다. 이후 맨발전도사가 되어 맨발걷기 일상 속에 면역력이 증가하며 더 개선되었습니다.

　어느 날 국소접지법과 수기요법 등을 접목하여 병행하니 느낌이 훨씬 좋았고 이후 지속적으로 실시한 결과 비염이 90% 정도 개선되어 지금은 꽃가루 철에도 큰 불편 없이 생활하고 있습니다. 이 방법도 누를 때 통증을 참아내는 것이 포인트입니다. 치유효과를 높이려면 통증을 견딜 수 있는 범위 내에서 강하게 마사지합니다. 처음엔 많이 아플 수 있지만 계속하면 점차 통증이 줄어듭니다. 하루에 1~2회 시간은 5~15분 정도씩 해주면 좋습니다.

접지와 결합한 비염 마사지

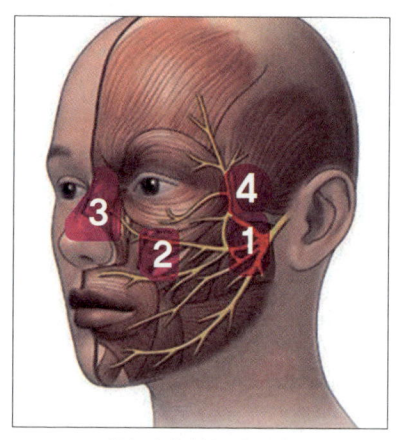

비염 마사지 주요 포인트

① 접지효과를 위해 세면대에 물을 받아 샤워꼭지를 담그거나 수도물이 적당히 넘치게 틀어 접지된 물에 얼굴을 담근 채로 삼차신경부터 번호순으로 마사지를 합니다.

② 콧망울 주변과 콧등을 따라 양손가락 끝으로 압박을 주며 문지르면 특별하게 아픈 부위가 있으면 그 부위를 풀어줍니다. 이때 손끝에 약 2~3kg 정도의 압력을 가합니다.

③ 마무리로 일반적인 코세척법을 응용하여 생리식염수나 죽염을 탄 물을 콧속에 넣고 세척을 해줍니다.

오랫동안 비염을 앓았거나 특정 항원에 민감한 경우엔 치유시간이 많이 걸립니다. 만약 비염 증상이 느껴지면 즉시 수돗물이 졸졸 나오게 틀어 물을 코에다 대고 흐르게 하여 접지상태에서 손가락 끝이나 관절로 조금 강하게 코뼈 위를 2~5분 정도 마사지로 풀어줍니다. 처음엔 많이 아플 수 있지만 계속하면 차츰 통증이 줄어듭니다.

10
눈가주름과 지방 감소법

　나이가 들면 눈꺼풀이 늘어지고, 눈 밑은 지방이 두툼하게 쌓여 실제보다 나이가 들어 보입니다. 이러한 현상은 미용 문제만이 아니라 눈꺼풀이 눈동자를 덮어 시력에도 영향을 줄 수 있습니다. 이런 문제를 비용 없이 개선하는 자연요법입니다.

　노화로 혈액순환이 저하되면 근육에 지방이 축적되며 굳어지게 됩니다. 마사지로 근육의 무의식 신경을 자극하여 경직된 눈주변 근육의 '브레이크'를 풀어줍니다. 그 결과 혈액 순환이 개선되어 눈꺼풀 근육이 탄력을 되찾는 원리입니다. 사람에 따라 효과가 나타나는 기간은 다를 수 있지만, 한 달 이상 꾸준히 지속하면 확실한 차이를 느낄 수 있습니다.

① 세면대나 큰 대야에 깨끗한 물을 채우고, 물이 접지되도록 접지 코드를 담그거나 수돗물을 졸졸 흘러내리게 살짝 틀어놓습니다. 샤워헤드를 물에 담가도 됩니다.
② 얼굴을 물에 담그고, 엄지와 검지로 눈꺼풀과 눈주변 근육을 꼬집으며 마사지를 해줍니다. 특히 아픈 부위에 집중하여, 꼬

집기와 손가락 끝으로 눌러 지그시 돌리는 방법을 병행합니다.

③ 약 3~10분간 마사지를 하는데, 통증이 심할수록 그 부위가 경직이 되었다는 신호입니다. 통증이 줄어들 때까지 반복하며, 안 좋은 자리는 피부가 붉어지는 현상이 나타납니다.

④ 하루 2회 이상 실시하되, 멍자국이나 쓸림으로 피부가 까지 않도록 주의하며, 상처가 나지 않는 범위 내에서 가능하면 강하고 부드럽게 마사지합니다.

⑤ 꼬집어도 별로 아프지 않을 때까지 계속해서 지속합니다. 점차 눈가의 주름과 지방이 줄어들고 눈 주변 피부에 탄력이 생깁니다. 눈도 밝아지는 것을 느낄 수 있습니다.

> 주의사항은 마사지를 하고 바로 외출하면 눈에 멍이 든 것처럼 보일 수 있다. 이 방법도 아픔을 견뎌내야 하는 것이 핵심 포인트이다. 수술 시 통증과 비교하면 크게 힘들지 않다. 꾸준히 실천하면 수술한 것과 똑같지는 않아도 수술 없이 보기 흉한 눈가주름과 지방을 현저히 개선할 수 있으며, 다크서클 개선에도 도움이 된다.

11
잇몸질환 자연치유 마사지

잇몸질환은 초기 치은염부터 심각한 치주염까지 다양한 형태로 나타날 수 있으며, 잇몸이 붓고 피가 나거나 치아가 흔들리는 증상이 동반됩니다. 이러한 질환을 방치할 경우, 심각한 치아손실뿐만 아니라 세균과 염증 물질이 혈류를 타고 온몸에 퍼져 심혈관 질환, 당뇨병, 호흡기 질환 등 심각한 합병증을 유발할 수 있습니다. 특히, 최근 연구에 따르면 치매와 같은 뇌질환의 위험을 높인다고 합니다.

잇몸질환 셀프케어

① 손을 깨끗이 씻은 다음 거울 앞에서 입을 크게 벌리고 최근 잇몸질환이 있었거나 양치 시에 피가 났던 치아의 잇몸을 손가락 끝으로 지그시 눌러봅니다. 이때 뿌리 깊숙한 곳까지 강한 힘으로 눌러가며 아픈 부분이 있는지 확인합니다.
② 통증이 심한 곳을 손가락 끝으로 지그시 눌러서 좌우로 또는 작은 원을 그리듯 천천히 마사지를 해줍니다. 상태가 안 좋을수록 통증이 심할 것입니다. 참고 마사지를 2~3분 동안 계속합니다.

③ 잇몸의 가장 깊숙한 밑부분까지 같은 요령으로 아픈 곳은 통증을 참으며 집중하여 눌러줍니다. 이 방법은 [7-9 통증에 대한 새로운 인식]을 참고하기 바랍니다. 이때 피가 나오더라도 겁먹지 말고 계속 하면 몇 분 뒤에는 더 이상 나오지 않습니다. 이는 사혈과 유사한 원리로 탁한 피가 빠져 나가는 효과가 있습니다. 마사지 후에 소금물 양치를 합니다.

④ 이 과정을 아침 저녁 하루 2회 이상 실천하면 처음에 통증이 심했던 자리를 세게 눌러도 별로 아프지 않게 느껴질 겁니다. 꾸준하게 며칠만 실천하면 신기하게 통증이 사라지고 붓기도 출혈도 모두 사라집니다. 그 결과 잇몸이 튼튼해져서 흔들림도 줄어들고 통증 없이 생활할 수 있습니다.

> 잇몸질환이 치석(프라그) 때문인 경우가 많으니 우선 치과에서 치석제거를 한 후에 실천하면 좋다. 중요한 점은 아픈 부위를 집중적으로 마사지하며 통증을 인내하는 것이다. 염증을 효과적으로 줄이는 추가 팁은 마사지할 때 입안으로 수돗물을 계속 흐르게 하여 접지상태를 유지한다.
>
> 잇몸과 주변 조직은 한번 손상되면 완전 회복이 어려운 특성 때문에 완벽한 잇몸 재생은 어렵지만 실제로 많은 분들이 통증과 염증 완화 효과를 보았음.

12
도리도리 명상

도리도리 명상법은 척추와 경추를 바로 세우고 좌우로 머리를 움직이는 운동법으로, 신체와 정신의 건강을 동시에 도모하는 운동과 명상을 결합한 방법입니다. 도리도리 동작은 단순한 목운동 이상의 효과를 제공합니다. 경추 교정과 뇌신경 순환 개선 효과가 있습니다. 척추와 목의 움직임은 신경 가소성을 자극하여 신경계 재조직을 도와줍니다.

여기에 맨발인들은 접지효과를 더하여 더욱 큰 시너지효과를 기대할 수 있습니다. 이 명상법은 현대인의 일상에서 쉽게 적용할 수 있는 건강 관리 솔루션으로, 신체와 정신의 균형을 되찾고 유지하는 데 매우 유익합니다. 실내외 어디서나 간단히 실천 가능하며, 잡생각이 많거나 경추의 문제로 불면증에 시달리는 분들께 추천합니다.

1. 실천 방법

- 자세: 똑바로 서거나 등받이가 있는 의자에 앉아 척추와 경추를 곧게 세웁니다.
- 동작: 목과 머리를 좌우로 돌아갈 수 있는데까지 부드럽게 움직이며 숫자를 셉니다.

- 횟수: 하루 약 1천 회를 목표로, 처음에는 적은 횟수로 시작해 점차 늘려갑니다.
- 시간: 매일 5~10분의 짧은 시간 투자로 충분합니다.
- 접지유지: 가능하면 접지매트 위에서 하거나, 맨땅에서 맨발로 합니다.

2. 효과와 장점

- 경추 주변 혈관의 혈류를 활성화하여 뇌로 가는 혈액 공급이 좋아져 뇌졸중, 치매 등의 예방에 도움이 됩니다.
- 척추와 경추를 올바르게 정렬하여 허리와 목의 질환(굽은등 라운드 숄더, 거북목 등) 예방 및 완화에 효과적입니다.
- 땅과의 접촉은 신체의 전기적 균형을 회복시키는 데 도움이 됩니다. 염증 감소, 스트레스 완화, 수면 질 개선 등 추가적인 효과가 있습니다.
- 숫자를 세며 운동하는 과정에서 정신을 집중하게 되어 불안감을 줄이고 마음의 평화를 제공합니다.

3. 주의 사항

처음 시작 시 주의: 머리를 과도하게 움직이거나 갑자기 많은 횟수를 시도하면 어지럼증, 속 울렁거림 등이 나타날 수 있습니다. 천천히 적응하며 무리하지 않는 것이 중요합니다. 효과는 장기간 꾸준히 실천할 때 극대화됩니다.

13
얼굴 두드리기 명상

  얼굴 두드리기 명상법은 두 손바닥을 사용하여 얼굴 전체를 뺨을 때리듯이 두드려 혈액순환을 촉진하고 안면 신경을 활성화하는 방법입니다. 이는 피부와 신경계 긴장 완화에 좋으며 바쁜 일상 속에서 건강과 미용 두 마리의 토끼를 동시에 잡을 수 있는 간편하고 실용적인 방법입니다.

1. 실천 방법
- **자세:** 똑바로 서거나 의자에 앉아 척추와 경추를 곧게 세웁니다.
- **동작:** 손바닥을 펴고 얼굴을 부드럽고 강하게 두드립니다.
- **횟수:** 한번에 1천 회를 두드리며, 처음에는 적은 횟수로 시작하여 점차 늘려갑니다. 1회에 5~10분 정도씩 하루 3번 실천합니다.
- **접지:** 접지매트 위에서 또는 맨땅에서 맨발로 하면 추가적인 접지효과까지 볼 수 있어 더 좋습니다.

2. 세부 동작과 리듬
- **기본 동작:** 얼굴을 짝짝짝짝 짝짝짝짝 짝짝짝짝 짝짝짝짝 16회

빠르게 두드리며 양손의 손가락 순서와 하나씩 매칭시켜 생각하며 횟수를 셉니다. (손가락 하나에 4박자×4회 = 16회)

- **손가락 순서:** 왼손 엄지 → 검지 → 중지 → 약지 → 새끼손가락 → 오른손 새끼손가락 → 약지 → 중지 → 검지 → 엄지 → 다시 왼손 엄지까지 역순으로 돌아가 동일한 순서로 반복합니다.
- **숫자 세기:** 왼손에서 오른손 다시 오른손에서 왼손까지 1순환은 16×20 = 320회입니다. 이를 세 번 반복하면 960회입니다.

3. 효과와 장점

얼굴 피부의 굳은 부위를 풀어주어 탄력을 회복하고 혈액순환을 활성화하여 안색을 밝게 하고, 기미와 얼굴의 각종 트러블을 완화시키며 눈과 입 주변의 긴장을 완화합니다.

손가락 순서를 떠올리며 숫자를 세는 과정은 집중력을 높이고 명상의 심리적 안정을 얻습니다.

샤워기 밑에서 접지와 함께 실천하면 염증 감소, 스트레스 완화, 등의 시너지효과를 얻을 수 있습니다.

4. 주의 사항

처음에는 따귀를 맞는 것처럼 아플 수 있으므로 강도 조절이 필요하며 매일 꾸준히 수행하는 것이 중요합니다.

14
발끝치기 운동

발끝치기 운동은 이미 오래전부터 널리 알려져 온 운동법으로 반듯하게 누운 상태에서 발끝을 서로 부딪치며 혈액순환을 촉진하고, 신체와 정신의 조화를 이루는 운동입니다. 발끝치기에 접지와 명상을 결합하여 효과를 극대화하는 방법입니다. 이 동작은 하체 혈류를 활성화하고 몸의 에너지를 순환시켜 전신 건강에 긍정적인 영향을 미칩니다. 손쉽게 실천할 수 있어 누구나 일상에서 적용 가능합니다.

1. 실천 방법
- **동작:** 바닥에 편안히 누워 두 다리를 뻗은 상태에서 양발의 발끝을 서로 일정한 리듬으로 부딪칩니다.
- **횟수:** 하루 1천 회를 목표로 시작하되 자신의 체력에 맞게 조절합니다.
- **속도:** 일정한 리듬으로 빠르고 가볍게 발끝을 부딪쳐야 합니다.
- **접지:** 접지매트 위에서 혹은 접지밴드를 착용하면 더 좋습니다.

2. 숫자세기
숫자를 세는 방법은 왼발 새끼발가락부터 시작하여 발가락 마다

5회씩 "감사합니다"를 머리 속으로 외우며 진행합니다. 왼발 엄지발가락까지 진행한 후, 오른발 엄지발가락에서 시작하여 새끼발가락까지 5회씩 반복합니다. 다시 오른발 새끼발가락에서 시작하여 왼발 새끼발가락까지 5회씩 진행하면 한순환에 100회가 됩니다. 이를 10회 반복하면 총 1,000회가 됩니다. 만약 힘들다면 100회 단위로 나누어 쉬면서 합니다.

3. 효과와 장점

에너지가 하체에서 상체로 순환하도록 돕습니다. 특히 접지상태에서는, 염증 감소와 신체 전기적 균형회복 효과도 있습니다.

하체의 혈액순환을 도와 하지정맥류, 수족냉증 부종 등에 도움이 되며, 특히 무릎과 발목 주변의 약해지고 틀어진 근육과 관절을 강화하여 자세 교정과 균형 유지에 도움을 줍니다.

동작에 집중하며 숫자를 세는 과정에서 마음을 고요하게 하고, 스트레스와 긴장을 완화하는 명상효과가 있습니다. 실제로 "새아침을 맞아서 감사합니다" "하루를 무사히 보내서 감사합니다" 라는 마음으로 수행하면 더욱 좋은 효과를 기대할 수 있습니다.

4. 주의 사항

처음에는 허벅지와 무릎 안쪽 근육이 결리거나 아플 수 있으니 천천히 작은 횟수로 시작하여 몸이 적응하도록 합니다. 기상 직후와 취침 전에 침대에서 하루 두 번씩 꾸준히 실천하면 효과를 극대화할 수 있습니다.

15
체온과 면역력을 올리는 냉수마찰

우리 몸의 체온은 자율신경계가 관장합니다. 체온이 높아지면 교감신경이 활성화되고, 체온이 낮아지면 부교감신경이 활성화됩니다. 긴장, 스트레스, 고혈압 등의 약물 복용은 교감신경을 활성화시켜 체온을 떨어뜨립니다. 따라서 몸을 따뜻하게 하는 음식을 섭취하거나, 반신욕이나 족욕을 하면 좋습니다. 그러나 반신욕과 족욕은 따뜻한 외부 환경을 이용해 몸을 데우는 수동적 방법입니다. 반면, 운동은 스스로 열을 만들어내는 능동적 방법으로, 사용할수록 기능이 발달합니다.

가끔 몸이 차가워지면 면역력이 떨어진다는 이유로 겨울철 맨발걷기를 하지 말라고 하는데 이는 과도한 우려입니다. 그간의 경험으로 보면 비록 암 환자라 할지라도 맨발걷기를 해야 합니다. 환자의 상태에 따라 다를 수 있지만, 걸을 수만 있다면 충분한 보온을 하고 맨발걷기를 하면 됩니다.

저도 겨울에 가끔 감기몸살을 앓는 체질이었고, 60대 중반까지 겨울철 찬물샤워는 꿈도 못 꾸었습니다. 하지만 3년 전 겨울, 맨발걷기시민운동본부의 '동계 100일 대장정'에 참여하며 독자미션으로 냉수 마찰을 추가하였습니다. 영하 17도의 날씨에도 하루도 빠트리지 않고 수행하였으나 감기 한 번 걸리지 않았고, 오히려 추위에 강한 체질로 거듭날 수 있었습니다.

우리 뇌에는 필요할 때 스스로 열을 낼 수 있는 스위치가 있습니다. 수동적으로 난방과 보온에만 의존하면 몸은 점점 더 추위에 약해집니다. 그러므로 이제 추위에 적응하는 훈련을 해보시기 바랍니다. 처음부터 찬물은 힘들지만 집에서 조금씩 온도를 낮추어 가면서 훈련하면 계곡 냉수마찰도 할 수 있게 됩니다.

초보자 냉수마찰 요령

① 처음에는 미지근한 물로 시작하여 서서히 찬물로 전환합니다.

② 샤워기의 찬물 온도는 10~20도 사이에서 적당하게 맞춥니다.

③ 머리, 손, 발 순으로 적응시키고, 점차 몸통 부위로 옮겨갑니다.

④ 시간을 10초에서 시작하여 점차 30초 이상으로 늘려갑니다.

⑤ 찬물이 닿을 때 깊고 느린 호흡을 유지하며 긴장을 풀어줍니다.

⑥ 샤워 후에는 물기를 확실히 말려서 감기에 걸리지 않게 주의합니다.

Ⅱ. 전국 지자체별 맨발길 현황

 현재 맨발걷기국민운동본부는 국회 및 환경부 등과 접지권 입법을 추진하고 있습니다. 이는 헌법 제35조 1항의 '모든 국민은 건강한 환경에서 생활할 권리가 있다'는 조항을 근거로 국민들의 접지권을 보장하기 위한 입법화 운동입니다. 그 결과 2023년 2월 전주시를 시작으로 전국의 171여 개 지자체에서 접지권 조례를 제정하였고 그를 근거로 전국에 370개가 넘는 맨발길이 조성이 되었습니다.

 새로운 맨발길 조성사업은 앞으로도 계속 이어질 것입니다. 맨발본부는 예산이 많이 들어가고 관리도 어려운 인공황톳길보다는 특별한 예산이 소요되지 않는 아파트단지 둘레의 자투리 땅이나 마을길들을 정비하여 맨발길로 조성하는 것을 권장하고 있습니다. 그러므로 맨발길은 더욱 빠르게 늘어날 것입니다.

 본부는 자체 카페에 전국지자체별 맨발길 목록을 수시로 업데이트하여 공지하고 있습니다. 상세한 내용은 아니라도 어느 지역에 어떤 맨발길이 있다는 정도만 알면, 인터넷 검색으로 어렵지 않게 찾을 수 있을 것입니다.

전국 맨발길 리스트

📢 전국 맨발길 LIST (2025년 2월 28일 현재)

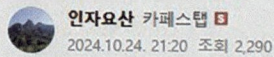
인자요산 카페스탭
2024.10.24. 21:20 조회 2,290

전국의 맨발걷기길을 찾아보실 수 있도록 지속적으로 수집.정리하고 있습니다.
비록 상세한 내용은 아니지만, 원하는 지역에 어떤 맨발길이 있다는 것만 알아도
인터넷에서 조금만 검색하면 찾아가는데 큰 어려움이 없을 것입니다
계속해서 전국에 새로운 길이 만들어지고 있으므로 계속 업데이트할 예정이며,
자신의 지역 맨발길을 확인하시고, 내용 오류나 누락, 신설된 맨발길이 있으면
아래에 댓글로 달아주시면 지속적으로 업데이트 하겠습니다.

==============================

전국 맨발길 LIST (2025년 2월 28일 현재)

※ 형광색 표시된 길은 해당지역 지회의 주요활동 거점입니다

NO	소재지(가나다순)	맨발길 명칭, 지역	길 입구 주소, 특징
1	*전국 해수욕장*	모든 해변가는 좋은 맨발길	모래사장+갯벌: 해변가 ※ 안전주의
2	강원 고성군	토성면 배다정원 앞	용천해변 > 켄싱턴리조트해변
3	강원 고성군	공현진해변>가진항	옵바위호텔 앞
4	강원 고성군 간성읍	고성산 산림욕장	청소년수련관 앞
5	강원 고성군 거진읍	화진포해변 > 응봉 > 송림	김일성 별장 앞
6	강원 고성군 죽왕면	삼포해변>문암해변	오션투유리조트 앞 해변
7	강원 양양군	모노골 소나무길	소나무 황토길
8	강원 양양군	양양송이밸리	현남면, 황토길
9	강원 양양군	낙산해변, 설악해변+	동호리해변,
10	강원 원주시	원주 운곡 솔바람 숲길	원주 얼교육관 주차장

부록

Ⅲ. 맨국본 앱(APP) 안내

최근 맨발걷기국민운동본부의 열정적인 젊은 봉사자들의 노력으로 맨국본 앱이 출시되었습니다. 생명살리기 맨발걷기 국민운동의 일환이므로 당연히 무료이며, 앱을 통해 편리하게 얻을 수 있는 정보는 다음과 같은 것들이 있으며, 또한 손쉽게 각 지역별 지회의 일반회원으로 가입하고 함께 활동할 수 있습니다

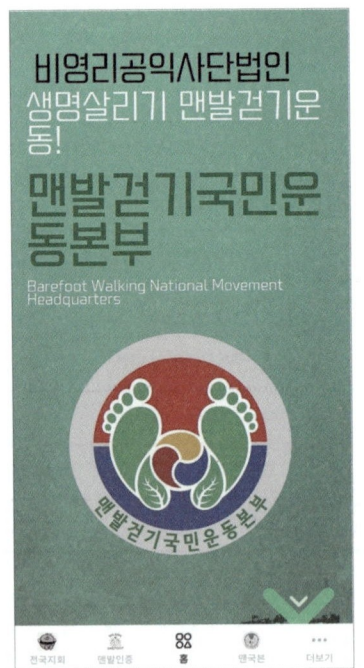

1. 전국 맨발길 지도정보
2. 맨발걷기 치유사례집
3. 밴발걷기 공식유튜브
4. 본부 네이버카페 정보

맨본국 APP

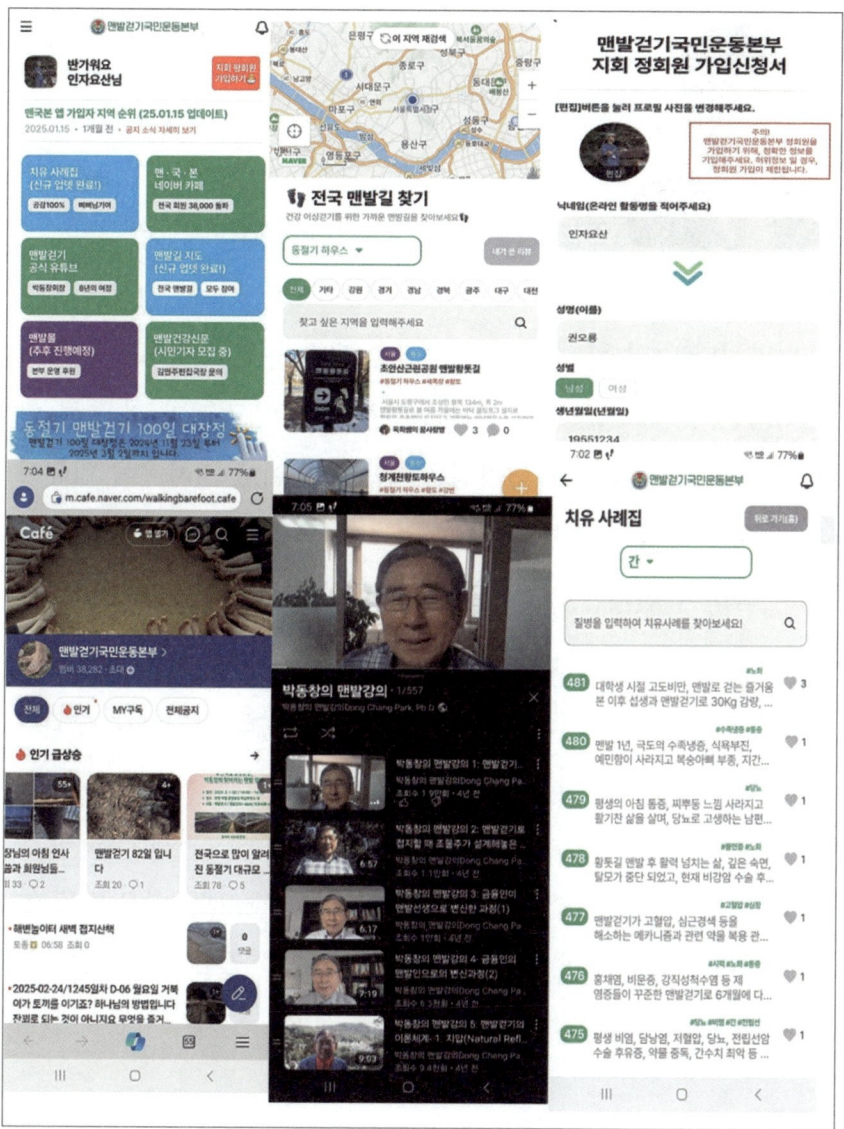

출간후기

올바르고 건강한 맨발걷기를 위한 최고의 가이드

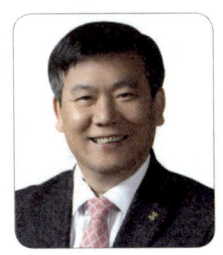

권선복 | 도서출판 행복에너지 대표이사

　신발이나 양말의 방해 없이 지면을 맨발로 딛고 걸으며 대지와 접촉하는 것으로 건강을 회복하는 활동인 맨발걷기가 최근 큰 인기를 얻고 있습니다. 선견지명을 가진 개인이나 지자체에 의해서 전국 여러 군데에 안전한 맨발걷기를 위한 전용 맨발길이 조성되기 시작하여 현재는 370여 개에 달하고 있고, 2023년 2월 전주시를 시작으로 전국의 171여 지자체에서 '접지권'을 조례로 제정하여 맨발걷기가 주민 건강에 긍정적인 영향을 미친다는 사실을 인정하고 있는 모습입니다.

　하지만 그럼에도 불구하고 맨발걷기 및 어싱(접지)의 개념과 맨발걷기가 우리를 건강하게 해주는 이유, 올바른 맨발걷기 방법 등이 아직은 체계적으로 정립되어 있지 않기에 불신하는 사람들도 많고 잘못된 맨발걷기 및 접지 지식을 전파하여 개인적인 돈벌이에 이용하려는 사람들도 적지 않은 편입니다.

  이 책 『맨발걷기 바로 하기』를 출간하는 권오룡 저자는 '아무런 돈이 들지 않는 가장 완벽한 건강 유지법'인 맨발걷기의 장점을 홍보하며 올바른 맨발걷기 방식을 전 국민에게 전파하고자 하는 맨발걷기운동본부의 지도자로서 봉사하면서, 경기도 광명시 KTX역 바로 옆에 있는 서독산에 혼자 힘으로 3km 남짓의 맨발길을 조성하고 관리를 계속할 정도로 맨발걷기에 대한 순수한 열정과 나눔의 의지를 보여줍니다.

  권오룡 저자는 여러 맨발걷기인들의 노력으로 맨발걷기의 효능을 많은 사람들이 알아주기 시작하면서 유행을 타고 있는 것을 두 팔 벌려 환영함과 동시에, 인기에 편승하여 잘못된 지식이 전파되면서 혼란을 겪는 사람들이 늘어나는 것을 염려하면서 올바른 맨발걷기의 개념과 기준, 방법을 제시해주는 가이드이자 참고서로서 이 책을 저술하였다고 밝히고 있습니다.

  '이타행'과 '우분투' 정신으로 올바른 맨발걷기의 보급을 위해 오늘도 최선을 다하고 있는 권오룡 저자의 헌신에 찬사를 보내며, 더 많은 분들이 올바른 맨발걷기를 통해 나와 가족, 사랑하는 사람들의 건강을 지키실 수 있기를 희망합니다.

좋은 **원고**나 **출판 기획**이 있으신 분은 언제든지 **행복에너지**의 문을 두드려 주시기 바랍니다
ksbdata@hanmail.net   http://www.happybook.or.kr   문의 ☎ 010-3267-6277

'행복에너지'의 해피 대한민국 프로젝트!

〈모교 책 보내기 운동〉 〈군부대 책 보내기 운동〉

한 권의 책은 한 사람의 인생을 바꾸는 힘을 가지고 있습니다. 한 사람의 인생이 바뀌면 한 나라의 국운이 바뀝니다. 그럼에도 불구하고 많은 학교의 도서관이 가난하며 나라를 지키는 군인들은 사회와 단절되어 자기계발을 하기 어렵습니다. 저희 행복에너지에서는 베스트셀러와 각종 기관에서 우수도서로 선정된 도서를 중심으로 〈모교 책 보내기 운동〉과 〈군부대 책 보내기 운동〉을 펼치고 있습니다. 책을 제공해 주시면 수요기관에서 감사장과 함께 기부금 영수증을 받을 수 있어 좋은 일에 따르는 적절한 세액 공제의 혜택도 뒤따르게 됩니다. 대한민국의 미래, 젊은이들에게 좋은 책을 보내주십시오. 독자 여러분의 자랑스러운 모교와 군부대에 보내진 한 권의 책은 더 크게 성장할 대한민국의 발판이 될 것입니다.

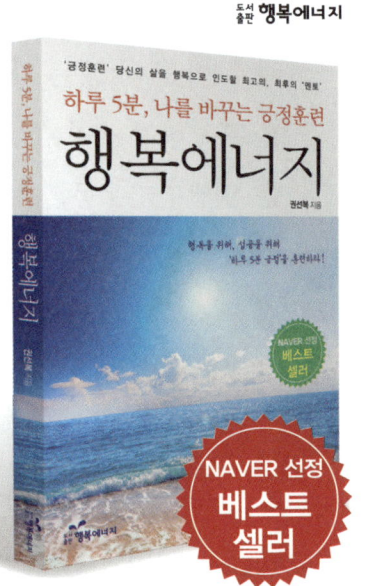

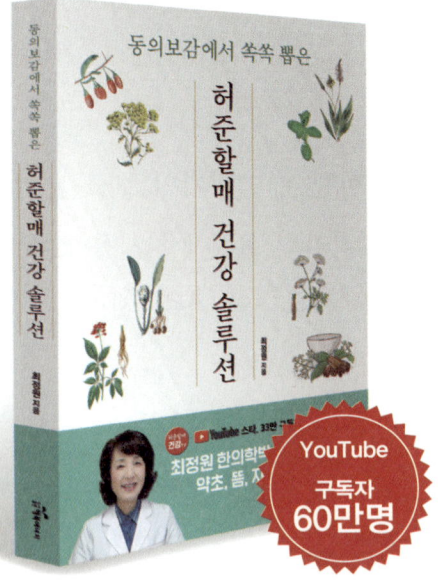

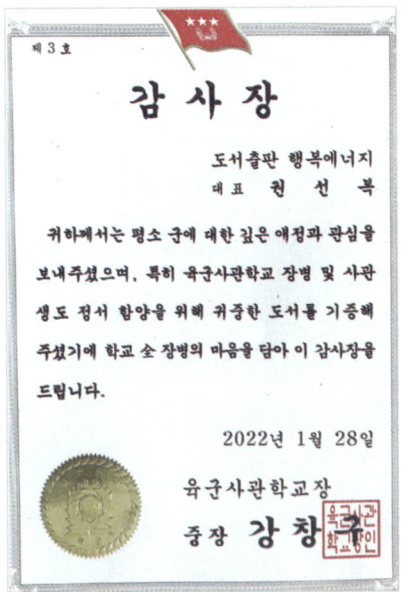